Klinische Herzdiagnostik

Klinische Herzdiagnostik

von

Dr. P. Schrumpf

Mit einem Vorwort von
Geheimem Medizinalrat Professor Dr. Goldscheider

Mit 185 Textabbildungen

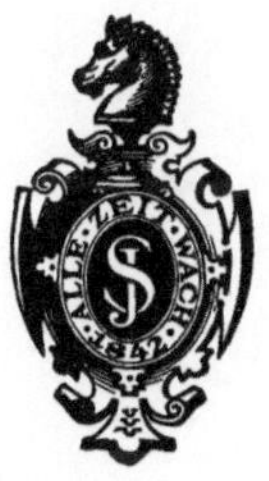

Springer-Verlag Berlin Heidelberg GmbH

Copyright 1919 by Springer-Verlag Berlin Heidelberg
Ursprünglich erschienen bei Julius Springer in Berlin 1919
Softcover reprint of the hardcover 1st edition 1919

ISBN 978-3-662-42150-5   ISBN 978-3-662-42417-9 (eBook)
DOI 10.1007/978-3-662-42417-9

Vorwort.

Dem Ersuchen des Verfassers, seinem Buche ein Geleitwort mitzugeben, komme ich in der Überzeugung nach, daß eine monographische Bearbeitung der klinischen Herzdiagnostik ein nützliches und zeitgemäßes Unternehmen ist. Die Methoden der Herzdiagnostik haben in der Neuzeit eine so weitgehende Bereicherung und Durcharbeitung gefunden, daß das Bedürfnis zu einer gesichteten Darstellung ihres gegenwärtigen Standes vorliegt. Es ist dem Verfasser gelungen, in knapper gedrängter Zusammenfassung dieser Aufgabe sich zu entledigen. Wenn das Buch trotzdem den gegenwärtigen Umfang erreicht hat, so ist dies ein Beweis dafür, wie sehr sich dies Gebiet ausgewachsen hat. Es ist nur natürlich, daß die modernen Hilfsmittel der Elektrokardiographie, pulsdynamischen Untersuchung, graphischen Registrierung der Herz- und Gefäßwandbewegungen usw., Gebiete, an deren Ausbau sich Verfasser selbst wesentlich beteiligt hat, eine verhältnismäßig breitere Darstellung gefunden haben. Die Auseinandersetzung über die theoretische Grundlage und praktische Ausführung der pulsdynamischen Untersuchung, welche bisher noch wenig Aufnahme gefunden hat, ist besonders dankenswert. Zahlreiche Abbildungen erleichtern das Verständnis und werden das Interesse des Praktikers für die komplizierteren Methoden der instrumentellen Diagnostik erhöhen.

Die nichtinstrumentelle Diagnostik kann durch die Präzisionsmethoden nicht ersetzt oder beeinträchtigt werden. Letztere dienen vielmehr dazu, dieselben zu ergänzen, zu kontrollieren und fortzubilden. Sie bilden nach wie vor den Kern der ärztlichen Praxis und dürfen nicht vernachlässigt werden. Dies ist auch der Standpunkt des Verfassers, welcher grade durch seine eingehende Beschäftigung mit den komplizierten Untersuchungsmethoden zur erhöhten Wertschätzung der einfachen und unmittelbaren gelangt ist.

Möge das Buch seinen Weg machen und Vielen ein brauchbarer Ratgeber sein!

A. Goldscheider.

Einleitung.

Dieses Buch soll eine möglichst knappe und übersichtliche Zusammenstellung lediglich der gebräuchlichsten und nach meiner persönlichen Erfahrung in der Praxis bewährtesten Methoden der Untersuchung der Kreislauforgane darstellen. Es erschöpft daher den Gegenstand der »Klinischen Herzdiagnostik« nicht in dem Sinne, daß in ihm alle bisher angegebenen und geübten Methoden der Kreislaufuntersuchung besprochen würden; so haben wir darauf verzichtet, manche derselben, die zwar wissenschaftlich interessant, praktisch jedoch weniger brauchbar sind, wie z. B. die Registrierung der Herztöne u. a. m., in den Rahmen dieser Besprechung einzubegreifen. Da dieselbe für den Praktiker bestimmt ist, wurden theoretische Fragen nur soweit gestreift, als unbedingt zum Verständnis praktischer Momente notwendig war. Aus demselben Grunde wurde von einer eingehenden Beschreibung der zur Verwendung kommenden Apparate abgesehen.

Das Buch zerfällt in zwei Teile; im ersten sind die einzelnen Methoden beschrieben, die uns gestatten, ohne Zuhilfenahme irgendeines Apparates anatomische und funktionelle Störungen des Herzens festzustellen; im zweiten Teil sind die gebräuchlichsten und durch Jahre hindurch erprobten instrumentellen Methoden der Herzuntersuchung besprochen.

Die früheren Generationen von Ärzten untersuchten das Herz lediglich mit Auge, Ohr und Finger, eine Kunst, die durch langjährige Übung und gewissenhaftes Studium am Krankenbett eine bewunderungswürdige Vollkommenheit erreichen kann. Doch ist dieselbe in den letzten Jahren durch die Ausbildung verschiedener instrumenteller Methoden vervollständigt, teilweise sogar ersetzt, jedenfalls vereinfacht worden, so daß heute die Verbindung der nichtinstrumentellen mit der instrumentellen klinischen Herzdiagnostik uns in die Lage versetzt, fast alle Geheimnisse der Zirkulationsorgane zu ergründen.

Die Technik der Untersuchung der Kreislauforgane kann eigentlich nur praktisch demonstriert und erlernt werden; daher ist sie in diesem Buch nur soweit besprochen, als es zum Verständnis der Ergebnisse der einzelnen Methoden notwendig ist; dagegen ist das Hauptgewicht auf die praktische Deutung der Resultate der einzelnen Methoden gelegt, damit auch derjenige, der letztere selbst nicht zu beherrschen in der Lage ist, doch wenigstens die durch dieselben gegebenen praktischen Winke zu verwerten imstande ist.

Mein Plan, eine »Klinische Herzdiagnostik« zu schreiben, fand die Billigung meines hochverehrten Chefs, Herrn Geheimrat Goldscheider, an dessen Klinik ich während der Kriegsjahre gearbeitet habe. Ich durfte mich namentlich bei der Bearbeitung des ersten Teiles seiner gelegentlichen Winke und Ratschläge erfreuen und erkenne dankbar den fördernden Einfluß der an seinem Institut üblichen Methodik und seiner Lehren auf meine Arbeit an.

St. Moritz, Frühjahr 1919.

P. Schrumpf.

Inhalt.

Erster Teil.

Nichtinstrumentelle Diagnostik.

1. Allgemeine diagnostische Momente.

1. Familienanamnese.

Wenn auch die Erkrankungen der Zirkulationsorgane nicht hereditär im strengen Sinne des Wortes sind, so ist doch ein familiares Auftreten derselben oft unverkennbar, und zwar auf Grund familiär vorkommender Konstitutionskrankheiten wie Gicht, Rheuma, Fettsucht, Nierenleiden, Arteriosklerose mit Neigung zu Apoplexie, Diabetes usw. Ferner ist nicht zu vergessen, daß die Lebensweise eines Individuums nicht allein von seinem Temperament, seiner Konstitution, seinen Neigungen abhängt, sondern nicht unwesentlich von seiner Erziehung, d. h. von den in seiner Familie, seiner Gesellschaftsklasse und seiner engeren Heimat gepflogenen Lebensgewohnheiten. Es ist daher darauf zu fahnden, ob in der Familie des Patienten die Gewohnheit übermäßigen Essens und Trinkens vorlag, ob Sport und körperliche Bewegung gepflogen wurden usw. Bei jüngeren Individuen ist auf Lues, Gicht, Tuberkulose usw. der Eltern zu untersuchen.

2. Persönliche Anamnese bis zu dem Erscheinen der ersten Herzsymptome.

Besonders zu forschen ist nach Gelenkrheumatismus, Pneumonie, Scharlach, Diphtherie, Influenza, Typhus, Sepsis, Malaria u. a. Tropenkrankheiten, Syphilis, Gicht, Bleivergiftung; ferner auf Abusus von Alkohol, Tabak (schwere Importen, »Kettenrauchen«), Tee, Kaffee, Morphium und Opium, zu reichlichem Essen, besonders bei ungenügender Bewegung, übermäßiger körperlicher und geistiger Arbeit, Sorgen und Aufregungen, unregelmäßigem Leben und Essen, Verdauungsstörungen, Onanie, sexuellem Abusus. Menschen mit seßhafter Tätigkeit vertragen reichliches Essen und Trinken schlechter als solche, die sich an frischer Luft körperlich viel betätigen; Alkohol wird in nördlichen Gegenden mit feucht-kaltem Klima besser vertragen als in südlichen; qualitativ gute und reine alkoholische Getränke sind weit weniger schädlich als schlechte und gefälschte Fuselprodukte. Bei Biertrinkern spielt das Flüssigkeitsquantum eine größere Rolle als die genossene Alkoholmenge. Alkohol, zumal schlechter Qualität, ist um so schädlicher, je schlechter die Ernährungs- und sonstigen Lebensverhältnisse sind. Es ist also der Begriff des »Alkoholismus« unter Berücksichtigung obiger Erwägungen, sowie der Rassen- und Landesgewohnheiten streng individuell aufzufassen.

Bleivergiftungen kommen vor bei Arbeitern in Bleihütten, Bleiweißfabriken, Schriftsetzern, Malern, Töpfern, Feilenhauern, Polierern, Gasarbeitern, Handschuhmachern, Pelzfärbern; ferner kommen Bleivergiftungen zustande durch bleihaltige Verzinnung von Kochgeschirren, Konservenbüchsen, in bleihaltiges Staniol eingepackte Schokolade und Schnupftabak, sowie Bleischminken.

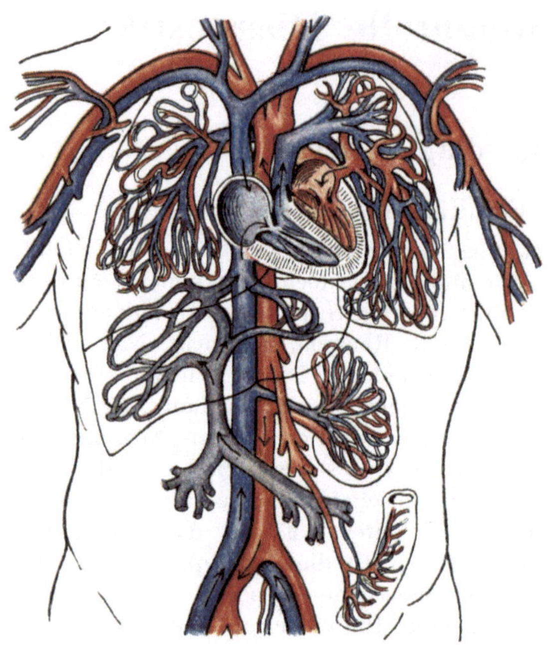

Fig. 1.

Schematische Darstellung des Blutkreislaufes.

Übermäßiger Sport und überhaupt schwere körperliche Arbeit können zu Herzstörungen führen, besonders bei Menschen, deren Myocard bereits latent durch irgendeine Noxe geschädigt war.

Daß langanhaltende Sorgen und Aufregungen (z. B. Spekulieren an der Börse) Herz und Gefäße auf die Dauer schädigen, ist fraglos.

3. Symptomatologie. (Subjektive Beschwerden.)

Die zweite Periode der persönlichen Anamnese, die eigentliche Herzanamnese, setzt sich zusammen aus den unangenehmen Symptomen, die der Patient selbst verspürt hat und die ihn schließlich zum Arzt führen; dieselben sind in chronologischer Reihenfolge zu erheben.

Schwierig ist es oft zu unterscheiden, ob die Klagen des Patienten auf tatsächlichen organischen Störungen des Zirkulationsapparates beruhen, oder ob sie lediglich psychogener Natur, d. h. der Ausdruck einer Psychoneurose sind. Jede Affektbewegung drückt sich durch vasomotorische Phänomene aus, die dem gesunden, nervös normal Empfindenden deswegen nicht bewußt unangenehm erscheinen, weil er entweder nichts davon verspürt, oder weil er deren Zustandekommen nicht als etwas Anormales, »Krankhaftes« empfindet. Anders beim überempfindlichen Neuropathen, der auf jedes vasomotorische Phänomen (Herzklopfen, Schwindel, Dyspnoe usw.) unterbewußt ängstlich »spannt« und es immer wieder auf eine Störung seines Herzens bezieht. Viele Psychastheniker leiden an einer Phobie vor Herzkrankheiten und werden durch dieselbe von Arzt zu Arzt getrieben. In diesen Fällen ist die Unterscheidung zwischen organisch und psychisch bedingten »Herzsymptomen«, besonders bei älteren Individuen, oft recht schwierig; sie wird nur durch die genaueste objektive Untersuchung ermöglicht. Sowohl vor Unter- wie vor Überschätzung der durch den Patienten vorgebrachten Klagen sei gewarnt, zumal nicht gar zu selten ein Psychastheniker auch organisch herzleidend sein kann. Jedoch wird man im allgemeinen bei der Verwertung subjektiver Herzbeschwerden bei nervösen und überarbeiteten Menschen vorsichtig sein müssen.

Die Hauptsymptome, über die Herzkranke klagen können, sind folgende:

Dyspnoe. Die Kurzatmigkeit ist das wichtigste subjektive Merkmal der Herzinsuffizienz, besonders wenn sie nach nur geringer körperlicher Anstrengung zustande kommt. Sie spricht für ungenügende Kompensation eines Klappenfehlers oder für irgendeine Form von Schwäche des Herzmuskels.

Anfälle von Dyspnoe ohne vorherige Anstrengung finden sich nicht allein bei Herzkrankheiten, sondern auch aus anderen Ursachen bei Dyspepsie (da besonders bald nach dem Einschlafen nach zu reichlicher Abendmahlzeit, durch Heraufdrücken des Zwerchfells durch den mit Gasen gefüllten Magen und Darm), bei Bronchialasthma, Nephritis mit beginnender Urämie, Druck eines Mediastinaltumors auf den Vagus, ferner bei Neuropathen ohne organische Ursache.

Orthopnoe kommt sowohl bei vorgeschrittener Herzinsuffizienz, wie auch aus rein nervösen Ursachen vor.

Schwerste Dyspnoe beobachtet man oft bei kongenitalen Herzfehlern; in solchen kann sie aber auch, sogar bei starker Cyanose, nur mäßig sein oder gar fehlen.

Bei Mitralfehlern ist die Dyspnoe oft das erste Symptom der beginnenden Dekompensation, als Folge der sich einstellenden passiven

Kongestion der Lungen; bei vorgerückter Dekompensation wird dem Patienten das Liegen unmöglich; nur im Sitzen kann er einigermaßen atmen, weil dann die Stauung im Bereich der Medulla geringer wird.

Bei Aortenfehlern ist das Symptom der Dyspnoe nicht so ausgesprochen wie bei Mitralfehlern; wird es bei ersteren doch angetroffen, so ist entweder die Mitralklappe auch mit befallen, oder es wird hervorgerufen durch eine Ischämie der Medulla, seltener durch Vagusreizung durch periaortitische Entzündungsherde. In letzterem Fall tritt Dyspnoe eher anfallsweise auf.

Bei Pulmonalklappenfehlern ist die Dyspnoe meist nur dann stärker, wenn gleichzeitig eine Lungentuberkulose besteht.

Bei Pericarditis ist nur dann Dyspnoe vorhanden, wenn sich massive Exsudate rasch entwickeln, oder wenn das Myocard geschwächt ist, oder wenn Komplikationen von seiten der Lungen oder der Pleura vorliegen. Dyspnoe bei Pericardverwachsungen ist auf sekundäre Veränderungen im Myocard zurückzuführen.

Bei akuter Myocarditis im Verlauf von Infektionskrankheiten ist die Dyspnoe um so ausgesprochener, je insuffizienter das Myocard wird; während der Rekonvaleszenz ist der Grad der Dyspnoe nach Bewegung ein gutes Kriterium für den Zustand des Herzmuskels.

Bei Fettherz und degenerativen Myocardprozessen ist die Dyspnoe nach mehr oder weniger ausgesprochener körperlicher Leistung ein konstantes, bereits frühzeitig auftretendes Symptom; besonders stark wird sie bei wandständigen Ventrikelthromben.

Diagnostisch wichtig ist ferner die mäßige Arbeitsdyspnoe bei Präsklerose und Reizleitungsstörungen ersten Grades (Verlangsamung der Reizleitung im Herzen ohne Ventrikelsystolenausfall).

Die Form von Dyspnoe, die man »Kardiales Asthma« nennt, tritt in Paroxysmen bei Aortensklerose, Aortenneurysma und besonders Coronarsklerose auf, vorwiegend nach körperlicher Anstrengung, seltener nach seelischer Erregung oder nach einer zu reichlichen Mahlzeit bzw. Alkoholgenuß. Die sehr quälenden und oft mit anginösen Schmerzen verbundenen Anfälle sind auf zwei Momente zurückzuführen, dasjenige der Kohlensäureüberladung des Blutes und dasjenige der plötzlichen Schwäche des linken Ventrikels durch ungenügende Blutversorgung. Die Unterscheidung zwischen bronchialem und kardialem Asthma ist nicht immer leicht; Vorgeschichte, objektiver Herzbefund, günstige Wirkung von Nitroglyzerin bei kardialem Asthma ermöglichen die Entscheidung. Psychogenes kardiales Athma gibt es nicht.

Als Cheyne-Stokessches Atmen bezeichnet man eine Art der Atmung, bei der Perioden von Atemstillstand abwechseln mit solchen langsam anschwellender, immer tiefer werdender und dann bis zur Apnoe wieder abschwellender Atembewegungen. Diese Form der Dyspnoe beobachtet man sowohl bei schwerster Herzinsuffizienz, wie auch bei Urämie, schweren Gehirnkrankheiten und Vergiftungen durch Morphium und Veronal. Es ist meist von prognostisch schlechter Bedeutung, kann aber auch nach wochenlangem Bestehen wieder verschwinden. Auch bei gesunden Kindern und Greisen während des tiefen Schlafes, sowie auch bei allgemein geschwächten Personen kann Cheyne-Stokesches Atmen ohne pathognomonische Bedeutung vorkommen.

Husten ist ein durch die passive Kongestion der Lungen hervorgerufenes häufiges Symptom von Insuffizienz des Herzens und vorwiegend des rechten Herzens; am häufigsten ist es bei in Dekompensation begriffenen Mitralfehlern. Quälender Reizhusten ist oft eine Begleiterscheinung akuter Perikarditiden.

Der **Auswurf** bei kardial bedingter Lungenstauung ist eiweißarm und enthält oft kleine Blutbeimengungen. Bei chronischer Lungenstauung sind im Sputum sogenannte »Herzfehlerzellen« (durch veränderten Blutfarbstoff braun gefärbte Alveolarepithelien).

Lungenödem ist bei Herzkranken ein sehr schweres, oft agonales Symptom, ein Zeichen vollkommenen Versagens der Lungenzirkulation; auch hier ist das reichliche, eiweißarme, schaumige Sputum oft mit Blut vermischt. Viele Herzkranke sterben in letzter Instanz an Lungenödem. Doch kann durch rechtzeitiges Eingreifen manchmal auch dieses Symptom noch beseitigt werden.

Hämoptoe bei Herzkranken kann hervorgerufen werden durch Lungeninfarkte, wenn aus dem rechten Herzen stammende Thromben sich loslösen, kommt jedoch auch ohne solche bei vorgeschrittenen Mitralstenosen vor. Auch Hämorrhagien aus anderen Organen (Nase, Magen, Uterus) sind manchmal bei Herzkranken als Folge allgemeiner Stauung zu beobachten.

Kälte der Extremitäten, besonders auch der Nasenspitze und der Ohren, ist, falls dauernd bestehend, ein Zeichen stark geschwächter Zirkulation.

Brustschmerzen. Bei der Verwertung von Angaben der Patienten über Schmerzen in der Brustgegend zur Diagnose von Herzkrankheiten ist große Vorsicht und genaueste Erforschung der Art dieser Schmerzen geboten. Denn gerade das Symptom des »Herzschmerzes« findet sich entschieden häufiger bei herzgesunden Neurotikern als bei organisch Herzkranken, so daß man a priori sagen kann, daß die Mehrzahl der Patienten, die den Arzt wegen Schmerzen in der Herzgegend aufsuchen, organisch normale Herzen haben. Besonders gilt dies für Schmerzen, von denen die Patienten angeben, daß sie »dauernd« in der Gegend der Herzspitze vorhanden seien, meist da nur »an einer kleinen Stelle, die man mit dem Finger bedecken könnte«, meist verbunden mit einem Gefühl des Druckes und der Mühe, tief durchzuatmen. Befragt man diese Patienten genauer, so geben sie oft an, daß der Schmerz vorwiegend nach Aufregungen sich einstellt, anhält, so-

lange eine Sorge (diese ist oft die Furcht vor einem Herzleiden) sie
drückt, verschwindet bei Ablenkung, Zerstreuung, oft körperlicher Bewegung, jedenfalls durch letztere nicht hervorgerufen wird. Diese Art
des »Herzschmerzes« dürfte lediglich psychogen bedingt sein, wofür
seine leichte Beeinflußbarkeit durch Psychotherapie, durch suggestive
Maßnahmen, wie z. B. Elektrisieren oder Betäuben der betreffenden
Stelle mit Chloräthyl spricht.

Eine weitere, häufige Form des Herzschmerzes, die ebenfalls von
körperlicher Anstrengung unabhängig ist, ist diejenige, die man bei
stärkeren Rauchern, speziell aromatischer ägyptischer Zigaretten und
schwerer Importen, antrifft; da dieser Schmerz mit dem Einschränken
oder Aufhören des Rauchens bald verschwindet, muß in diesen Fällen
eine Neuralgie durch Nikotin oder vielleicht eher durch die »Bouquett-
stoffe« des Tabaks angenommen werden. Ähnliche Neuralgien, wohl
auch im Bereich des Plexus cardiacus, dürften auch bei Gichtikern
vorkommen und auch da relativ harmlos sein.

Von weit größerer Bedeutung sind die anfallweise auftretenden
Schmerzen der **Angina pectoris**, die als Ausdruck eines »intermit-
tierenden Hinkens« des Herzens bei Koronarsklerose aufzufassen
sind. Dieselben können äußerst heftig und quälend sein, in der Herzgegend beginnend und nach dem Hals und der Innenseite der Arme,
speziell des linken Armes ausstrahlend. Das Charakteristische bei der
echten Angina pectoris ist ihr Auftreten vorwiegend bei, oft nur mäßiger, körperlicher Anstrengung und nur ausnahmsweise ohne dieselbe,
dann meist nach heftiger Erregung, nach zu reichlicher Mahlzeit oder
sonstigen Momenten, die den Blutdruck steigern. Neben dieser prognostisch sehr schwerwiegenden echten Angina pectoris kommt auch
eine sogenannte **Pseudoangina pectoris** vor, ebenfalls anfallweise,
ebenfalls oft recht schmerzhaft, die jedoch prognostisch günstig ist.
Dieselbe trifft man vorwiegend bei nervösen Menschen; zum Unterschied von der echten Angina pectoris wird sie nicht durch körperliche Anstrengungen ausgelöst, sondern tritt spontan, meist nach Aufregungen auf; oft kann sie durch Druck auf die Herzgegend verstärkt
oder ausgelöst werden. Ihre Entstehung verdankt die Pseudoangina
pectoris entweder vasomotorischen Vorgängen in den anatomisch intakten Koronararterien oder Neuralgien des Phrenicus, der Interkostalnerven, einer Pleuritis diaphragmatica, Pleura- und Perikardadhäsionen,
einer Pleurodynie usw.

Die Unterscheidung zwischen echter und falscher Angina pectoris
ist oft ebenso schwierig wie sie wichtig ist; denn bei Koronarsklerose
läßt sich oft am Herzen objektiv fast nichts Abnormes nachweisen, so
daß die Diagnose manchmal ausschließlich auf die Schmerzanfälle sich
stützt. Festhalten muß man daran, daß Schmerzen in der Präkordial-
gegend, auch nach dem Hals und den Armen ausstrahlend, die durch

körperliche Anstrengung nie ausgelöst wären, sondern spontan auftreten, bestimmt nicht als Angina pectoris vera, als echte Stenokardie aufzufassen sind. Wenn auch andererseits bei Koronarsklerose und speziell luetischer Coronaritis ausnahmsweise Schmerzanfälle auch ohne vorherige Anstrengung auftreten können, so ist doch die Hauptursache des Schmerzes in diesen Fällen die Arbeitsleistung. Es ist gut, sich zur Sicherstellung der Diagnose nicht mit den Angaben des Patienten zu begnügen, sondern selbst einen Anfall zu beobachten, der bei echter Stenokardie oft durch einige Kniebeugen provoziert werden kann; diagnostisch wertvoll ist der Einfluß des Nitroglyzerins auf die echte

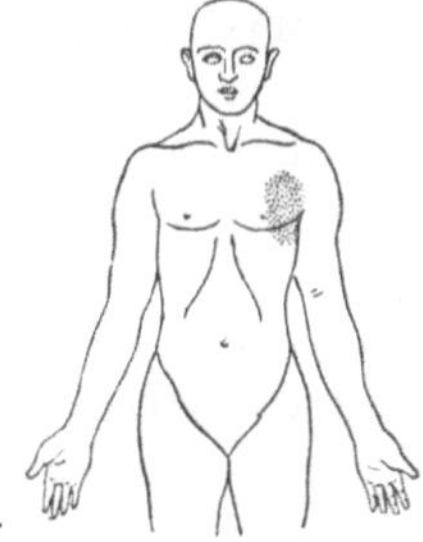

Fig. 2.

Hyperalgetische Zone nach einem
leichten Anfall von angina pectoris.

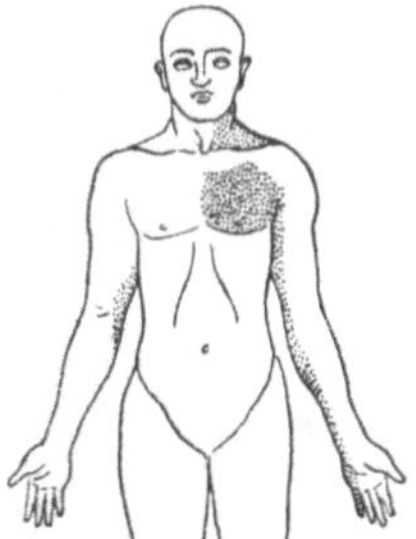

Fig 3.

Hyperalgetische Zonen nach einem
schweren Anfall von angina pectoris.

Angina pectoris, die meist dadurch kupiert werden kann, während die Pseudoangina selten dadurch beeinflußt wird.

Nach Anfällen von echter Stenokardie bleibt die Haut an bestimmten Stellen, die in Fig. 2 und 3 markiert sind, oft tagelang hyperalgetisch. Diese hyperalgetischen Zonen fehlen bei Pseudoangina pectoris.

Als diagnostisch sehr wichtig ist ferner von der Angina pectoris zu trennen der **Retrosternalschmerz**, der **Angor pectoris** bei entzündlichen, meist luetischen Prozessen der Brustaorta. Dieser oft sehr intensive Schmerz über dem oberen Sternum, nach dem Hals, den Schultern und dem Rücken ausstrahlend, kann dumpf oder heftig, anhaltend oder paroxysmal sein; er wird durch körperliche Anstrengungen oft ausgelöst, immer verstärkt, kann aber auch spontan auftreten. Er beruht auf einer, durch periaortitische Entzündungsherde bedingten Neuralgie des Plexus cardiacus oder cervico-brachialis; sein punctum maximum wechselt mit dem Sitz der Läsion. Es ist ein für die luetische Aortitis, besonders in ihrem Beginn sehr wichtiges und oft verkanntes Symptom. Mit dem Aortenschmerz darf nicht diejenige Art von Brustschmerz verwechselt werden, die bei Dyspeptikern durch die Dehnung des Ösophagus durch aus dem Magen regurgsitierte Gase hervorgerufen wird; er ist oft mit dem sog. Sodbrennen vereinigt. Auch an tabische Brustkrisen ist zu denken.

Schmerzen in der Herzgegend werden endlich beobachtet im Beginn einer akuten Pericarditis; dagegen werden sie kaum bei Myocarditis oder chronischen Klappenfehlern angetroffen; eine Ausnahme machen da nur Mitralstenosen mit stark dilatiertem, nach hinten bis zur Wirbelsäule reichendem linken Vorhof. Dafür ist der Präkordialschmerz ziemlich regelmäßig bei akuter stärkerer Herzdilatation, besonders wenn sie so ausgesprochen ist, daß eine Leberstauung sich einstellt; in solchen Fällen ist die Haut entsprechend der Schattierung in Fig. 4 hyperalgetisch. Maximal vergrößerte Herzen und große Aneurysmen bewirken durch Druck auf die Interkostalnerven oft dauernde empfindliche Schmerzen.

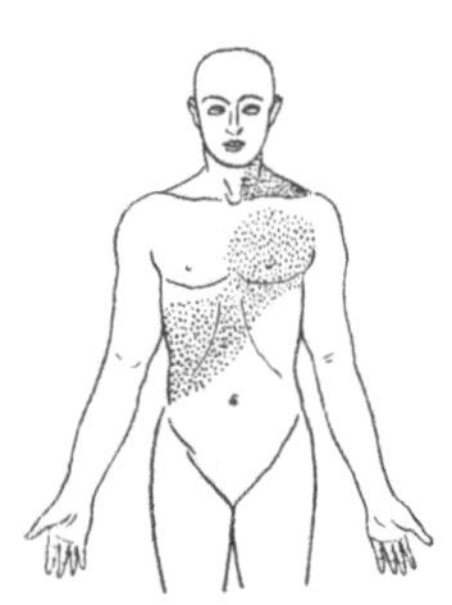

Fig. 4.

Hyperalgetische Zonen bei akuter Herzdilatation mit Leberstauung.

Palpitation. Unter Palpitation, Herzklopfen, versteht man subjektiv empfundenes stärkeres, oft beschleunigtes, manchmal schmerzhaftes, mit einem gewissen Angst- und Druckgefühl in der Herzgegend und vagem Luftmangel verbundenes Schlagen des Herzens. Tritt dasselbe nach starker körperlicher Bewegung oder heftiger Gemütserregung (z. B. plötzlichem Schreck) auf, um bald wieder zu verschwinden, so ist es physiologisch. Anhaltendes Herzklopfen, welches nur nach auch mäßiger körperlicher Arbeit auftritt, spricht für latente Herzinsuffizienz; dauerndes Herzklopfen findet man auch bei Hypertrophie des linken Ventrikels bei Nephritis mit Hypertonie, Myocarditis, Aneurysma und Aorteninsuffizienz, in letzteren Fällen auch mit fühlbarem Schlagen der Halsarterien, auch ohne eigentliche Herzinsuffizienz.

Doch ist das Herzklopfen meistens ein nervöses Symptom bei Neurotikern, Asthenikern, in der Pubertät (Onanie) bei Chlorose und Anämie, bei Dyspepsie, bei Hochstand des linken Zwerchfells, bei Abusus von Tabak, Kaffee und Tee. In diesen Fällen ist, obwohl der Patient sein Herz stark klopfen fühlt, meist objektiv von einer verstärkten Herzaktion nichts wahrzunehmen; in anderen Fällen ist eine solche an dem verstärkten Herzstoß, besonders lauten Herztönen und ausgiebigen und beschleunigten Herzkontraktionen vor dem Röntgenschirm bei anatomisch normalen Herzen festzustellen. Dann liegen vasomotorische Neurosen vor.

Patienten mit extremer Mitralstenose und Tricuspidalstenose sollen das starke Pulsieren ihrer enorm dilatierten Vorhöfe in der Mitte des Sternums fühlen.

Subjektiv empfundene Arhythmie. Viele, auch schwere Herzkranke fühlen von einer ev. Unregelmäßigkeit ihres Herzschlages nichts. Besteht dagegen eine solche bei an Palpitation leidenden Menschen, so können auch an sich harmlosere Arhythmieformen, wie die Extrasystolie und sogar die respiratorische Sinusarhythmie sehr störend empfunden werden. So ist das »Aussetzen« des Herzschlages während der längeren kompensatorischen Pause nach einer ventrikulären Extrasystole oft recht unangenehm, ebenso der als Stoß gefühlte, nach der Pause kommende nächste Schlag (coup de boutoir). Besonders störend werden mit Vorhofpfropfung einhergehende Extrasystolen (gleichzeitiges Schlagen von Vorhof und Ventrikel), wenn der Patient sich hinlegt, so abends beim Schlafengehen, perzipiert. Bei der banalen respiratorischen Arhythmie ohne jegliche Störung des Herzmechanismus schlagt das Herz bei der Inspiration schneller, bei der Exspiration langsamer; der Übergang zwischen schnellem und langsamem Schlagen auf der Höhe der Einatmung kann als Herzstillstand empfunden werden.

Stärkeres Vorhofflattern wird meistens als »Unruhe« des Herzens gefühlt, kommt jedoch auch oft, sogar bei schwerer Herzinsuffizienz, als solches nicht zu Bewußtsein.

Zeitweiliges Aussetzen des Ventrikelschlages infolge partieller Leitungsstörung im Hisschen Bündel wird meistens nicht gefühlt; um so quälender ist das längere Ausbleiben der Ventrikelarbeit bei richtigen Adam Stokesschen Anfällen (s. u.), die oft mit starkem Schwindel und Ohnmachten infolge peripherer Anämie verbunden sind.

Ohnmachten durch Hirnanämie kommen, außer im Adam Stokesschen Anfall, vorzugsweise bei Aortenstenose vor; doch auch bei Sklerose der Brustaorta werden sie angetroffen. Am häufigsten wird jedoch eine Ohnmacht funktionell durch angiospastische Vorgänge bei nervösen, anämischen oder chlorotischen Individuen hervorgerufen.

Schwindel wird durch das Herz bedingt bei Aortenstenose und im Adam Stokesschen Anfall, in beiden Fällen infolge von Hirnanämie. Über Schwindel klagen auch Patienten mit Sklerose der Hirnarterien, dann ist es aber immer schwierig, eine etwaige Beteiligung von seiten des inneren Ohres (Ménière) auszuschalten. Sehr häufig ist subjektives Schwindelgefühl ohne tatsächliche objektiv nachweisbare Äußerungen desselben ein rein nervöses Phänomen.

Druck- und Beklemmungsgefühl in der vorderen Brustgegend kann durch aortitische Prozesse bedingt sein, ist aber meistens ein emotives, psychogenes Symptom.

Fühlbare Pulsationen im Kopf und Hals sind meistens nervös, kommen aber auch bei schweren Aorteninsuffizienzen vor, auch bei Aneurysmen im Arcus, endlich bei starker Hypertonie.

Krampfhaftes Gähnen ist oft ein schweres Symptom bei akuter Herzdilatation.

Nervöse Symptome, wie Kopfschmerzen, Ohnmachtsgefühl, Delirien, Halluzinationen, Gedächtnisschwäche, Schlaflosigkeit, Schmerzen in den Extremitäten, Muskelzuckungen, können bei allen Herzkrankheiten vorkommen, sind aber von geringer diagnostischer Verwertbarkeit. Richtige schwere Psychosen sieht man im Terminalstadium chronischer Herzinsuffizienz.

Nachdem diese anamnestischen und symptomatischen Daten erhoben worden sind, beginnt die eigentliche Untersuchung des Herzens. Letztere besteht aus der Inspektion des Patienten, der Palpation, Perkussion und Auskultation des Herzens, der Untersuchung der peripheren Gefäße und des Pulses, der durch Herzstörungen in Mitleidenschaft gezogenen anderen Organe, des Harnes, des Blutes, und endlich der Anwendung gewisser Apparate zur Vervollständigung der Diagnose.

Vorbedingung für eine korrekte Herzuntersuchung ist genügende Ruhe und Zeit; übereiltes Untersuchen in geräuschvoller Umgebung führt oft zu Fehldiagnosen; leise Herzgeräusche sind oft nicht zu hören, wenn nicht im Untersuchungszimmer absolute Stille herrscht. Jedes Herz muß nacheinander im Liegen und Stehen untersucht werden.

II. Inspektion.

Allgemeines Aussehen und Habitus.

Sichtbare Dyspnoe, Lufthunger nach leichter körperlicher Anstrengung, Orthopnoe sprechen für Herzinsuffizienz. Abmagerung findet man oft bei mangelhaft kompensierten Klappenfehlern, besonders bei Mitralfehlern bei Kindern und jungen Leuten; da dieselben außerdem leicht kurzatmig werden und Neigung zu trockenem Husten aufweisen, ist eine Verwechslung mit latenter Lungentuberkulose möglich, besonders wenn lokale Stauung in den Lungen Rasseln hervorruft.

Fettsucht weist oft auf Fettherz, Myodegeneratio, Arteriosklerose hin.

Trommelschlägelfinger bilden sich sowohl bei angeborenen wie bei erworbenen Klappenfehlern mit stärkerer Stauung aus, können aber auch infolge chronischer Lungenleiden auftreten.

Haut und sichtbare Schleimhäute.

Auf leichte Grade von Cyanose der Lippen und Fingerspitzen ist zu achten; starke Cyanose bei Kindern spricht für ein offenes Foramen ovale oder einen Septumdefekt, sowie für angeborene

Klappenfehler, insbesonders Pulmonalstenose. Oft ist dann die Cyanose relativ viel stärker als die Dyspnoe (Morbus ceruleus). Bei erworbenen Mitralfehlern und Myokarditis ist Cyanose stets ein Zeichen von Herzinsuffizienz. Schwerwiegend ist die Cyanose bei Pneumonie.

Vorwiegende C y a n o s e d e s K o p f e s oder eines Armes spricht für Kompression der Vena cava durch einen Mediastinaltumor; dann sind meist die oberflächlichen Venen der oberen Brust und Schultern ektatisch.

L o k a l e C y a n o s e und ebenso auch B l u t l e e r e , z. B. der Finger, der Ohren, der Nase, sind, falls vorübergehend, vasomotorischer Natur, ausgelöst durch nervöse Momente und Temperaturwechsel, und sind belanglos. Dauernde Cyanose der betreffenden Stellen ohne sonstige nachweisbare Zirkulationsstörungen kommen vor nach Erfrierungen; an den Zehen ist an beginnende Gangrän zu denken.

B l ä u l i c h - r o t e G e s i c h t s f a r b e , meist bei Fettleibigen, sieht man in Fällen von Plethora universalis und Polyglobulie.

A b n o r m e B l ä s s e spricht nach Ausschluß von Anämie, Chlorose und Nephritis, für Störungen des Herzens, vorwiegend Aortenfehler.

I k t e r u s in leichtem Grad findet man bei fortgesetzter Stauung der Leber, in Fällen von Schwäche des rechten Herzens.

Ö d e m e . Auf dieselben ist mit besonderer Sorgfalt zu fahnden. Auch leichte Ödeme der Knöchel und Schienbeine sprechen für beginnende Herzinsuffizienz, insofern eine Nephrose nicht vorliegt und keine Varizen, speziell in der Tiefe, vorhanden sind. (Einseitiges Beinödem spricht für trombophlebitische Prozesse, Druck durch Tumor.) Manche leichte Fußödeme sind erst abends bemerkbar und morgens wieder verschwunden; daher sind die Patienten zu befragen ob abends ihre Schuhe sie nicht drücken. Harte, leichte, dauernde Fußödeme finden sich vorwiegend bei chronisch subinsuffizienten Herzmuskelveränderungen. Zu schweren Ödemen, allgemeinem Anasarka und Ergüssen in den serösen Höhlen neigen am meisten die schweren Mitralfehler.

P h l e b e k t a s i e n der Brustwand sind diagnostisch nur verwertbar, wenn sie über dem oberen Brustbein ausgesprochener sind; dann sprechen sie für Aneurysma bezw. Dilatation der Aorta oder Mediastinaltumor. Sichtbare Schwellung der Halsvenen spricht für Stauung im rechten Herzen.

Der bei älteren Fettleibigen oft vorhandene Kranz erweiterter strichförmiger kleiner Venen in der Gegend des unteren Rippenbogens hat keine sichere pathognomonische Bedeutung.

Vorwölbung und Retraktion der vorderen Brustwand.

Starke Vergrößerungen des Herzens bei Kindern, solange die Rippen noch nachgiebig sind, rufen charakteristische V o r w ö l b u n g e n des Brustkorbes in der Herzgegend hervor. Bei Erwachsenen können nur

ausnahmsweise enorme Vergrößerungen des Herzens die Präkordial-
gegend links vom unteren Sternum vorwölben.

Bei starker exsudativer Perikarditis werden die Rippenzwischen-
räume links des Sternum nach außen getrieben.

Eine lokale Vorwölbung in der Gegend des Ansatzes der dritten
und vierten Rippe links spricht für ein usurierendes Aneurysma, das
an dem Pulsieren erkenntlich ist.

Retraktion und Depression des Präkordium in seinem unteren
linken Teil kann durch Perikardadhäsionen verursacht werden. Bevor im
allgemeinen eine Vorwölbung oder Retraktion des vorderen Thorax dem
Herzen zugeschrieben wird, müssen die viel häufigeren Deformationen
durch primäre Knochenveränderungen (Rhachitis), Tumor, Lungen- und
Pleuraprozesse ausgeschaltet werden.

In jedem Falle ist auf Verkrümmungen der Wirbelsäule zu achten;
sind dieselben hochgradig, so geben sie an sich mit zunehmendem
Alter schon Anlaß zu Herzstörungen durch Erschwerung des Lungen-
kreislaufes; es verhindert ferner eine stärkere Kyphoskoliose oft beträchtlich die genaue Größenbestimmung des Herzens.

Pulsationen in der Herzgegend.

Sichtbare Pulsationen in der Gegend der Herzspitze, durch
den sogenannten Spitzenstoß hervorgerufen, werden weiter unten bei
der Besprechung des letzteren gewürdigt werden. Die außer dem
Spitzenstoß diagnostisch wichtigen Pulsationen in der Herzgegend sind
kurz folgende:

Puls. im 2. und 3. I. R. links, nahe am Sternum, kommen vor bei
starker Retraktion der Lunge, bei Dilatation des Conus arter. und besonders der Pulmonalarterie, wenn sie von Lungengewebe unbedeckt
ist, vorwiegend bei Mitralfehlern mit kompensatorischer Hypertrophie
des rechten Ventrikels und sehr lautem 2. Pulmonalton, ferner bei
starker Dilatation des kräftig arbeitenden linken Vorhofs bei Mitralstenose, endlich, jedoch selten, bei Aneurysmen der absteigenden Aorta.

Puls. im 3., 4. und 5. I. R. links zwischen Sternalrand und Para-
sternallinie sind hervorgerufen durch starke Hypertrophie des linken
Ventrikels und, sehr selten, durch Aneurysmen der Ventrikelwand.

Puls. im 1. und 2. I. R. rechts, am Sternalrand, sind bedingt
durch Aneurysmen der aufsteigenden Aorta, seltener durch heftige Kontraktionen des hypertrophischen linken Ventrikels, die sich der Aorta
mitteilen (Aorteninsuffizienz), endlich bei Verdrängung des ganzen Herzens nach rechts durch Lungen- und Pleuraprozesse.

Puls. im 2., 3. und 4. I. R. rechts können, dann präsystolisch,
durch verstärkte Kontraktion des dilatierten rechten Vorhofs bedingt sein.

Puls. im 3., 4. und 5. I. R. rechts rühren von einer Verdrängung des ganzen Herzens nach rechts her.

Puls. über dem Manubrium sterni und über dem proximalen Ende der Schlüsselbeine sprechen für Aneurysma des Arcus aortae.

Puls. links vom linken Herzrand sieht man bei abgekapselten Empyemen und Lungentumoren, die durch die Herzkontraktionen rhythmisch nach der Seite getrieben werden.

Epigastrische Puls. sind, falls vorübergehend, durch verstärkte Schlagen des Herzens aus nervösen, emotiven Gründen, falls dauernd, durch eine Verdrängung des Herzens nach rechts und unten bei Tiefstand des Zwerchfelles, vorwiegend aber durch eine Hypertrophie des rechten Ventrikels bedingt. Diese Pulsationen sind dann deutlich systolisch, im Gegensatz zu Pulsationen durch ein hochsitzendes Aneurysma der Bauchaorta, die bereits als postsystolisch zu bezeichnen sind. Endlich können auch auf der Aorta liegende Tumoren oder die vergrößerte Leber Pulsationen im Epigastrium hervorrufen.

Puls. der Halsarterien sind ausgesprochen bei Aorteninsuffizienz mit oder ohne Aneurysma, können aber auch bei emotiven Neurosen vorkommen.

Sichtbarer Kapillarpuls, deutlich gemacht durch Reiben der Stirnhaut oder Herunterdrücken des Fingernagels, besser noch durch Aufdrücken eines Deckglases auf die Stirnhaut, kommt vorwiegend bei Aorteninsuffizienz vor; in seltenen Fallen wird auch ein deutlicher Kapillarpuls ohne eine solche, bei jugendlichen Individuen mit sehr zarter Haut beobachtet. Besonders schön kann man schwaches Pulsieren der Kapillaren dadurch demonstrieren, daß man die Fingerspitze, den Nagel nach oben, im Mikroskop bei schwacher Vergrößerung und heller Beleuchtung betrachtet; man sieht dann deutlich die pulsierenden kleinen Gefäße.

Puls. in den Halsvenen treten normalerweise bei jedem Menschen auf; sie sind aber nicht immer sichtbar, da bei manchen Individuen die Halsvenen in der Tiefe liegen, resp. von zu viel Weichteilen bedeckt sind; am deutlichsten werden venöse Pulsationen im Liegen. Auch sehr starke Pulsationen der Halsvenen bedeuten an sich nichts Krankhaftes. Von den 3 Wellen des physiologischen Venenpulses (präsystolische, systolische, diastolische) ist normalerweise die erste die stärkste; sie fehlt dagegen bei Störung der Arbeit der Vorhöfe, so bei Vorhofflimmern mit oder ohne Tricuspidalinsuffizienz. Ausgesprochen starke, das Venenpulsbild beherrschende systolische Wellen sieht man bei Tricuspidalinsuffizienz, mit oder ohne Vorhofflimmern, dann meist mit Lebervenenpuls. Das grobschlägige Flattern des Vorhofs drückt sich oft durch ein ständiges Wogen des Venenpulses aus.

Eine genaue Diagnose des Venenpulses ist mit bloßem Auge kaum möglich und bleibt der Sphygmographie vorbehalten; wir besprechen daher die Wellen des Venenpulses eingehender auf S. 115. —

Bei partiellem oder vollkommenem Herzblock sind relativ mehr Venenpulsperioden als Arterienpulse an der Jugularis sichtbar.

Puls. der peripheren Venen sieht man manchmal bei Aorteninsuffizienz, wenn die systolische Pulswelle durch die Kapillaren hindurchgepreßt wird. (Peripherer, systolischer, penetrierender Venenpuls.)

Einen sichtbaren diastolischen Kollaps der Jugularvenen trifft man manchmal bei Perikardadhäsionen.

Starke Pulsationen der peripheren Arterien und Seitwärtsschleudern derselben, vorwiegend der Kubitalarterien, ist ein Zeichen beginnender peripherer Sklerose.

Systolische Retraktion des Präkordiums spricht für Herzbeutelverwachsung; ist sie jedoch beschränkt auf den 4. und 5. I. R. in der Gegend der Herzspitze, so rührt sie oft lediglich von einer Hypertrophie des linken Ventrikels her.

Systolische Retraktion des Epigastriums ist ein Zeichen von mediastino-perikardialen Adhäsionen.

Puls. in der Herzgegend sind bald im Stehen, bald im Liegen deutlicher sichtbar; Puls. der Halsvenen sieht man besser im Liegen. Um Puls. in der Herzgegend sichtbarer zu machen bezw. aus der Entfernung zu demonstrieren, legt man im Liegen ein Stethoskop mit dem breiten Ende frei auf die pulsierende Stelle; man sieht dann .die rhythmische Bewegung des distalen Endes des Hörrohres sehr deutlich.

III. Palpation.

1. Palpation der Herzgegend.

Die Palpation ergänzt das Resultat der Inspektion; ferner gibt sie uns Aufschluß über Vorgänge am Herzen, die das Auge nicht sieht, wie Schwirren, Reibegeräusche, Klappentöne, Stärke der Herzkontraktion usw. Die Palpation der Herzgegend ist eine leider viel zu wenig gehandhabte, sehr wertvolle Untersuchungsmethode, die jedoch nur durch längere Übung erlernt werden kann. Die Palpation geschieht mit der flach aufgelegten ganzen Hand, am besten im Atemstillstand.

Der Spitzenstoß. Der Spitzenstoß bezw. Herzstoß wird durch kombinierte Inspektion und Palpation beurteilt.

Normalerweise wird durch den Herzstoß eine umschriebene, etwa 4 qcm große Stelle der Brustwand im 5. I. R., einwärts der Mamillarlinie, in Bewegung gesetzt, eine flüchtige, kurzdauernde, schwächere oder stärkere Erscheinung. Bei mageren Menschen und Kindern ist der Spitzenstoß meist deutlich sicht- und fühlbar. Deutlicher ist er, wenn die Herzspitze gerade auf einen Rippenzwischenraum aufschlägt, zumal wenn die Rippen nicht dicht aneinander liegen, und schwacher, wenn sie zufällig die Innenseite einer Rippe trifft. Bei fettleibigen Menschen, oder wenn das Herz stark von der Lunge überlagert wird, kann der Spitzenstoß weder sichtbar noch fühlbar sein und dann nur durch die Auskultation abgeschätzt werden. Es spricht also das Fehlen eines Spitzenstoßes an sich nicht für einen pathologischen Herzbefund.

Einen kaum fühlbaren Spitzenstoß kann man oft bei seitlicher Beleuchtung und schräger Betrachtung doch noch sehen. Man kann ihn auch oft auf folgende Weise deutlicher wahrnehmen und lokalisieren: Man läßt den Patienten sich auf die linke Seite legen, wodurch das Herz um 2—4 cm nach links rückt; dann oft fühlt man den Spitzenstoß, reichlich auswärts der Mamillarlinie. Man bringt dann langsam den Patienten in die Rückenlage, mit dem Finger dem nach der Mitte zu sich bewegenden, immer schwächer werdenden Spitzenstoß folgend, und dann gelingt es oft, auch in Rückenlage, seine Lage richtig zu bestimmen.

Die richtige Lokalisierung des Spitzenstoßes ist deshalb immer wünschenswert, weil sie uns sofort genauen Aufschluß über die $1/_2 - 1 1/_2$ cm auswärts des Spitzenstoßes liegende linke Herzgrenze gibt.

Der Spitzenstoß kann nun in bezug auf Ort, Ausdehnung, Stärke und Dauer verändert sein.

Verlagerung des Herzstoßes durch Verschiebung des ganzen Herzens findet statt nach rechts oder links, infolge von Pleuraexsudaten oder im entgegengesetzten Sinne, von Pleuraschwarten, nach oben, wenn durch Hochstand des linken Zwerchfells infolge von Gasansammlung im Magen oder Darm das Herz aus seiner schrägen in eine mehr quere Lage verschoben wird. Bei massiven Perikardexsudaten kann auch der Spitzenstoß nach oben gedrängt werden. Bei stärkeren Rückgratverkrümmungen, denen sich die Brustorgane anpassen müssen, kann auch das Herz ganz unberechenbar verlagert sein.

Physiologisch wechselt die Lage des Spitzenstoßes je nachdem der Patient steht, liegt, tief inspiriert usw. Ganz besonders beweglich ist das Herz im Brustraum bei Menschen, die rapid an Gewicht abgenommen haben.

Verlagerung des Herzstoßes durch Größenveränderungen des Herzens: Hypertrophie und Dilatation des rechten Ventrikels verschiebt den Spitzenstoß nach links, Hypertrophie und Dilatation des linken Ventrikels nach links und abwärts; ebenso wirken große Aneurysmen.

Veränderung der Ausdehnung des Spitzenstoßes im Sinne einer Verbreiterung desselben, ohne Verlagerung, sieht man bei funktionellen Störungen in Herzneurosen bei Kindern, besonders nach starker körperlicher Anstrengung; sie sind belanglos. Tritt dagegen eine Verbreiterung des Spitzenstoßes gleichzeitig mit einer

Verlagerung desselben auf, erstreckt sie sich über mehrere Interkostalräume und außerhalb der Mamillarlinie, so liegt stärkere Hypertrophie und Dilatation des Herzens vor.

Ist bei mageren Menschen und bei Kindern der Spitzenstoß kaum oder nicht ausgesprochen, so ist eine muskuläre Schwäche des Herzens anzunehmen.

Veränderungen der Stärke des Spitzenstoßes, die nur durch Palpation festzustellen sind, sind, ohne Verlagerung, bereits physiologisch sehr ausgesprochen; Affektbewegungen, körperliche Anstrengung, Beugen nach vorn und nach links, Genuß von Kaffee und Alkohol, sowie· einer reichlichen Mahlzeit verstärken den Spitzenstoß, der an sich wegen der Dünnwandigkeit des Brustkorbes bei Kindern stärker ist als bei Erwachsenen.

Dauernde Verstärkung des Spitzenstoßes mit einer Verlagerung nach links und unten sowie mit einer Verbreiterung findet man nur bei Hypertrophie und Dilatation der Ventrikel (s. o.). Sind Ausdehnung und Verlagerung des Spitzenstoßes ausgesprochener als seine Verstärkung, so ist die Dilatation des Herzschnittes ausgesprochener als seine Hypertrophie. Ebenso spricht die Schwäche des Spitzenstoßes eines sicher hypertrophischen linken Ventrikels für eine muskuläre Schwäche desselben. Besonders schwachen, wenn auch verlagerten und verbreiterten Spitzenstoß trifft man bei Aortenstenose infolge der langsamen, mühsamen Systole des linken Ventrikels.

Endlich kann die Dauer des Spitzenstoßes verlängert werden; normalerweise ist die Stoßzeit des Herzstoßes eine sehr kurze, auch wenn er verstärkt ist; es gibt aber Fälle, wo die aufgelegte Hand nicht einen flüchtigen Stoß verspürt, sondern einen Druck, einen Widerstand, eine vermehrte und länger dauernde Resistenz. Dies bedeutet eine Verlängerung der Systole und besonders der Anspannungszeit, entweder beider Ventrikel oder vorwiegend des linken derselben. Dies ist nur der Fall bei ausgesprochen hypertrophischen, weniger dilatierten Herzen, die an der Grenze der Insuffizienz oder bereits insuffizient sind. Auskultatorisch drückt sich die Verlängerung der Anspannungszeit in diesen Fällen von resistentem, in seiner Dauer verlängertem Spitzenstoß durch einen sogenannten echten Galopprhythmus aus (s. u.).

Besonders wichtig ist die fortlaufende Untersuchung des Spitzenstoßes bei ein und demselben Patienten, denn Änderungen der einen oder der andern seiner Komponenten geben uns wichtige Aufschlüsse über die Arbeit des Herzens.

Störungen des Rhythmus des Herzens kann man auch am Spitzenstoß wahrnehmen, doch ihre Natur kaum entscheiden.

Palpation des rechten Ventrikels. Vorwiegend vom rechten Ventrikel ausgehende Pulsationen kann man, unabhängig vom Spitzenstoß, über dem unteren Sternum fühlen. Der rechte Ventrikel bildet den größeren Teil der vorderen Herzfläche; da er jedoch vorwiegend hinter dem Sternum liegt, sind geringe Grade von Hypertrophie seiner Wand schwer nachzuweisen; da leistet uns die Palpation der Gegend des unteren Sternum wichtige Dienste; normalerweise fühlt man an dieser Stelle den Stoß des rechten Ventrikels kaum oder gar nicht; arbeitet er aber infolge einer Hypertrophie, auch ohne nennenswerte Dilatation, verstärkt, so wird durch die flache Hand ein dumpfer druckartiger Stoß an der bezeichneten Stelle wahrnehmbar. Wird der rechte Ventrikel so groß, daß er im Epigastrium unter dem Processus xiphoides herausragt, so wird seine Pulsation durch Eindrücken der Finger am Rippenrand deutlich fühlbar. Erst wenn der rechte Ventrikel sich stärker erweitert, wird er perkutorisch rechts vom rechten Sternalrand nachweisbar (s. u.).

Palpation der Klappenschlußtöne. Die Klappenschlußtöne sind bei mageren Individuen oft deutlich fühlbar, und zwar am häufigsten der Schlußton der Pulmonalklappe, bei verstärktem zweiten Pulmonalton in Mitralfehlern oder bei chronischen Lungenkrankheiten mit Hypertrophie des rechten Ventrikels, im 2. I. R, 1—4 cm links vom Sternalrand. Ferner kann man im 2. I. R. rechts, dicht am Sternalrand, den Stoß des Aortenklappenschlusses in Fällen starker Hypertonie bei hypertrophischem linken Ventrikel fühlen. Ausnahmsweise fühlt man im 4. I. R. am linken Sternalrand den Schluß der Atrioventrikularklappen bei stark hypertrophischen Ventrikeln.

Palpation der oberen Brustgegend. Durch große Aneurysmen hervorgerufene Pulsationen sind oft zu beiden Seiten des oberen Sternum fühlbar, häufiger rechts als links, da nur größere Aneurysmen der absteigenden Aorta die Brustwand erschüttern; häufiger sind sie jedoch besser sicht- als fühlbar. Aneurysmen des Arcus aortae kann man durch Eindrücken eines Fingers hinter das Manubrium sterni fühlen. Bei Heraufschieben des Adamsapfels nimmt man dann oft ein rhythmisches Herunterziehen desselben wahr (Oliver Cartarellisches Symptom, im Liegen deutlicher als im Stehen).

Auch große Aneurysmen der Aorta rufen jedoch oft weder sicht- noch fühlbare Pulsationen der Brustwand hervor; dann entwickeln sie sich entweder mehr nach hinten oder sie sind mit wandständigen Thromben angefüllt.

Fühlbares Schwirren in der Herzgegend. Deutlich fühlbares Schwirren ist von großer diagnostischer Bedeutung; es kann systolisch, präsystolisch und diastolisch sein.

Präsystolisches Schwirren in der Mitralgegend, zu fühlen an der Herzspitze und einwärts derselben, plötzlich mit dem ersten Ton bezw. dem Spitzenstoß aufhörend, ist pathognomonisch für Mitralstenose (Katzenschnurren); meist ist es zeitlich beschränkt auf die Dauer der Systole des Vorhofs, seltener beginnt es bereits relativ früh in der Diastole.

Systolisches Schwirren in der Mitralgegend wird hervorgerufen durch den Rückfluß des Blutes bei schwerer Mitralinsuffizienz; seltener wird es von der Aorta her übergeleitet bei Aortenstenose, während diastolisches Schwirren bei Aorteninsuffizienz an der Herzspitze nicht gefühlt wird.

Schwirren in dem Bereich der Aortenklappen, im 2. I. R. rechts, bedeutet, falls systolisch, eine Aortenstenose und wird nach dem präsystolischen Mitralschwirren am haufigsten angetroffen; es kann sehr stark sein. Die Aorteninsuffizienz bedingt manchmal ein diastolisches Schwirren über der Aorta, welches meist nicht nach der Herzspitze, sondern nach dem unteren Sternum fortgeleitet wird.

Schwirren im Bereich der Pulmonalklappen im 2. I. R. links ist, systolisch, regelmäßig bei Pulmonalstenose fühlbar. Vernimmt man in derselben Gegend ein Schwirren durch die ganze Systole und den Anfang der Diastole hindurch, so muß an einen offenen Ductus Botalli gedacht werden.

Schwirren im Bereich der Tricuspidalis ist selten und wenig diagnostisch verwertbar, da es von der Mitral- oder Aortenklappe übergeleitet sein kann.

Schwirren zu beiden Seiten des Sternum zwischen Ansatz der 3. Rippe im proximalen Ende der Schlüsselbeine rührt von Aneurysmen her.

Bei schweren Mitralfehlern bei Kindern mit enormem, oft die ganze linke Brusthälfte ausfüllendem Herzen, fühlt man das von der Mitralis herrührende systolische oder diastolische Schwirren auch über der linken Rückenhälfte.

Fühlbare Reibegeräusche. Reibegeräusche sind oberflächlicher als schwirrende Geräusche; sie fühlen sich ähnlich an, wie das Bestreichen der Hand mit Schmirgelpapier; sie sind systolisch und diastolisch und in keinem engen Zusammenhang mit den Herzphasen. Über der Mitte des Herzens sprechen sie für Perikarditis, am linken Herzrand für Pleuritis des dem Herzen anliegenden Pleurablattes. Fühlbare Reibegeräusche sind selten; durch mäßigen Druck werden sie verstärkt, durch starken aufgehoben.

Fluktuation. In den, meist dann klaffenden I. R. der unteren Herzgegend kann man bei massiven Perikardexsudaten manchmal Fluktuation feststellen.

Schmerzhaftigkeit der Herzgegend. Eine Überempfindlichkeit der Haut an den in Fig. 1—3 bezeichneten Stellen ist bei Angina pectoris und akuter Herzdilatation nachzuweisen. Bei Aortitiden ist die obere Sternalgegend oft druckempfindlich. Sonst rührt Druckempfindlichkeit der Herzgegend meist von einer Interkostalneuralgie her.

2. Palpation der Gefäße.

Palpation des Arterienpulses. Man palpiert meist den Radialpuls, zwischen dem Proc. styloides radii und der Sehne des M. radialis internus, mit der Spitze des zweiten und dritten Fingers, besser als mit dem Daumen. Fehlt an dieser Stelle der Puls, so sucht man ihn am Handrücken, hinter der Tabatière, da manchmal die Art. pollicis stärker als die eigentliche Radialis ausgebildet ist, so daß letztere nicht fühlbar pulsiert (in diesen Fällen darf nicht irrtümlich ein Aneurysma angenommen werden!).

Zunächst fühlt man die Beschaffenheit der Arterienwand, indem man die Finger an ihr entlang gleiten läßt. Normalerweise ist sie weich; bei Arteriosklerose dagegen geschlängelt, starr, manchmal geradezu höckerig, letzteres bei hochgradigster Verkalkung (Hühnergurgelarterie).

Fehlt ein Radialpuls vollständig, so ist dies meist auf ein auf die Arteria subclavia drückendes Aneurysma oder eine Verstopfung derselben durch die wandständigen, kanalisierten Thromben eines Aortenaneurysmas, seltener auf eine Embolie der Radialis zu beziehen.

Man prüft weiter den Puls auf seine Frequenz, seinen Rhythmus und seine Qualität.

Pulsfrequenz. Die Pulsfrequenz des normalen Menschen ist nach Vierordt im 1. Lebensjahre 134, im 2. 110, im 3. 108, im 15. etwa 86, beim Erwachsenen um 70 herum, im höheren Alter wird sie langsamer, um nach dem 60. Jahre wieder etwas anzusteigen; bei Frauen ist der Puls meist um 7—8 Schläge schneller als beim Mann. Bei größeren Menschen ist der Puls langsamer als bei kleineren.

Vorübergehende Steigerungen der Pulsfrequenz sieht man bei psychischer Erregung, namentlich bei nervösen Menschen, bei Körperbewegung, um so ausgesprochener, je weniger trainiert und kräftig das Herz ist; bei Übergang von der liegenden zur sitzenden und von der sitzenden zur stehenden Körperhaltung um je 5—10 Schläge; nach Nahrungsaufnahme während der Verdauungszeit, jedoch nur unbedeutend; während der Atmung, derart, daß bei der Inspiration die Pulszahl zu- und bei der Exspiration abnimmt, besonders bei tiefer Inspiration deutlich, bei nervösen Menschen zu einer richtigen Arythmie führend (Sinusarhythmie, Pulsus irregularis respiratorius); ferner beim Husten und beim Pressen mit geschlossener Glottis (Valsalvascher Versuch). Endlich steigt mit Zunahme der Körpertemperatur gewöhnlich auch entsprechend die Pulsfrequenz und zwar bei jedem Grad Celsius Steigerung der Temperatur um etwa 8 Schläge. Nur beim Typhus bleibt die Pulsfrequenz trotz hoher Temperatur niedrig.

Dauernde Beschleunigung des Pulses sieht man am häufigsten bei Herzinsuffizienz in allen möglichen Herzstörungen, ferner bei Basedowscher Krankheit und Kropfherzen. Manche hocherregbare nervöse Individuen zeigen auch dauernde Tachykardie ohne organische Ursache.

Eine besondere Art der Pulsbeschleunigung stellt das Herzjagen dar, die paroxysmale Tachykardie, bei der man 200—300 regelmäßige kleine Pulse in Anfällen, welche Minuten, Tage, Wochen und sogar Monate dauern können, beobachtet, meist ohne nachweisbare organische Herzstörung.

Verlangsamung des Pulses. Von einer Bradykardie spricht man nach Riegel, wenn beim Erwachsenen die Pulszahl unter 60 sinkt. Physiologisch sieht man Bradykardien bis 40 im Puerperium[1]), ferner bei gesunden Menschen, die lange schwer körperlich gearbeitet haben und danach aus irgendeinem Grunde im Bett liegen müssen, ferner bei vielen Menschen morgens beim Aufwachen. Während der Rekonvaleszenz von Infektionskrankheiten wird oft der Puls sehr langsam, ferner bei Hirndruck, bei starker Blutdrucksteigerung, bei Kohlensäurevergiftung, Ikterus, Bleikolik.

Bei Herzkrankheiten ist der Puls langsam bei Aortenstenose. Pulsfrequenzen bis 10 und darunter in der Minute sieht man endlich bei dem vollkommenen Herzblock, der völligen Dissoziation von Vorhof und Ventrikel mit Automatie des Ventrikels (s. u.).

Rhythmus des Pulses. Eine genaue Analyse der Pulsirregularität durch Palpation des Pulses festzustellen ist kaum möglich und nur durch graphische Methoden sicher zu erreichen. Betont sei hier nur, daß bei gewissen Formen von Extrasystolie und von Arhytmia totalis bei Flimmern und Flattern der Vorhöfe manche Herzkontraktionen so schwach sind, daß sie sich nicht durch einen Puls in der Radialis ausdrücken; dann erscheint die Pulsfrequenz geringer, als sie in Wirklichkeit ist, und sie kann nur durch Auskultation des Herzens oder besser durch graphische Methoden (Elektrokardiographie) festgestellt werden. Doch davon weiter unten.

Qualität des Pulses. Je nach der Größe des Pulses spricht man von einem Pulsus magnus und parvus; der Puls ist im allgemeinen um so größer, je mehr Blut durch eine Systole befördert wird. Ausgesprochen klein ist der Puls bei Aortenstenose, auch bei Mitralstenose, besonders groß bei kraftigem, auch hypertrophischem linken Ventrikel.

Steigt der Puls rasch auf und ab, so ist er schnellend, celer. Die Celerität des Pulses ist ausgesprochen bei Aorteninsuffizienz, ferner, bei intakten Aortenklappen, bei beginnender Arteriosklerose. Das Gegenteil des schnellen Pulses ist der träge Pulsus tardus bei Insuffizienz des hypertrophischen und dilatierten linken Ventrikels.

Die Höhe des Blutdrucks in den Arterien bedingt die Spannung des Pulses. Ist die Arterienwand unverändert, so läßt sich mit einiger Übung die Höhe des Blutdrucks an dem Grad der Spannung des Pulses derart taxieren, daß man versucht, mit dem proximalen der beiden aufgelegten Finger die Arterie vollständig zu verschließen, bis der periphere Finger den Puls nicht mehr fühlt. Ist die Arterie sklerotisch, so ist eine

---

[1]) Erhebliche Bradykardien haben wir auch nach Uterusauskratzungen beobachtet, manchmal mit quälendem Beklemmungsgefühl, nach einigen Tagen plötzlich wieder verschwindend. Manche Bradykardien sind mit einer Verlangsamung der Reizleitung verbunden und wohl durch dieselbe hervorgerufen.

einigermaßen genaue Schätzung des Blutdrucks kaum möglich. In allen Fällen tut man besser, den Blutdruck mittels Manometer zu bestimmen (s. u.). Das Gegenteil des gespannten Pulsus durus ist der nichtgespannte Pulsus mollis, der für eine muskuläre Schwäche des Herzens oder Vasodilatation (Fieber) spricht, während wir einen hohen Blutdruck bei Arteriosklerose und Nierenkrankheiten antreffen.

Fühlt man nach der eigentlichen Pulswelle deutlich eine zweite Welle, so spricht man von einem dikroten Puls, der am besten mit ganz leicht aufgelegtem Finger bei Fieber und entspannten Arterien gefühlt wird.

Von Pulsus differens spricht man, wenn beide Radialpulse nicht gleichzeitig oder nicht gleichstark gefühlt werden oder der eine Puls ganz aufgehoben ist. Auf der Seite, wo der Puls schwächer ist oder fehlt, ist ein Druck auf die Subclavia oder Brachialis durch ein Aneurysma oder einen Tumor, oder eine Verzerrung oder Thrombosierung des Gefäßes bei seinem Verlassen der Aorta infolge von Veränderungen ihres Volumens anzunehmen (Mündungsstenose).

Unter Pulsus paradoxus versteht man ein Kleinerwerden, resp. sogar Verschwinden des Radialpulses am Ende der Expiration, in einzelnen Fällen von exsudativer oder auch adhäsiver Perikarditis.

Der Pulsus alternans ist ein Puls, in welchem größere und kleinere Wellen regelmäßig abwechseln; er wird bedingt durch Alternieren des Schlagvolumens, nicht durch eine Störung der Herzkraft, der Kontraktilität des Herzmuskels. Er wird meist angetroffen bei sehr hohem Blutdruck und ist prognostisch ungünstig. — Häufiger ist der harmlosere P. pseudoalternans, eine Bigeminie durch spät in die Diastole fallende Extrasystolen (S. Fig. 135).

Eine genaue Würdigung der Qualität des Pulses ist für die Beurteilung des Kreislaufs sehr wichtig; schon allein aus dem Puls kann man oft die Diagnose der vorliegenden Herzstörung stellen. Eine von subjektiven Fehlerquellen freie Beurteilung der Qualität des Pulsus ist durch die Energometrie, eine pulsdynamische Untersuchungsmethode, die wir weiter unten gesondert besprechen werden, möglich.

Palpation der Venen. Normale Venenpulsationen sind mechanisch zu schwach, um gefühlt zu werden; dagegen ist die rückläufige systolische Welle der V. jugularis bei Tricuspidalinsuffizienz (»positiver« Venenpuls) als Schlag deutlich fühlbar. In solchen Fällen pflanzt sich die rückläufige Venenpulswelle meist bis zur Leber fort, die fühlbar pulsiert (Lebervenenpuls); auch die Milz kann in seltenen Fällen pulsieren.

Bei Tricuspidalinsuffizienz ist der Puls meist unregelmäßig (Arhythmia perpetua); in ganz seltenen Fällen bleibt er regelmäßig.

Bei Anämie und Chlorose fühlt man bisweilen an den Halsvenen ein Summen bzw. Schwirren, welches beim Auskultieren des Halses ein sausendes Geräusch hervorruft (Nonnensausen), welches oft so laut ist, daß es bis über dem Herzen zu hören ist.

IV. Perkussion.

Zweck der Perkussion ist die Bestimmung der wahren Herzgröße in ihrer Projektion auf die vordere Brustwand als sogenannte **Herzsilhouette**.

An der Hand von Fig. 5 und 6 seien zunächst folgende **topographische Momente** kurz hervorgehoben:

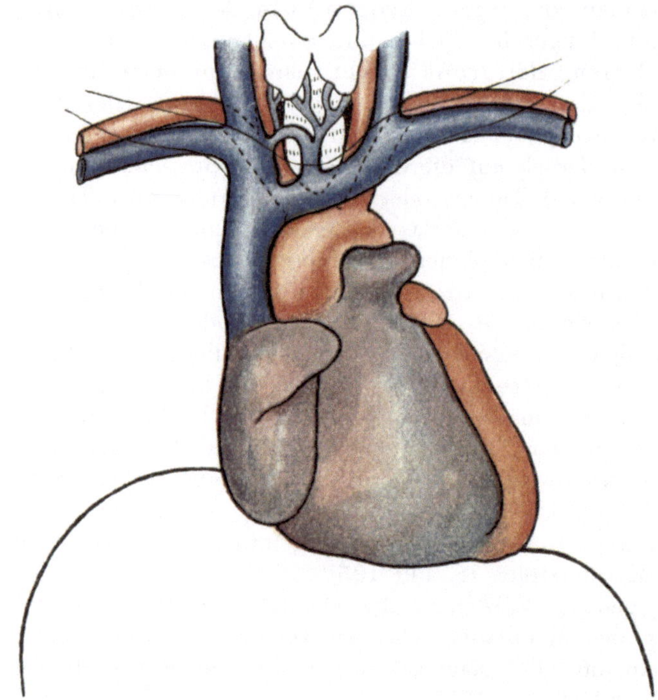

Fig. 5.

Herz und große Gefäße in ihrer Lage zur vorderen Brustwand und zum Zwerchfell (halbschematisch nach Corning).

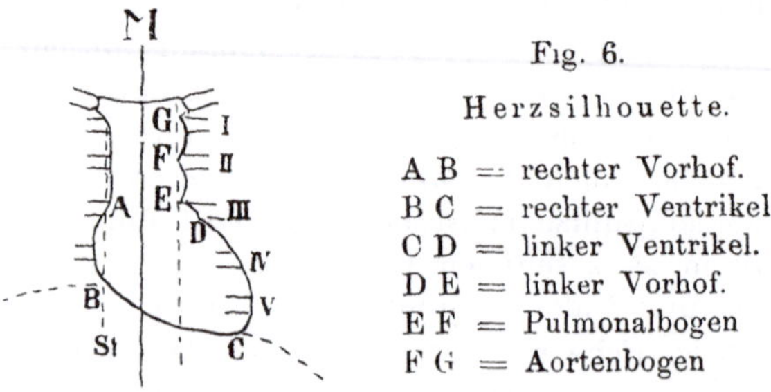

Fig. 6.

Herzsilhouette.

A B = rechter Vorhof.

B C = rechter Ventrikel.

C D = linker Ventrikel.

D E = linker Vorhof.

E F = Pulmonalbogen

F G = Aortenbogen

1. Der untere Teil der Herzsilhouette rechts, oberhalb des Zwerchfells beginnend, (*AB*) wird gebildet, nicht wie fälschlich oft angenommen wird, durch den rechten Ventrikel, sondern durch den rechten Vorhof; die Grenze des rechten Ventrikels (*BC*) ist normalerweise perkutorisch nicht zu bestimmen. Erst wenn der rechte Ventrikel hypertrophiert und besonders dilatiert, hilft er dadurch den rechten unteren Rand der perkutierbaren Herzsilhouette mitbilden, daß der Punkt *B* über das Zwerchfell hinaufrückt.

Höher oben wird der rechte Rand der Herzsilhouette gebildet durch Vena cava sup. und Aorta ascendens, die normalerweise den Sternalrand nicht überragen, während der rechte Vorhof $1-1\frac{1}{2}$ cm über ihn hinausreicht.

2. Die Herzspitze wird gebildet durch rechten und linken Ventrikel.

3. Der linke untere Bogen der Herzsilhouette (*CD*) wird gebildet durch den linken Ventrikel; normalerweise liegt der linke Vorhof (*DE*) größtenteils hinter dem Ventrikel, so daß er von demselben nicht perkutorisch abgegrenzt werden kann. Weiter oben kann der Pulmonalisbogen (*EF*) und über ihm der Aortenbogen (*FG*) der Herzsilhouette manchmal perkutorisch festgestellt werden. Aorten- und Pulmonalbogen überragen den linken Sternalrand normalerweise um etwa 1 cm, während die Herzspitze innerhalb der Mamillarlinie liegt.

Einen großen Fortschritt in der korrekten Perkussion der Herzsilhouette, der **relativen Herzdämpfung**, hat die Möglichkeit, die Resultate der Perkussion mittels der Röntgenstrahlen und speziell der durch Moritz eingeführten Orthodiagraphie zu kontrollieren, bedeutet. Hierbei hat sich herausgestellt, daß die früher viel gepflogene Methode der lauten Perkussion mittels Plessimeter und Hammer ungenau ist, und daß in allen Fällen die leisere einfache **Finger-Fingerperkussion**, bei der der Tastsinn des »Plessimeterfingers« außer dem Gehörsinn mitspielt, vorzuziehen ist.

Zwei Methoden der Finger-Fingerperkussion sind nun am meisten zu empfehlen, nämlich folgende:

1. Die sogenannte **mittelstarke Perkussion**. die **Moritz** auf ihre Zuverlässigkeit durch die Orthodiagraphie geprüft hat, wird in folgender Weise ausgeführt:

Patient steht oder liegt. (Bei jeder Perkussion des Herzens muß immer angegeben werden, in welcher Lage der Patient untersucht wurde!) Der 2., 3. oder 2., 3. und 4. Finger der linken Hand werden flach auf die Brustwand gelegt. immer parallel der Herzgrenze, die man bestimmen will. Als Hammer dient der rechtwinklig gekrümmte 3. Finger der rechten Hand. die ausschließlich im Handgelenk leicht in kurzen schnellenden Schlägen auf und ab bewegt wird. ohne Mitbewegung des Vorderarms.

Zunächst wird die rechte untere Lungengrenze in mittlerer Inspiration festgestellt; dann wird von der rechten Mamillarlinie aus nach der Mitte hin mittelstark perkutiert, möglichst bei Exspiration, während das Herz von Lunge wenig bedeckt ist; bei der ersten hörbaren Schallverkürzung wird die betreffende Stelle durch einen Punkt mit dem Dermographen (besser als durch einen Strich) markiert. Diese Perkussion wird, immer noch von außen nach innen, in verschiedener Höhe wiederholt, bis man den ganzen rechten Rand der Herzsilhouette herausgefunden hat. Das Beklopfen des Fingers hat immer nur in sagittaler Richtung stattzufinden, ferner muß darauf geachtet werden, daß immer entweder über einer Rippe oder über einem Rippenzwischenraum perkutiert wird, nicht abwechselnd über Rippe oder I. R. Nach oben wird die rechte Herzgrenze verfolgt bis zum oberen Sternum. Nach unten muß der vom rechten Herzrand und dem Zwerchfell gebildete Winkel, der normalerweise spitz ist, korrekt herausperkutiert werden.

Ähnlich, nur mit etwas stärkeren, ebenfalls sagittal gerichteten Schlägen, wird der linke Rand der Herzsilhouette perkutorisch festgestellt, nachdem vorher möglichst genau der Spitzenstoß lokalisiert worden ist. Bei genauer Perkussion gelingt es, sowohl den Rand des linken Ventrikels (Strecke CB) als auch die Nische DE und manchmal die beiden, der Pulmonalis und Aorta entsprechenden Bogen EF und FG zu bestimmen.

2. Die von **Goldscheider**[1]) begründete sogenannte **Schwellenwertperkussion** ist feiner als die gewöhnliche oben beschriebene Finger-Fingerperkussion. Beide Endphalangen des linken Zeige- oder Mittelfingers werden gestreckt gehalten und im rechten Winkel zu der Grundphalanx fixiert; die Kuppe des Fingers wird aufgesetzt und mit dem Mittelfinger der rechten Hand auf die Basis der zweiten Phalanx geklopft. Mit leisester Perkussion in sagittaler Richtung wird die Herzsilhouette nach demselben Prinzip wie oben abgegrenzt. Die Perkussion muß nur so stark sein, daß das dem Finger genäherte Ohr nur einen ganz schwachen Perkussionsschall wahrnimmt; innerhalb der Dämpfungszone soll überhaupt ein Schall nicht mehr hörbar sein. Noch empfindlicher wird die Methode, wenn man nach Goldscheider vermittels eines senkrecht gestellten Stäbchens perkutiert (Griffelperkussion).

Beide Methoden sind zuverlässig, die zweite noch genauer als die erste; zur Ausführung der letzteren ist allerdings lautlose Stille im Untersuchungsraum notwendig.

---

1) Goldscheider, und nicht Ewald, wie irrtümlich in manchen Lehrbüchern steht, hat diese Methode für die Perkussion des Herzens angegeben, vor allen Dingen von dem damals ganz neuen Prinzip ausgehend, daß nur eine leise Perkussion es vermag, in der Tiefe liegende Organe zu begrenzen, eine Auffassung, deren Richtigkeit seitdem die Röntgenuntersuchung einwandfrei erwiesen hat.

Erwähnt sei noch die auskultatorische Perkussion, bei der ein breites, schweres Phonendoskop auf die Mitte des Herzens gelegt wird, während man leise perkutiert; die Methode führt wegen ihrer Überempfindlichkeit manchmal zu Trugschlüssen.

Endlich sei noch kurz besprochen die sogenannte Ebsteinsche Tastperkussion, bei der mit der Spitze der steif gehaltenen gekrümmten Finger der rechten Hand die Brustwand in kurzen, leichten Schlägen sagittal rasch perkutiert wird; hierbei spielt der Tastsinn eine größere Rolle als der Gehörsinn. Die Methode ist anwendbar, wenn man gezwungen ist, in lärmender Umgebung sich rasch über die Größe des Herzens zu orientieren; sie ist aber nicht so genau wie die Finger- Fingerperkussion.

Das Herz ist bei Männern und Kindern leichter zu perkutieren als bei Frauen, besonders wenn letztere stark ausgebildete Brüste haben; in letzterem Falle perkutiert man am besten im Liegen, ohne die Brüste beim Perkutieren zu verschieben.

Das Erlernen einer korrekten Perkussion erfordert lange Übung; es wird wesentlich dadurch erleichtert, daß der Anfänger die Resultate seiner Perkussion durch die Orthodiagraphie oder Teleradiographie kontrolliert, wodurch er auf eventuelle Fehler aufmerksam gemacht wird. **Es darf jedoch das Röntgenverfahren die Perkussion des Herzens nicht verdrängen; am Krankenbett in der Privatpraxis steht dem Arzt kein Röntgenapparat zur Verfügung.**

An der Hand der durch die Perkussion gewonnenen, auf die Brustwand aufgezeichneten Herzsilhouette wird nach Moritz die Herzgröße am genauesten durch folgende Zahlen bestimmt:

Die Mitte des Sternums wird durch einen Strich markiert; den größten Abstand vom rechten Rand der Herzsilhouette und der Mitte des Sternums bezeichnet man als **rechten Medianabstand** (Fig. 7) (*ab*), die größte Entfernung des linken Herzrandes von der Mittellinie ist der **linke Medianabstand** (*cd*); letzterer wird mittels Bandmaß derart gemessen, daß das Band auf der Mitte des Sternums fixiert und nach außen genau frontal, also nicht der Brustwand aufliegend, gehalten wird; der äußerste Punkt der Herzspitze wird auf das Bandmaß projiziert. Die Maße des rechten und linken Medianabstandes genügen meist schon, um die Herzgröße zahlenmäßig zu bestimmen; zur Vervollständigung kann man noch den Längsdurchmesser *ef*, d. h. den Abstand zwischen oberer Grenze des rechten Vorhofs und der Herz-

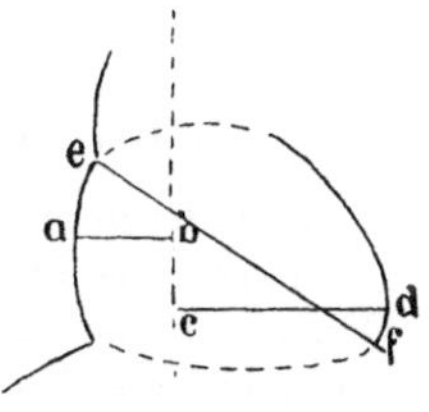

Fig. 7.

a b = rechter Medianabstand.
c d = linker   „
e f = Längsdurchmesser.

spitze in der Herzsilhouette messen. Die Größe des Herzens ist dann durch folgende Formel bestimmt:

$$\frac{ab \times cd}{ef}$$

Zur Vervollstandigung dieser Angabe ist die Körpergröße noch notwendig. Die Normalherzmaße ergeben sich aus folgenden Tabellen:

Herzmaße nach Dietlen (Untersuchung im Liegen).

Körpergröße cm	Rechter Median-abstand	Linker Median-abstand	Längs-durchmesser
Frauen 15—17 Jahre			
145—154	3,5	7,5	12,4
155—164	3,5	8,0	13,2
165—173	3,4	7,7	12,7
Frauen über 17 Jahre			
145—154	3,5	8,3	12,8
155—164	3,5	8,5	13,8
165—174	3.9	8,8	13,6
Männer 15—19 Jahre			
145—154	3,5	7,5	11,8
155—165	3,8	8,0	12,7
165—175	4,2	8,2	13,6
175—182	4,0	7,9	13,7
Männer über 20 Jahre			
145—154	3,7	8,5	13,4
155—164	4,2	8,7	14,6
165—174	4,3	8,8	14,2
175—187	4,5	9.3	14,9

Durchschnittswerte nach Groedel.

Unerwachsene Frauen	3,7	7,2	10,9
Erwachsene Frauen	3.9	8,0	11,9
Unerwachsene Männer	4,1	7,8	11,9
Erwachsene Männer	4,6	8,4	13,0

Die Bestimmung der linken Herzgrenze in ihrer Beziehung zur linken Mamillarlinie ist zu verwerfen, weil sie, besonders bei Frauen, oft ungenau ist.

Die genaue Besprechung der Änderung der normalen Herzsilhouette unter pathologischen Verhältnissen soll weiter unten in dem Kapitel über die Röntgenuntersuchung des Herzens erfolgen. Hier seien nur kurz folgende diagnostische Anhaltspunkte angeführt:

Vergrößerung der Herzdämpfung nach unten und links bedeutet Hypertrophie und Dilatation des linken Ventrikels.

Vergrößerung nur nach links spricht gewöhnlich für bloße Dilatation des linken Ventrikels.

Vergrößerung nach rechts spricht für Hypertrophie und Dilatation des rechten Ventrikels und Vorhofs.

Vergrößerung nach beiden Seiten mit einer Verbreiterung des Spitzenstoßes beweist eine Hypertrophie und Dilatation beider Ventrikel.

Vergrößerung nach rechts, links und nach oben, mit Verschwinden des Winkels zwischen Herzrand und Zwerchfell rechts, spricht für Perikardexsudat. Dann ist die Herzdämpfung dreieckig.

Ausbildung eines linken Vorhofbogens zwischen der Grenze des linken Ventrikels und dem Pulmonalbogen zeigt die Dilatation des linken Vorhofs an. (Mitralstenose.)

Verbreiterung der Dämpfung über dem oberen Sternum spricht für Aneurysma.

Bei starker Dilatation des linken Vorhofs bei Mitralstenose ist bisweilen eine leichte Dämpfung am Rücken, zwischen Schulterblattrand und 5. Brustwirbel, zu perkutieren. Bei jugendlichen Individuen mit stark vergrößertem Herzen ist über der linken Thoraxhälfte hinten der Schall ebenfalls oft gedämpft; ebenso bei großen, nach hinten wachsenden Aneurysmen.

Ausgesprochen schmale, langgestreckte Herzen (Tropfenherzen) findet man bei engbrüstigen, schmächtigen Menschen.

Bei älteren Menschen wird der linke Medianabstand größer und das Herz ist eher quer- als längsgelagert, weil die großen Gefäße ihre Elastizität verlieren und länger werden.

Die früher im Vordergrund gewesene Bestimmung der sogenannten absoluten Herzdämpfung, d. h. des von Lunge unbedeckten Teiles des Herzens, ist von geringem Wert geworden, seitdem die Verfeinerung der Perkussionsmethoden und die Röntgenuntersuchung uns die Bestimmung der wahren Herzgröße ermöglichen.

V. Auskultation.

Man auskultiert das Herz mittels eines einfachen Holzstethoskops mit dem Ohr gut angepaßter Muschel. Das dünne Ende des Hörrohrs soll so auf die Haut aufgelegt werden, daß es sie, ohne einen Druck auszuüben, überall berührt. Auch binaurale Stethoskope bezw. einfache Phonendoskope können verwandt werden. Sie haben den Vorteil, daß die Untersuchung damit bequemer ist, als mit dem starren Stethoskop, besonders in der Privatpraxis bei niedrigen, nicht allseitig zugänglichen Betten, sowie bei Kindern.

Die Auskultation des Herzens mit bloßem Ohr ist nicht so genau wie diejenige mittels Stethoskops; nur in Fällen starker Dilatation muskelschwacher Ventrikel gelingt es manchmal, mit bloßem Ohr Schallphänomene besser zu lokalisieren, als mittels eines Hörrohres.

Zur genauen Auskultation des Herzens braucht man Zeit und ruhige Umgebung; hastig in geräuschvollem Raume ein Herz zu auskultieren, ist nicht möglich.

Während man auskultiert, palpiert man zur Orientierung gleichzeitig den Radialis- oder Karotispuls.

1. Herztöne.

Auskultationszonen der einzelnen Klappen. Die vier Klappen des Herzens liegen zu dicht beieinander, als daß man die an ihnen entstehenden Schallphänomene an den Stellen der Brustwand, die direkt über ihnen liegen, auskultieren könnte. Es geschieht dies vielmehr an gewissen, von den Klappen mehr oder weniger entfernten Stellen der Brustwand, wohin erfahrungsgemäß die an den Klappen entstehenden Töne sich fortpflanzen. Diese Auskultationszonen der einzelnen Klappen sind unter normalen Verhaltnissen folgende:

für die Mitralklappe die Gegend der Herzspitze;

für die Aortenklappe der 2. I. R. rechts, dicht neben dem Sternalrand, ausnahmsweise der 3. I. R. links am Sternalrand;

für die Tricuspidalklappe die Gegend des unteren Sternum in Höhe des Ansatzes der 4. und 5. Rippe;

für die Pulmonalklappe der 2. I. R. links nahe am Sternum.

Die normalen Herztöne. Normalerweise hören wir über dem Herzen zwei Töne, einen systolischen und einen diastolischen, über der Auskultationszone der Atrioventrikularklappen in einem Trochäusrhythmus (lúbb-dupp; $\angle \smile$) an der Auskultationsstelle der großen Gefäße dagegen in einem Jambusrhythmus (lubb-dúpp; $\smile \angle$).

Der erste Ton ist meist dumpfer, lauter und länger dauernd als der zweite; er ist ein Mischton; für das richtige Verständnis seiner Veränderungen unter pathologischen Verhältnissen ist es wichtig, sich zu vergegenwärtigen, welchen verschiedenen Faktoren er seine Entstehung verdankt. Dieselben sind kurz folgende:

1. Die systolische Anspannung der Atrioventrikularklappen.

2. Ein Muskelton der Herzkammerwand, hervorgerufen durch ihre plötzliche Anspannung, welche Schwingungen in dem fest umschlossenen Ventrikelinhalt erzeugt.

3. An den Arterien entstehende systolische Töne, indem durch den plötzlich steigenden Druck des Ventrikelinhalts die geschlossenen Semilunarklappen stärker gespannt und in Schwingungen versetzt werden.

4. Auch die Vorhofkontraktion ruft einen Ton hervor, der jedoch normalerweise so kurz vor dem systolischen Ventrikelton entsteht, daß er durch das Ohr von demselben nicht getrennt werden kann.

Der erste Ton ist um so dumpfer und länger dauernd, je energischer und andauernder die Ventrikelkontraktion ist.

Der diastolische Ton entsteht durch die plötzliche Entfaltung und Anspannung der beiden Semilunarklappen nach ihrem Schluß. Er ist viel kürzer als der erste Ton. Unter normalen Verhältnissen ist der zweite Pulmonalton bei jugendlichen Individuen lauter als der zweite Aortenton, im mittleren Alter sind beide Töne gleichlaut und bei älteren Menschen wird der zweite Aortenton lauter als der zweite Pulmonalton.

An der Herzspitze ist gewöhnlich der erste Ton lauter als der zweite, an der Herzbasis umgekehrt.

Durch Schneller- oder Langsamerwerden des Pulses wird das zeitliche Verhältnis der beiden Töne zueinander nicht nennenswert verändert.

Veränderungen der Herztöne. Intensität. Die Herztöne sind lauter bei mageren als bei fetten Individuen, besonders wenn letztere einen stark gewölbten Brustkorb haben. Die Töne an der Spitze werden lauter, wenn der Patient auf die linke Seite gelagert wird, die Basistöne, wenn er stehend sich nach vorn beugt. Leise, undeutliche Töne an der Spitze auskultiert man daher immer am besten in linker Seitenlage!

Bei stärkerer Arbeitsleistung des Herzens aus irgendeinem Grunde werden beide Töne lauter; ebenso sind sie deutlicher hörbar, wenn das Herz wenig von Lunge bedeckt wird, oder anderseits von infiltriertem Lungengewebe überlagert ist, wenn Kavernen in der Nähe des Herzens liegen, bei Pneumothorax, extraperikardialen Adhäsionen.

Abgeschwächt sind beide Töne bei dicken Menschen, ferner bei schwacher Herzaktion aus irgendeinem Grunde, endlich bei exsudativer Perikarditis.

Doch wichtiger als die größere oder geringere Intensität aller Herztöne sind Veränderungen der Stärke einzelner derselben:

Beim ersten Ton an der Spitze können entweder gemeinsam die muskuläre und die valvuläre Komponente verstärkt werden, oder letztere allein. Ersteres ist der Fall bei Hypertrophie des linken Ventrikels, wobei parallel die Stärke des zweiten Aortentons zunimmt. Die valvuläre Komponente des ersten Tones an der Spitze ist allein verstärkt bei Dilatation und Schwäche eines bereits vorher hypertrophischen linken Ventrikels, ferner, ohne pathologische Hypertrophie, bei stark trainierten Sportsleuten, nervösen Menschen und zu Beginn fieberhafter Krankheiten. Sehr ausgesprochen ist sie bei Mitralstenose, daselbst oft bei Atrophie der Wand des linken Ventrikels.

Muskuläre und valvuläre Verstärkung des ersten Tones über der Tricuspidalklappe spricht für Stauung im kleinen Kreislauf.

Ist der erste Ton an der Spitze in seinen beiden Komponenten verstärkt, so ist er laut und länger dauernd als normal; ist bloß seine valvuläre Komponente verstärkt, so ist er zwar laut, aber normal kurz dauernd.

Die Abnahme der Intensität des ersten Tones an der Spitze ist charakteristisch für eine Myokardschwäche infolge von Degeneration oder Dilatation. In Fällen extremer Herzmuskelschwäche ist der erste Ton an der Spitze auch in linker Seitenlage kaum hörbar und relativ viel leiser als der zweite Ton.

Der zweite Aortenton ist verstärkt, was auch an der Spitze zu hören ist, bei erhöhtem Blutdruck und Hypertrophie des linken Ventrikels aus irgendeiner Ursache. Bei Atherom der Aorta und Versteifung der Aortenklappen, jedoch ohne Stenose oder Insuffizienz derselben, ist der zweite Aortenton rauh und, wenn keine Herzinsuffizienz vorliegt, um so lauter, je höher der Blutdruck ist. Bei luetischer Aortitis und beginnender Aneurysmabildung wird er metallisch klingend und verstärkt und unterscheidet sich dadurch von dem zweiten Aortenton bei Aortensklerose, der zwar klappt, aber nicht klingt.

Der zweite Aortenton ist weniger laut als normal bei starker Mitralstenose, Aortenstenose und Aorteninsuffizienz, ferner bei Schwäche des linken Ventrikels.

Der zweite Pulmonalton wird lauter, sobald der rechte Ventrikel verstärkt arbeitet und hypertrophisch wird, was bei Mitralfehlern und Lungenaffektionen, ferner stärkeren Rückgratverkrümmungen der Fall ist.

Wird der zweite Pulmonalton schwächer, ganz besonders wenn er vorher verstärkt war, so ist das ein wichtiges Zeichen für ein Versagen des rechten Ventrikels, ferner für eine Tricuspidalinsuffizienz.

Klang (Timbre). Neben der Intensität der Herztöne ist auf ihren Klang zu achten. Bei Kindern überwiegt im Zustandekommen des ersten Tones die valvuläre Komponente die muskuläre; daher ist bei ihnen der erste Ton kürzer und klappender als bei Erwachsenen; ein ähnliches Verhalten wird beobachtet bei mageren nervösen Erwachsenen. Ferner ist der erste Ton klappender und kürzer als normal in Fällen, wo die Ventrikel dünnwandig und muskelschwach sind, so bei allgemeiner Herzschwäche, bei Phthise, Anämie, Chlorose, depressiver Neurasthenie, auch bei Mitralstenose. Dagegen ist bei sehr muskelstarken, robusten Erwachsenen, die körperlich stark arbeiten, der erste Ton leicht unrein, dumpf und laut und von längerer Dauer, weil da die muskuläre Komponente überwiegt. Bei sehr fetten Menschen ist der erste Ton kurz und undeutlich.

Beide Töne haben einen metallischen Klang bei Pneumoperikardium, Pneumothorax, starker Blähung des Magens mit Heraufdrängen des Herzens, ferner wenn große Kavernen in der Nähe des Herzens liegen. Unrein können die Herztöne auch bei ganz gesunden Menschen klingen; jedoch kommt dies auch vor bei leichten Veränderungen an den Klappen, die nicht stark genug sind, um Geräusche hervorzurufen, ferner bei Myokardstörungen.

Sehr wichtig ist der Klang und die Tonhöhe der zweiten Töne an der Basis, ganz abgesehen von ihrer Intensität. Normalerweise ist die Tonhöhe des zweiten Aortentons höher als die des zweiten Pulmonaltons; wird nun die Tonhöhe des zweiten Pulmonaltons dieselbe wie diejenige des zweiten Aortentons, oder wird sie noch höher, so spricht dies für beginnende Stauung im kleinen Kreislauf; dieses Zeichen stellt sich früher ein als die Akzentuierung des zweiten Pulmonaltons und ist diagnostisch wichtig. Sinkt dagegen die Tonhöhe des zweiten Pulmonaltons stark unter die des zweiten Aortentons, so liegt eine beginnende Insuffizienz des rechten Ventrikels vor.

Ein musikalisches, metallisches Klingen des zweiten Aortentons, ähnlich wie beim Anschlagen eines Gongs, auch ohne Verstärkung desselben, kommt am häufigsten vor bei beginnender luetischer Aortitis und ist diagnostisch eminent wichtig; erst wenn bei der luetischen Aortitis die Aorta dilatiert, die Klappen steifer werden, der Blutdruck steigt, nimmt auch die Stärke des zweiten Aortentons zu, der dann laut metallisch klingend wird.

Manchmal hört man bei jugendlichen Individuen den zweiten Ton über dem ganzen Herzen in ganz merkwürdig hohen Tönen musikalisch klingend, wie beim Anschlagen einer hohen Violinsaite; dieses Phänomen, welches anscheinend keinerlei pathologische Bedeutung hat, dürfte mit dem Sichspannen der Chordae tendineae zusammenhängen.

Änderungen des gegenseitigen Rhythmus der Herztöne, ohne im Puls bemerkbare Störung des Herzmechanismus. Verdoppelung und Spaltung von Herztönen. Galopprhythmus. Ändert sich das Zeitintervall zwischen dem ersten und zweiten Ton derart, daß es gleich wird mit dem Zeitintervall zwischen dem zweiten und dem nächstfolgenden ersten Ton, ähnlich wie es bei den fötalen Herztönen der Fall ist, so spricht man von Embryokardie. Gleichzeitig sind die Herztöne meistens schwach und ist die Herzaktion beschleunigt. Embryokardie spricht für Myokardschwäche.

Folgen die beiden Töne in einem abnorm kurzen Zeitintervall aufeinander, so ist eine Schwäche der Ventrikel anzunehmen, infolge der sie sich schlecht entleeren, so daß die Semilunarklappen sich zu früh schließen. Am häufigsten trifft man dieses Phänomen bei Fieber und niedrigem Blutdruck; es ist prognostisch infaust. Bei Dyphtherie kündigt es oft die drohende Herzinsuffizienz an; es ist auch ein Zeichen beginnender Digitalisvergiftung.

Eine Vermehrung von Herztönen tritt ein, wenn das in der Norm statthabende Zusammenfallen der Komponenten der systolischen und diastolischen Töne beider Herzhälften gestört ist. Von Spaltung eines Tones spricht man, wenn seine zwei Teile nur durch ein sehr kleines, von Verdoppelung eines Tones, wenn seine zwei Teile durch ein größeres Zeitintervall getrennt werden. Wenn deutlich drei Töne vorhanden sind, spricht man auch von Galopprhythmus. Die Gründe für die Vermehrung der Herztöne sind vielfache:

1. Verdoppelung und Spaltung der Herztöne bei Reizleitungsstörung. Den leisen, aber deutlichen Ton der Vorhofsystole hört man normalerweise nicht, weil er zu kurz vor dem Ventrikelsystolenton erfolgt, um von demselben getrennt gehört werden zu können. Braucht nun der Reiz längere Zeit als normal (d. h. mehr als 0,125 Sek.), um vom Vorhof auf den Ventrikel überzugehen (Reizleitungsstörung ersten Grades), so hört man getrennt Vorhof- und Ventrikelton. Bei mäßiger Leitungshemmung und bei langsamem Puls klingt der erste Herzton gespalten oder verdoppelt (präsystolischer Typus); bei stärkerer Leitungshemmung oder schnellem Puls hört man den zweiten Ton verdoppelt infolge Nachklingens des in die Protodiastole fallenden Vorhofstones (protodiastolischer Typus). Diese Form des Galopprhythmus, deren Ursache nur das Elektrokardiogromm (s. Fig. 65—68) aufdecken kann, ist meistens klinisch harmlos und kommt sowohl bei Gesunden wie auch bei leichten Myokardstörungen vor. Bei Reizleitungsstörung ersten Grades besteht meist eine Pulsverlangsamung.

2. Spaltung und Verdoppelung des zweiten Tones bei Mitralfehlern (Wachtelschlag). Ist dieselbe an der Basis am deutlichsten, so rührt sie von einem ungleichzeitigen Schluß der Semilunarklappen her, indem die Aortenklappe sich später schließt als die Pulmonalklappe. Dieser Vorgang ist an einer Verdoppelung der p-Zacke im Venenpuls zu erkennen (s. Fig. 114, 116). Er ist am ausgesprochensten bei reinen leichteren Mitralstenosen, in denen der hypertrophische und dilatierte linke Vorhof zur Kompensation des Klappenfehlers genügt.

Ist die Verdoppelung des zweiten Tones an der Spitze deutlicher als an der Basis zu hören, dann nimmt man eine plötzliche Spannung der Mitralsegel an, hervorgerufen durch das Einströmen des in dem erweiterten linken Vorhof gestauten Blutes in den Ventrikel zu Beginn der Diastole.

Auch ohne Mitralfehler, besonders bei jugendlichen Individuen hört man bisweilen, besonders bei tiefer Inspiration, eine Verdoppelung des zweiten Tones an der Basis. Dieselbe rührt auch von einem ungleichzeitigen Schluß der Semilunarklappen her, vermutlich infolge des

Nachschleppens des den Anforderungen des großen Kreislaufs nicht ganz gewachsenen linken Ventrikels.

Einen ungleichzeitigen Schluß der Semilunarklappen beobachtet man auch gelegentlich bei Emphysem, Lungentuberkulose usw., wenn der rechte Ventrikel dilatiert ist und »nachschleppt«.

Spaltung und Verdoppelung des ersten Tones, meist an der Spitze am deutlichsten hörbar, die nicht auf Leitungshemmung beruht, die, wenn sie sehr ausgesprochen ist, den sogenannten echten Galopprhythmus darstellt, wird hervorgerufen durch ungleichmäßige und verschieden lang dauernde Arbeit beider Ventrikel, durch eine relative Hemisystolie. Am ausgesprochendsten ist diese Form von Galopp bei Nachlassen der Kraft des stark hypertrophischen linken Ventrikels bei hohem Blutdruck in Fällen von chronischer Nephritis, Arteriosklerose und Myokarditis. Prognostisch ist diese Form von Dreitakt der Herztöne infaust, und zwar um so mehr, je frequenter der Puls ist. Es liegt dann meist eine Verlängerung der Anspannungszeit eines Ventrikels vor; die Arsis liegt teils auf dem mittleren Ton, teils auf dem letzten.

Der Galopprhythmus infolge relativer Hemisystolie der kongruenten Herzabschnitte drückt sich meist im Elektrokardiogramm durch eine sog. atypische Form des Ventrikelbestandteils desselben, d. h. der R-Zacke, aus (s. Fig. 55 u. folg.).

Endlich hört man in seltenen Fällen, meist bei älteren Menschen, zwischen beiden Tönen ein leises Knacken, wie beim Anschlagen einer hohen gedämpften Saite, meist noch in der Systole liegend; derselbe dürfte durch versteifte Chordae tendineae verursacht werden.

Die Auskultation der Arhythmien. Die Palpation des Spitzenstoßes und des Radialpulses gibt für die Differenzierung der verschiedenen Formen von Unregelmäßigkeit der Herzaktion keine hinlänglich sicheren Anhaltspunkte. Wertvoller ist da die Auskultation, wenn auch die exakte Diagnose der Arhythmie den graphischen Methoden vorbehalten ist.

Sinusarhythmie ist meist deutlich respiratorisch; bei der Inspiration ist der Puls frequenter, bei der Exspiration langsamer.

Extrasystolie. Extrasystolen sind verfrühte Systolen des ganzen Herzens oder gewisser Herzabteilungen; sie können entstehen in den Kammern, im Hisschen Bündel, dem Atrioventrikularknoten, den Vorhöfen und dem Sinusknoten, am häufigsten in den Vorhöfen und in den Kammern. Je früher in die Diastole eine Extrasystole fällt, desto geringer ist ihr mechanischer Effekt, da der Ventrikel noch kaum mit Blut gefüllt ist. Bei der frühen Extrasystole hört man am Herzen nur einen, oft laut paukenden Ton, keinen zweiten Ton, da die Extrasystole die Semilunarklappen der eben gefüllten großen

Arterien nicht zu öffnen vermag. Dann folgt die sog. kompensatorische Pause, nach der der ursprüngliche Rhythmus wieder einsetzt. Somit hört man bei der frühzeitigen Extrasystole den normalen Rhythmus folgendermaßen gestört:

normaler Rhythmus: ´‿ ´‿ ´‿ ‿ ´‿

frühzeitige Extrasystole: ´‿ ´‿´ ´‿ ´‿

Fällt dagegen eine Extrasystole später in die Diastole, wenn der Ventrikel bereits erholt und wieder gefüllt ist, so entstehen zwei verfrühte Extratöne, meist etwas schwächer als in der Norm:

normaler Rhythmus: ´‿ ´‿ ´‿ ´‿ ´‿

spätere Extrasystole: ´‿ ´‿´‿ ´‿ ´‿

Ein paukender einfacher Extraton spricht meist für Ventrikelextrasystolie, ein nicht akzentuierter Doppelton für Vorhofextrasystolie; bei letzterer ist die kompensatorische Pause relativ kürzer als bei ersterer.

Eine frühzeitige Extrasystole vermag oft nur die Pulmonalklappe, nicht die Aortenklappe zu öffnen; dann hört man zwar den zweiten Pulmonalton, nicht aber den zweiten Aortenton.

Eine sehr frühzeitige Extrasystole kann man wohl am Herzen hören, nicht aber am Puls fühlen.

Polygeminien entstehen, wenn in regelmäßigen Intervallen die Extrasystole wiederkehrt; von Bigeminie spricht man, wenn auf jede normale Systole eine Extrasystole folgt. Ist letztere sehr schwach, so daß man sie nicht am Pulse fühlt, so wird eine Bradykardie vorgetäuscht.

Extrasystolen kommen vor sowohl bei Herzgesunden, dann aber meist nur vereinzelt, als auch bei Herzkranken jeder Art. Für organische Herzstörung sprechen gehäufte Extrasystolen, Bigeminien, sowie Extrasystolen, die bei Fieber oder körperlicher Anstrengung sich einstellen oder vermehren.

Reizleitungsstörungen. 1. Einfache Leitungshemmungen, ohne Ventrikelsystolenausfall, bewirken die harmlose Form des Galopprhythmus (s. oben).

2. Leitungsstörungen zweiten Grades, partieller Block, zeitweiliger Ausfall einer Ventrikelsystole, wird auskultatorisch daran erkannt, daß einmal beide Herztöne ausfallen und dadurch eine Pause entsteht, die doppelt so lang ist wie eine doppelte normale Herzphase. Manchmal kann man während dieser Pause den leisen Vorhofston hören.

3. Vollkommener Herzblock drückt sich aus durch eine ausgesprochene Bradykardie, indem der Ventrikel, ganz unabhängig vom Vorhof, im automatischen langsamen Rhythmus schlägt. Ein Herzschlag von 35 und darunter in der Minute, wenn er regelmäßig ist, spricht immer für kompletten Herzblock. Jeder Schlag des Ventrikels

verursacht einen ersten und zweiten Ton; zwischendurch hört man bisweilen die meist doppelt so schnellen Vorhofstöne, als leise Einzeltöne. Fallen Vorhof- und Ventrikelkontraktion zufällig einmal zusammen, so hört man den ersten Ton verstärkt und sieht man eine systolische Pulswelle an der Jugularis, durch teilweisen Rückfluß des Vorhofsblutes (Vorhofspfropfung).

Vorhofflimmern und Vorhofflattern bewirkt eine vollkommene Unregelmäßigkeit der Ventrikelaktion; man unterscheidet eine langsame Form mit längeren Pausen und eine schnelle, die als Delirium cordis bezeichnet wird. Die Diagnose auf Vorhofflimmern ist an dem sog. pulsus irregularis perpetuus meist leicht zu stellen. Trotz Vorhofflimmern können schwerere Insuffizienzerscheinungen des Herzens fehlen.

Das Vorhofflimmern ist oft (nicht immer, wie irrig angenommen wird!) mit einer Tricuspidalinsuffizienz verbunden. Die allermeisten Tricuspidalinsuffiziensen gehen mit Vorhofflimmern und einer Arhythmia totalis einher; nur ganz seltene, und schwere Tricuspidalinsuffiziensen zeigen einen regelmäßigen Puls, mit Lebervenenpuls; dann handelt es sich wohl immer um organische, primäre Läsionen der Klappe.

Die Diagnose der einzelnen Formen von Arhythmie durch die Auskultation des Herzens ist sehr schwierig und erfordert große Übung; letztere wird nur durch Vergleichen des Auskultationsbefundes mit den Ergebnissen graphischer Methoden und speziell des Elektrokardiogramms nach und nach erreicht. Und doch läßt sie einen in komplizierten Fällen, bei Kombinationen verschiedener Arhythmieformen miteinander, im Stich.

Hervorgehoben sei hier noch, daß keine einzige Form von Herzunregelmäßigkeit an sich ein Beweis für eine Herzinsuffizienz, für eine Dekompensation ist. Die Ursache einer jeden Form von Unregelmaßigkeit der Herzaktion ist in einer Über- oder Unterempfindlichkeit im Leitungssystem zu suchen; ist daneben das Myokard leistungsfähig geblieben, so vermag es die, durch die Rhythmusstörung gegebene Schädigung zu überwinden. Das gilt sogar für das Vorhofflimmern und den vollkommenen Block.

2. Endokardiale Geräusche.

Neben den Herztönen hört man in gewissen Fällen über dem Herzen Geräusche, die endo- oder extrakardialen Ursprungs sein können.

Endokardiale Geräusche entstehen dadurch, daß das Blut entweder durch verengte Klappen durchgepreßt werden muß, oder durch schlußunfähige Klappen hindurch zurückfließt, oder an Exkreszenzen bzw. pathologischen Unebenheiten des Endokards vorbeiströmt. An einer Klappe entstehende Geräusche werden stärker stromabwärts als stromaufwärts fortgeleitet, sie sind lauter in der größeren der beiden, die Klappe begrenzenden Herzhöhle und werden durch die Herzwand der Brustwand zugeführt. Die Intensität eines Geräusches hängt ab: 1. von der Schnelligkeit des Blutstroms; 2. von dem spezifischen Gewicht des Blutes; je niedriger dasselbe ist, desto leichter entstehen gegebenenfalls Geräusche; 3. von dem Grad der Veränderungen an den Klappen, von dem Verhältnis ihrer Weite zum Umfang der angrenzenden Herzhöhlen; 4. von der Dicke der Wand des angrenzenden Herzteils; dünnere Wände leiten Schallschwingungen besser als dicke; 5. von dem räumlichen Verhältnis der einzelnen Herzteile zueinander und zur Brustwand, sowie von der Dicke derselben, also von dem Verhalten der das Geräusch von seinem Entstehungsort dem Ohr zuleitenden Medien.

Eine Herzklappe kann absolut oder relativ verengt sein. Im ersten Fall ist die Klappe durch endokarditische und sklerotische Prozesse anatomisch verändert; im letzteren Falle ist die Klappe anatomisch intakt, nur sind die angrenzenden Herzhöhlen erweitert, so daß die Klappe im Verhältnis zu ihnen relativ zu eng ist. Der Effekt der absoluten und relativen Verengerung einer Herzklappe ist für die Entstehung eines Geräusches derselbe. Funktionieren die Klappen noch regelrecht, haften ihnen jedoch Exkreszenzen an, so rufen auch diese beim Vorbeifließen des Blutes ein Geräusch hervor; dasselbe ist der Fall, wenn die Intima der unteren Aorta rauh und uneben ist.

Werden Geräusche durch keinerlei, bei der Sektion nachweisbare anatomische Veränderungen des Herzens hervorgerufen, so bezeichnet man sie als funktionell.

Entstehungsart der Geräusche bei Veränderungen an den einzelnen Klappen. Aortenstenose. Bei Verengerung der Aortenklappe entsteht ein systolisches Geräusch, welches am deutlichsten im zweiten I. R. rechts am Sternalrand hörbar ist und stromabwärts nach den großen Gefäßen fortgeleitet wird. Nur leise ist es zu hören über dem, von dem rechten Ventrikel größtenteils verdeckten linken Ventrikel, etwas lauter an der Spitze, wo der linke Ventrikel, besonders wenn er hypertrophisch ist, die Brustwand berührt.

Eine relative Stenose der intakten Aortenklappe entsteht dadurch, daß dicht oberhalb von ihr der Anfangsteil der Aorta dilatiert. Dann entsteht in gleicher Weise wie bei der absoluten Stenose ein systolisches Geräusch.

Aorteninsuffizienz. Ein Teil der durch die Ventrikelsystole in die Aorta geworfenen Blutmenge fließt zurück, entweder weil die Aortenklappen defekt sind, oder weil der Aortenring so sehr erweitert ist, daß die intakten Klappen mit ihren Rändern beim Schließen sich nicht mehr berühren. Das zurückfließende Blut erzeugt ein diastolisches Geräusch, welches sich ventrikelwärts am lautesten fortpflanzt.

Am deutlichsten ist es hörbar über dem Sternum zwischen dem dritten und vierten I. R., weniger deutlich an der Auskultationsstelle der Aortentöne, noch leiser, jedoch deutlicher als das systolische Aortenstenosegeräusch, an der Herzspitze. Ist der linke Ventrikel stark hypertrophisch, so kann sich das diastolische Aortengeräusch bis zum Proc. xiphoides fortpflanzen, wo es oft auffällig laut ist.

Mitralstenose. Das Einfließen des Blutes aus dem linken Vorhof in den linken Ventrikel ist erschwert. Dadurch entsteht während der Diastole des Ventrikels und besonders dem letzten Teil derselben, der der Kontraktionszeit des Vorhofs entsprechenden Präsystole ein Geräusch. Dasselbe ist am besten an der Spitze, bzw. leicht einwärts derselben, bei stark dilatiertem linken Vorhof direkt über demselben zu hören. Das Mitralstenosengeräusch ist das veränderlichste und inkonstanteste der Klappengeräusche; es ist meist relativ leise. Es ist diastolisch oder präsystolisch oder beides zusammen.

Eine relative Mitralstenose ist vorhanden bei starker Dilatation des linken Ventrikels; ferner kann ein prasystolisches Gerausch, ohne Stenose der Mitralklappen, dadurch entstehen, daß bei Aorteninsuffizienz ein Mitralsegel zwischen dem aus dem linken Vorhof einströmenden und dem aus der Aorta in den linken Ventrikel zurückströmenden Blut gefaßt und in Schwingung versetzt wird.

Mitralinsuffizienz. Eine Schlußunfähigkeit der Mitralklappe kann hervorgerufen werden: 1. durch anatomische Veränderungen der Mitralklappen; 2. durch Dilatation des Auriculoventrikularringes bei intakten Klappen; 3. durch muskuläre Schwäche dieses Auriculoventrikularringes, infolge der die intakten Klappen nicht genügend nah aneinandergebracht werden; 4. durch Schwäche der Papillarmuskeln, deren Folge ist, daß die an den Chordae tendineae befestigten Klappensegel wahrend der Ventrikelsystole sich nach rückwärts in den Vorhof zurückbiegen lassen; 5. durch mangelhafte Koordination im komplizierten Vorgang, den die Zusammenziehung des Ventrikels darstellt, wodurch die Klappen nicht zur rechten Zeit schließen.

Das systolische Geräusch der Mitralinsuffizienz hört man am besten an der Spitze, bisweilen auch leicht einwärts und oberhalb derselben; nur wenn der linke Vorhof stark dilatiert und von Lunge nicht zu sehr überlagert wird, kann das Punctum optimum des Geräusches manchmal direkt über ihm, im dritten linken I. R., sein. Laute Mitralgeräusche, besonders bei stark vergrößertem Herzen und ausnehmend stark dilatiertem Vorhof hört man oft am deutlichsten am Rücken zwischen dem inneren Rand der Scapula und dem fünften und sechsten Dorsalwirbel. Bei großen Herzen wird das systolische Mitralgeräusch durch die Rippen bis zur Axilla fortgeleitet.

Pulmonalstenose. Das Geräusch entsteht wie bei der Aortenstenose; es ist systolisch und wird am deutlichsten im zweiten linken

I. R. am Sternum, ferner am Rücken zwischen beiden Schulterblättern, endlich über dem unteren Sternum gehört. Laute Pulmonalstenosengeräusche hört man über dem ganzen Herzen.

Die relative Pulmonalstenose durch die Dilatation der Pulmonalarterien direkt über der Klappe infolge eines mangelhaften Tonus ihrer Wand, oder bei Dilatation des Conus arter. des rechten Ventrikels, ist recht häufig; die meisten systolischen Pulmonalgeräusche sind Folge einer relativen, ohne Veränderung der Pulmonalklappen einhergehenden Pulmonalstenose, und sind als funktionell aufzufassen.

Pulmonalinsuffizienz. Das sehr seltene diastolische Pulmonalgeräusch, das wohl meistens durch Klappenveränderung bedingt ist, hört man am lautesten im zweiten linken I. R., ferner am rechten Sternalrand im vierten I. R.

Tricuspidalstenose. Verhalten wie bei der Mitralstenose; das diastolische Gerausch ist am lautesten über dem unteren Sternum zu hören.

Tricuspidalinsuffizienz. Das systolische Geräusch entsteht wie bei der Mitralinsuffizienz und ist am lautesten hörbar am unteren Sternum; ist der rechte Vorhof stark erweitert, so pflanzt sich das Geräusch nach rechts bis zur Mamillarlinie fort. Im Rücken ist es nicht hörbar. Die Herzaktion ist meistens (nicht immer) völlig unregelmäßig, In manchen Fällen sicherer Tricuspidalinsuffizienz kann auch das Geräusch sehr leise und manchmal gar nicht hörbar sein; dies ist besonders der Fall bei akuter Tricuspidalinsuffizienz im Gefolge von Mitralfehlern.

Funktionelle Geräusche entstehen, wie gesagt, in Herzen, die keine nachweisbaren anatomischen Veränderungen aufweisen. Sie sind meistens systolisch und als Folge einer leichten relativen Insuffizienz der Mitralklappe und wohl noch häufiger einer relativen Stenose der Pulmonalklappe anzusehen. Endokardiale funktionelle Geräusche finden sich am häufigsten bei muskelschwachen Herzen in der Adoleszenz, bei Tuberkulose, Chlorose, Anämie, in der Rekonvaleszenz nach schweren Krankheiten usw. häufiger bei Frauen als bei Männern. Sie dürfen nicht verwechselt werden 1. mit extrakardialen Geräuschen, die dadurch entstehen, daß das Herz dünne Randpartien der Lunge gegen die Brustwand andrückt, wodurch aus denselben die Luft herausgepreßt und ein mehr knisterndes Geräusch hervorgerufen wird, oder 2. mit, über die Vena cava dem Herzen zugeführten, in den großen Venen am Hals entstehenden schwirrenden, rauschenden Geräuschen (Nonnensausen). Begünstigt wird das Zustandekommen von funktionellen Geräuschen, wenn das spezifische Gewicht des Blutes sehr niedrig ist, so bei Anamie und Chlorose; dann können auch Geräusche entstehen, wenn keinerlei funktionelle Störung des Klappenmechanismus vorliegt.

Die richtige Erkennung funktioneller Geräusche ist oft nicht leicht und Sache der Übung; wenn ein Herz in keiner Weise vergrößert ist, ist ein organischer Ursprung eines Geräusches sehr unwahrscheinlich. Es gibt jedoch Fälle, wo die Entscheidung, ob ein Geräusch organisch oder funktionell bedingt ist, durch eine einmalige Untersuchung nicht möglich ist; da entscheidet nur die langere Beobachtung.

Diagnostische Bedeutung der endokardialen Geräusche. Die Wahrnehmung eines Herzgerausches allein hat an und für sich noch keine große diagnostische Bedeutung; es müssen vielmehr noch folgende ergänzende Momente in Verbindung mit dem Geräusch festgestellt werden:

Punctum maximum des Geräusches. Daß ein Geräusch nicht immer an der Auskultationsstelle der Herztöne am lautesten ist, ist bereits oben erwähnt worden; so ist das diastolische Geräusch der Aorteninsuffizienz meist am lautesten über der Mitte des Sternums, auch im dritten I. R. links und manchmal sogar über dem Proc. xiphoides. Das Geräusch der Mitralinsuffizienz ist am lautesten um so näher über dem linken Vorhof zu hören, je stärker derselbe dilatiert ist.

Fortpflanzungsrichtung der Geräusche. Die Geräusche der Mitral- und Tricuspidalfehler sind meist nur über einem kleinen Bezirk hörbar, während diejenigen der Aorten- und Pulmonalfehler sich weithin fortpflanzen.

Das systolische Geräusch der Aortenstenose pflanzt sich bis zu den Artt. subclaviae und den Carotiden fort; leise ist es auch an der Spitze zu hören.

Das diastolische Geräusch der Aorteninsuffizienz wird stromabwärts in die Aorta ascendens, rückwärts, wie gesagt, bis zur Spitze und dem unteren Sternum fortgepflanzt; daher muß man vorsichtig sein mit der gleichzeitigen Annahme einer Aorteninsuffizienz und einer Mitralstenose auf Grund eines diastolischen Geräusches an der Spitze; letzteres rührt dann oft nur von der Aorta her.

Das Geräusch der Mitralstenose wird selten weiter von der Spitze weg fortgepflanzt als bis zur Mitte des Sternums; ausnahmsweise kann es durch die Rippen nach der Achselhöhle zu fortgeleitet werden. Das systolische Mitralgeräusch ist häufiger nach der Axilla zu hörbar, ferner über dem Sternum und nach oben nur, wenn der Vorhof von Lunge unbedeckt ist. Häufig wird es nach dem Rücken zu fortgeleitet und ist dann links vom fünften Brustwirbel zu hören. Letzteres ist wertvoll in Fällen von Delirium cordis, wo man vorn die Mitralgeräusche als solche oft schlecht identifizieren kann, während sie hinten deutlicher vernehmbar sind.

Das Geräusch der Pulmonalstenose wird nach links und besonders nach hinten fortgeleitet, wo es zwischen den Schulterblättern zu beiden Seiten der Wirbelsäule zu hören ist.

Das Geräusch der Pulmonalinsuffizienz pflanzt sich am linken Sternalrand entlang nach unten fort.

Das Geräusch der Tricuspidalstenose bleibt gewöhnlich auf den Bereich des Vorhofs beschränkt.

Das Geräusch der Tricuspidalinsuffizienz wird um ein geringes nach rechts und oben fortgeleitet.

Beziehung der Geräusche zu den Herztönen (Fig. 8). Dieselbe ist von größter diagnostischer Bedeutung. Systolische Geräusche können

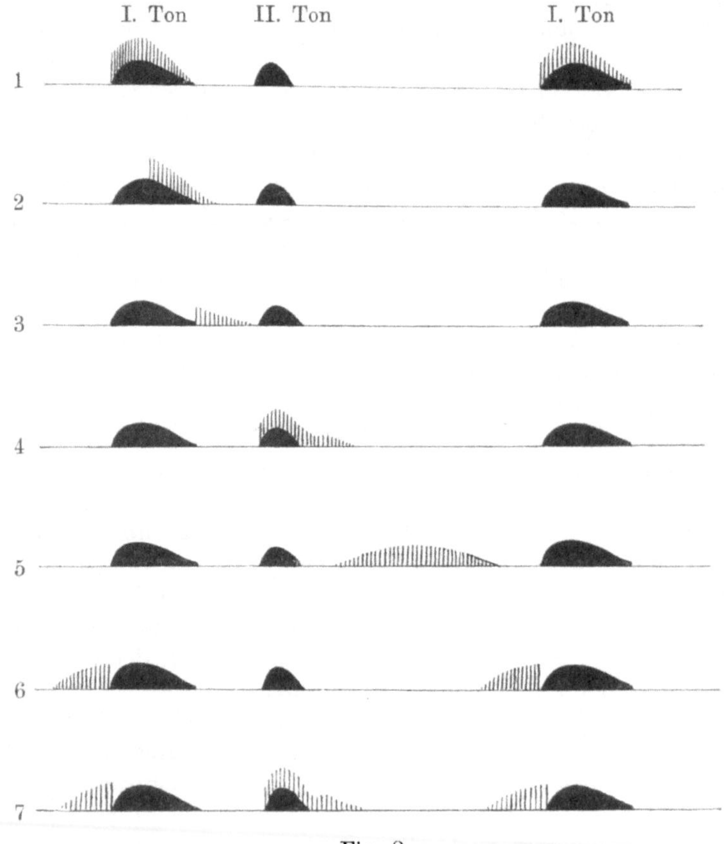

Fig. 8.

Schematische Darstellung der endokardialen Geräusche in ihrer Beziehung zu den Herztönen.

1. Systolisches Geräusch
2. Spätsystolisches „ } systolische Geräusche.
3. Prädiastolisches „
4. Diastolisches Geräusch
5. Mitt-diastolisches Geräusch
6. Präsystolisches „ } diastolische Geräusche.
7. Abgesetzt modif. diastol. Geräusch

nur von einer Aorten- oder Pulmonalstenose oder einer Mitral- oder Tricuspidalinsuffizienz herrühren. Das systolische Geräusch der Aorten- und Pulmonalstenose beginnt etwas später als dasjenige der Mitral- und Tricuspidalinsuffizienz, nämlich erst nach dem Schluß der Atrioventrikularklappen, nachdem sich der Druck innerhalb der Ventrikel und der großen Gefäße ausgeglichen hat. Das systolische Mitral- und Tricuspidalgeräusch dagegen beginnen bereits im ersten Anfang der Systole und verdecken ganz den ersten Ton.

Bei Mitralinsuffizienz hört man manchmal ein Geräusch, welches in der zweiten Halfte der Systole beginnt und dicht vor Beginn der Diastole aufhört, ein sog. spätsystolisches oder sogar prädiastolisches Geräusch (Fig. 8, 2 u. 3). Dasselbe entsteht vermutlich so, daß die Mitralklappen nach ihrem Schluß während der Austreibungszeit des Ventrikels nach hinten in den Vorhof hineingedrückt werden, und spricht für ganz leichte organische Klappenläsion oder für Schwäche des Auriculoventrikularringes oder der Papillarmuskeln.

Geräusche zu Beginn oder während der Diastole bedeuten Insuffizienz der Aorten- oder Pulmonalklappe, bzw. Stenose der Mitral- oder Tricuspidalklappe; in die Mitte oder in das Ende der Diastole fallende Geräusche rühren ausschließlich von einer Mitral- oder Tricuspidalstenose her (Fig. 8, 5—7). Bei der Mitralstenose kann das Gerausch die ganze Diastole ausfüllen, ist aber am häufigsten präsystolisch, leise anfangend, dann anschwellend und mit dem verstarkten ersten Ton plötzlich aufhörend; oder es setzt mit dem 2. Ton ein, klingt nach demselben ab und setzt vor dem 1. Ton als prasystolisches Gerausch wieder ein = abgesetzt modifiziertes diastolisches Geräusch (Fig. 8, 7). Manchmal fehlt aber auch bei der Mitralstenose jedes Geräusch vor dem akzentuierten ersten Ton.

Intensität der Geräusche. Dieselbe ist von einer diagnostisch relativ untergeordneten Bedeutung, denn sie hängt nicht allein von der Stärke der Klappenläsion, sondern auch von der Energie der Herzaktion und von der Dicke der leitenden Medien ab. Wenn keine Herzschwäche vorliegt, sind im allgemeinen organische Geräusche lauter als funktionelle, systolische lauter als diastolische.

Die Stärke eines Stenosengerausches nimmt gewöhnlich mit Stärkerwerden der Verengerung zu; umgekehrt ist oft ein systolisches Geräusch bei maßiger Insuffizienz einer Klappe lauter als bei schwerer Schlußunfähigkeit derselben, wo es oft ganz leise sein kann. Bei fortlaufender Untersuchung eines Patienten ist oft das Leiserwerden eines Geräusches ein Zeichen beginnender Herzinsuffizienz; umgekehrt werden Herzgeräusche z. B. unter dem Einfluß der Digitalis lauter.

Qualität des Geräusches. Ein Gerausch kann weich, rauh, musikalisch, kratzend, blasend usw. sein. Diagnostisch bedeuten diese

Klangunterschiede nicht viel. Im allgemeinen sind organische Geräusche rauher und kratzender als funktionelle Geräusche, die weicher klingen, und Stenosengeräusche eher rauh oder musikalisch als Insuffizienzgeräusche, die eher blasend sind. Das Mitral- und Tricuspidalstenosengeräusch hat, falls präsystolisch, einen deutlichen crescendo-Charakter (snapp), der dadurch verstärkt wird, daß es mit dem lauten ersten Ton abrupt endigt. Musikalisch pfeifend klingt ein Klappengeräusch (bruit de piaulement), wenn am Klappenrand lose aufsitzende Excrescenzen durch den Blutstrom in Schwingung versetzt werden, ein ominöses Vorzeichen einer drohenden Embolie!

Persistenz der Geräusche. Ein persistentes Geräusch, das bei wiederholter Untersuchung immer gleich bleibt, spricht für eine organische Klappenläsion oder für eine dauernde Dilatation einer Herzhöhle. Geräusche, die abwechselnd da sind, und fehlen, sind meist funktionell. Bei akuter Herzdilatation entstandene Geräusche verschwinden wieder mit dem Rückgang derselben.

Einfluß von körperlicher Anstrengung, Atmung und Körperlage auf ein Geräusch. Leise organische Geräusche werden durch körperliche, auch leichte Anstrengung, meist verstärkt. Wenn andererseits organische Geräusche infolge einer beginnenden Herzinsuffizienz leiser geworden waren, so werden sie bei körperlicher Ruhe wieder lauter.

Funktionelle Geräusche hört man meist am besten bei tiefster Inspiration, organische dagegen bei tiefster Exspiration, wenn das Herz am wenigsten von Lunge bedeckt ist.

Im Liegen werden funktionelle Geräusche sowie systolische Mitral- und Tricuspidalgeräusche lauter, Mitralstenosengeräusche dagegen leiser. Aortengeräusche werden durch die Lage wenig beeinflußt.

Fühlbares Schwirren bestätigt die organische Natur eines hörbaren Geräusches.

Veranderungen der Herztöne in Verbindung mit Herzgeräuschen sind von großer diagnostischer Bedeutung. Die Klappenschlußtöne können durch Geräusche ganz oder teilweise verdeckt werden, und zwar um so ausgesprochener, je stärker die Klappenstörung ist.

Bei Mitralinsuffizienz bedeutet die Verstärkung des zweiten Pulmonaltons eine kompensatorische Hypertrophie des rechten Ventrikels und ist ein Beweis für die organische Natur des systolischen Geräusches. Wird bei Mitralinsuffizienz der anfänglich verstärkte zweite Pulmonalton leiser, so liegt Schwache des rechten Ventrikels und ev. beginnende sekundäre Tricuspidalinsuffizienz vor.

Der zweite Aortenton ist bei Mitalstenose abgeschwächt, bei Mitralinsuffizienz nur dann, wenn sie unzulänglich kompensiert ist.

Bei Aortenstenose und -insuffizienz ist bei guter Kompensation der erste Ton laut und dumpf infolge der Hypertrophie des linken Ventrikels; überwiegt dagegen die Dilatation die Hypertrophie, so wird der erste Ton kürzer, höher im Klang, klappend und schwächer. Bei Mitralstenose ist der erste Ton an der Spitze immer laut und klappend. Auch ohne diastolisches oder präsystolisches Geräusch bedeutet ein paukender erster Ton an der Spitze mit einer Verdoppelung des zweiten Tones eine Mitralstenose; genügt der linke Vorhof zur Kompensierung, so ist der zweite Pulmonalton nicht akzentuiert; ist er dagegen verstärkt, so hat zur Kompensierung der Mitralstenose noch der rechte Ventrikel herangezogen werden müssen; dann fehlt meistens die Verdoppelung des zweiten Tones.

Vergrößerung des Herzens im Verein mit Herzgeräuschen ist von größter diagnostischer Wichtigkeit; denn dann liegt immer eine organische Läsion vor.

Bei Aortenstenose ist der linke Ventrikel mäßig hypertrophisch, erst bei Dekompensation dilatiert er sich, dann meist hochgradig.

Bei Aorteninsuffizienz ist die Hypertrophie des linken Ventrikels meist viel stärker ausgesprochen; in hochgradigen Fällen kann die Herzspitze bis in den siebenten I. R. in der vorderen Axillarlinie rücken. Der rechte Ventrikel hypertrophiert erst sekundär, wenn die Mitralklappe durch die zunehmende Dilatation des linken Ventrikels in Mitleidenschaft gezogen wird.

Bei Mitralstenose dilatiert und hypertrophiert zunachst der linke Vorhof, der dann als Bogen in der Herzsilhouette hervortritt (s. Radiographie). Erst wenn der linke Vorhof, dessen Leistungsfähigkeit eine beschränkte ist, nicht genügt, hypertrophiert der rechte Ventrikel; dies ist bei allen ausgesprocheneren Mitralstenosen der Fall. Der linke Ventrikel ist bei Mitralstenose oft atrophisch, was sich im Röntgenbild oft nachweisen läßt.

Bei Mitralinsuffizienz wird von vornherein der rechte Ventrikel zur Kompensation herangezogen und hypertrophiert, zunächst ohne Dilatation. Je starker letztere dann wird, desto eher stellt sich eine relative Tricuspidalinsuffizienz ein, mit entsprechender rückwärtiger Stauung.

Bei Pulmonalfehlern verhält sich der rechte Ventrikel ähnlich wie der linke Ventrikel bei Aortenfehlern.

Bei Tricuspidalinsuffizienz ist immer der rechte Ventrikel sowie der rechte Vorhof stark erweitert.

Bei Tricuspidalstenose ist der rechte Vorhof stark dilatiert.

Geräusche bei angeborenen Herzfehlern. Die angeborenen Herzfehler entstehen entweder durch Mißbildung des Herzens oder durch fötale Endokarditis.

Die angeborene Pulmonal- und Aortenstenose, ebenso wie die angeborene Stenose der Mitral- und Tricuspidalklappen verhalten sich ebenso wie die erworbenen.

Defekte des Ventrikelseptums. Man hört an der Basis ein systolisches Geräusch, welches bei geringen Defekten lauter ist als bei starken; der rechte Ventrikel ist stark hypertrophiert und dilatiert (meist von einer Mitralinsuffizienz kaum oder nicht zu unterscheiden).

Offenes Foramen ovale ruft kein Geräusch hervor und verlauft meist symptomlos. Es kann eigentlich nur diagnostiziert werden, wenn von thrombosierten Körpervenen Embolien direkt in den großen Kreislauf gelangen (z. B. Hirnembolie bei Thrombophlebitis).

Offener Ductus Botalli (Verbindung zwischen Aorta und Pulmonalarterien) ruft ein systolisches, in die Halsvenen sich fortpflanzendes Pulmonalgeräusch hervor bei akzentuiertem zweiten Pulmonalton und Hypertrophie und Dilatation des rechten Ventrikels, sowie Dilatation der Pulmonalarterie, die stark pulsiert.

Die Allgemeindiagnose auf angeborenen Herzfehler ist in vielen Fallen leicht, dagegen die Spezialdiagnose, welche Form von Mißbildung vorliegt, sehr schwer und oft unmöglich. In früher Jugend erworbene Klappenfehler lassen sich jedoch später von den angeborenen kaum oder gar nicht mehr unterscheiden.

Das Verhalten der Zirkulation bei Herzgeräuschen ist oft geeignet, deren diagnostische Bedeutung mit aufzuklaren.

Der hebende schnelle Puls der reinen Aorteninsuffizienz, der langsame kleine, doch harte Puls der Aortenstenose, der kleine Mitralstenosenpuls sind diagnostisch wichtig und zeigen besonders bei kombinierten Klappenfehlern an, welche Läsion das Krankheitsbild beherrscht. Mitralfehler neigen eher zu dem mit vollkommener Unregelmäßigkeit verbundenen Vorhofflimmern, oft mit sekundärer relativer Tricuspidalinsuffizienz, als andere Klappenfehler. Jedoch kommt Vorhofflimmern ebenso häufig bei reinen Myokardläsionen vor, als bei Mitralfehlern.

Sehr wichtig sind diagnostisch Erscheinungen passiver Stauung der Lungen, der Leber und der übrigen Bauchorgane, Ödeme, Stauungsharn. Sie sind Zeichen der Dekompensation eines Herzfehlers. Besonders zu achten ist auf meist geringe Druckempfindlichkeit und Schwellung der Leber bei Mitralfehlern und Myokardstörungen.

Entstehung von Herzgeräuschen während einer interkurrenten Krankheit. Tritt während einer Infektionskrankheit, besonders während eines Gelenkrheumatismus oder eines Scharlachs ein Herzgeräusch auf, so ist an eine akute Endokarditis zu denken. Stellt sich bei einem Arteriosklerotiker ein Geräusch ein, so ist eine Verkalkung der Klappen bzw. eine stärkere Atheromatose der Aorta anzunehmen. Tritt dagegen ein Geräusch bei Anämie oder bei nervösen Störungen auf, so ist es meist funktionell. Im allgemeinen muß daran festgehalten werden, daß ein Geräusch, welches organisch bedingt ist, immer relativ bald Veränderungen der Größe des Herzens und bei körperlicher Überanstrengung Symptome von Zirkulationsstörung hervorruft.

Relative Häufigkeit der Herzgeräusche. Zur Identifizierung eines Herzgerauardes muß auch die erfahrungsgemäße relative Häufigkeit seines Vorkommens in der Herzpathologie herangezogen werden. So ist ein systolisches Gerausch über der Pulmonalklappe weit häufiger einer Anämie oder Asthenie zuzuschreiben als der sehr seltenen Pulmonalstenose. Ein diastolisches Gerausch über dem oberen Sternum rührt fast immer von einer Aorteninsuffizienz und fast nie von der kaum vorkommenden Pulmonalinsuffizienz her. Ebenso wird man ein präsystolisches Geräusch über dem unteren Sternum einer Mitralstenose, und nur mit größter Vorsicht einer Tricuspidalstenose zuschreiben.

Relativ am häufigsten kommen vor reine Mitralfehler, dann Aortenfehler, von denen 75% luetischer Natur sind, dann kombinierte Aorten- und Mitralfehler. Organische Pulmonal- und Tricuspidalfehler sind selten, am seltensten die Pulmonal- und Tricuspidalstenose. Relative Tricuspidalinsuffizienz stellt sich bei starker Dilatation des rechten Ventrikels fast regelmäßig ein.

Geräusche bei chronischer Myokarditis. Nicht leicht ist es im einzelnen Falle zu entscheiden, ob eine anatomische Veränderung der Klappe oder eine dauernde Veränderung des Myokards ein vorliegendes Geräusch hervorruft. Myokarditische Geräusche bei relativer Insuffizienz und Stenose sind meistens weicher im Klang und leiser als endokarditische; nur bei älteren Personen, wenn die Klappen sklerotisch werden, werden sie rauher und lauter und sind dann nicht mehr von primärendokarditischen Geräuschen zu unterscheiden. Man muß hierbei beachten, daß myokarditische Prozesse meist mit gleichmäßiger Hypertrophie beider Ventrikel einhergehen, daß infolgedessen bei ihnen die primäre gleichmäßige Hypertrophie des Herzens im Vordergrund steht, und daß erst bei späterer Dilatation der Ventrikel die Gerausche sich einstellen, während bei primären Klappenfehlern die kompensatorische Hypertrophie nur die Herzabschnitte betrifft, die ein Plus an Arbeit infolge der Klappenstörung zu leisten haben. Auch entscheidet gegebenenfalls die Herzfunktionsprüfung; gut kompensierte primäre Klappenfehler können voll suffizient sein; bei Myokarditis dagegen ist meist eine mehr oder minder ausgesprochene Funktionsuntüchtigkeit des Herzens die Regel. Am häufigsten trifft man bei chron. Myokarditis eine relative Stenose oder Insuffizienz der Mitralklappe, während die relative Aortenstenose — bzw. Insuffizienz meist bei Dilatation der sklerotischen Aorta vorkommt.

3. Extrakardiale Geräusche.

Perikardiales Reiben. Dasselbe klingt dem Ohr näher, als die endokardialen Gerausche. Es hat eher einen kratzenden und schabenden Charakter. Charakteristisch ist sein Verhalten zu den Herztönen, indem es in keinem fixen Verhältnis zu denselben liegt, sondern sich oft zwischen denselben einschiebt. Beim Aufdrücken mit dem Stethoskop werden die Reibegeräusche oft deutlicher; sind sie sehr laut, so sind sie auch zu fühlen.

Pleuroperikardiales Reiben entsteht, wenn eine trockene Pleuritis in der Nähe des Herzens vorhanden ist. Es ist meist am Rand der Herzdämpfung zu hören, besonders links, ist stärker bei der Inspiration als bei der Exspiration und ist im allgemeinen an die Atmung gebunden.

Pneumoperikardiale Geräusche sind bereits oben gestreift worden; sie entstehen durch das Auspressen der Luft aus (meistens emphysematösen) Randpartien der Lunge durch die Herzexkursionen. Dadurch entsteht feines Knisterrasseln.

4. Auskultation der peripheren Gefäße.

Bei den meisten gesunden Menschen hört man spontan Töne nur über der Carotis und der Subclavia und zwar zwei Töne, von denen der zweite der starkere ist.

Über den peripheren Arterien hört man nur sogenannte Drucktöne, die bloß beim stärkeren Andrücken des Stethoskops entstehen; daneben hört man auch künstliche Druckgeräusche. Drucktöne fühlt der Patient als Klopfen an der Stelle der Kompression. Dies ist z. B. der Fall beim Aufstützen des Ohres auf die Hand, so beim Lesen im Bett; hierbei wird eine bestehende Arythmie (Extrasystolie!) den Betreffenden oft erst bewußt.

Bei Stenose der Aorta fehlt meist der erste Ton über der Carotis. Bei Aorteninsuffizienz, und zwar um so lauter, je ausgesprochener sie ist, hört man über den peripheren Arterien, z. B. der Cruralis, ohne jegliches Drücken mit dem Stethoskop zwei Spontantöne, die manche Patienten als Klopfen fühlen; läßt die Herzkraft nach, so werden diese Töne leiser; bei ausgesprochener Herzinsuffizienz verschwinden sie ganz. Druck mit dem Stethoskop verwandelt die Töne in Geräusche.

Einen arteriodiastolischen Ton, der auch zu einem Doppelton werden kann, hört man ferner bisweilen über den großen Arterien, bei Fiebernden, Basedowkranken, Bleikranken, Chlorose, und im Verlauf der Schwangerschaft.

Bei großen Aneurysmen hört man manchmal über den peripheren Arterien arterio-diastolische Geräusche; ferner an Stellen, wo eine Arterie durch Druck von außen verengt wird, z. B. bei Druck durch geschwollene Drüsen auf die Aorta, bei vaskulärer Struma.

Venentöne und Geräusche. Bei starker Tricuspidalinsuffizienz kann man bisweilen an der Jugularis, gleichzeitig mit der Herzsystole, einen Ton hören, der sich sogar bis in die Schenkelvenen fortpflanzen kann. Auch hört man dann die Leber pulsieren.

Venengeräusche lassen sich unter Umständen durch Druck mit dem Stethoskop über den größeren Venen hervorrufen. Bei Chlorose kommen sie auch spontan vor (Nonnensausen) und können so stark werden, kaß der Patient sie als Ohrensausen fühlt. Bei hochliegendem Bein dann man das Nonnensausen manchmal auch an der Cruralis hören.

VI. Einfache Funktionsprüfung des Herzens.

Aufgabe der Funktionsprüfung des Herzens ist, die Frage zu beantworten, ob das Herz in der Lage ist, den Kreislauf aufrecht zu erhalten erstens in der Ruhe und zweitens gegenüber welcher Arbeitsleistung. Wie groß ist die Reservekraft des Herzens?

Hier soll nur die Art der Funktionsprüfung des Herzens besprochen werden, die ohne Zuhilfenahme von instrumentellen Methoden ausgeführt werden kann.

Der Begriff der Suffizienz der Zirkulationsorgane ist ein durchaus relativer; ein Herz ist eigentlich dann immer suffizient, wenn es den Anforderungen genügt, welche an dasselbe gestellt werden; und dieselben wechseln im einzelnen Falle im höchsten Maße. Insuffizient ist ein Herz, wenn es auch in der Ruhe den Anforderungen des Kreislaufs nicht Genüge leistet; dieses drückt sich durch allgemeine venöse Stauung mit all ihren Folgeerscheinungen aus. Relativ suffzient ist ein Herz, wenn es zwar in der Ruhe den Kreislauf aufrecht erhält, jedoch bei einem gewissen Grad körperlicher Anstrengung versagt. Relativ insuffizient ist im Grunde genommen jedes, auch noch so normale Herz, denn seine Leistungsfähigkeit ist begrenzt. Nur ist diese Anpassungsfähigkeit des Herzens an eine Arbeitsleistung bei den einzelnen, sowohl kranken wie gesunden Herzen eine sehr verschiedene, und ihr Grad hängt ab von dem anatomischen Zustand der Zirkulationsorgane einerseits, von dem Grad des Trainings des Herzens andererseits. Ein normales Herz paßt sich den Anforderungen an, die dem Leben, das der Betreffende führt, entsprechen; das Herz des seßhaften, körperlich wenig leistenden Menschen ist schwächer, als dasjenige des Athleten, und doch sind beide suffizient. Es läßt sich nun jedes Herz allmählich bis zu einem gewissen Grade trainieren, jedoch ist dieser Grad der Anpassungsmöglichkeit an eine größere Arbeitsleistung im einzelnen Falle sehr verschieden und abhängig von der allgemeinen Konstitution des betreffenden Individuums, von seinem Alter und dem anatomischen Zustande seines Herzens und speziell seines Myokards, sowie seiner Gefäße.

Will man sich rasch über die Leistungsfähigkeit eines Herzens, über seine Reservekraft, annähernd orientieren, so prüft man, wie eine leichte körperliche Arbeit die Pulszahl beeinflußt. Man läßt den Patienten 10 Kniebeugen machen (bei schwachen Herzen genügen 5, oder mehrmaliges rasches Auf- und Abgehen), bestimmt unmittelbar danach die Pulsfrequenz und weiter wiederholt innerhalb der nächsten 5 Minuten. Beim normalen und durchschnittlich trainierten Herzen ist sofort nach den Kniebeugen der Puls nicht unbeträchtlich beschleunigt, oft um mehr als die Hälfte seiner Normalzahl, doch nach spatestens 5 Minuten ist er wieder auf die frühere Frequenz gesunken. Liegt eine Herzinsuffizienz vor, so ist nach 5 Minuten der Puls noch immer frequenter, als er vor den Kniebeugen war, und die Pulszahl bleibt um so länger erhöht, je funktionsuntüchtiger das Herz ist. Gleichzeitig ist auf den Grad und die Dauer der durch die Kniebeugen hervorgerufenen Dyspnoe zu achten.

Wichtig für die rasche Prüfung der Funktionstüchtigkeit eines Herzens ist ferner das Verhalten der zweiten Töne an der Basis nach Arbeitsleistung. Beim Erwachsenen ist der zweite Aortenton etwas lauter als der zweite Pulmonalton; nach Kniebeugen werden beide zweiten Töne lauter, jedoch bleibt der zweite Aortenton lauter als der zweite Pulmonalton; wird er dagegen leiser als der zweite Pulmonalton, so liegt eine Schwäche des linken Ventrikels vor. Wird andererseits der zweite Pulmonalton nach Arbeitsleistung leiser, als er vorher war, so besteht eine Schwäche des rechten Ventrikels.

Endlich ist immer, wie bereits mehrmals betont, auf die geringfügigsten Anzeichen latenter Herzinsuffizienz, resp. Subinsuffizienz (Cyanose, Dyspnoe, Leberschwellung und Druckempfindlichkeit, leichte Ödeme, Stauung der Bauchorgane usw.) peinlichst zu achten, ferner festzustellen, wie dieselben durch eine leichte körperliche Anstrengung, z. B. einen Spaziergang, beeinfiußt werden (Untersuchung des Pat. vor und gleich nach dem Spaziergang!).

Hierher gehört endlich der sog. Vagusdruckversuch. Drückt man bei einem gesunden Menschen auf den Vagus in Höhe des Zungenbeins, seitlich von der Karotis, so beobachtet man, vorausgesetzt, daß man den Nerv richtig trifft, was bei vielen Individuen mit gespannten Halsmuskeln sehr schwer, ja oft unmöglich ist, in vielen Fällen eine deutliche vorübergehende Verlangsamung des Pulses oder sogar einen sekundenlangen völligen Herzstillstand. Genügt nun nach Wenckebach ein leiser Druck auf den Nerv um einen starken Effekt hervorzurufen, so handelt es sich um schwere Schädigung des Herzmuskels; doch gibt Wenckebach zu, daß auch bei vielen, schwer kranken Herzen der verstärkte Vaguseffekt ausbleibt, das letzterer ferner auch bei organisch gesunden Herzen vorkommen kann, so daß er den diagnostischen Wert des Druckversuches folgendermaßen formuliert: »Ist bei Krankheiten des Zirkulationsapparates der Effekt des Vagusdruckversuches bei leisem Druck stark positiv, so spricht das sehr für einen schlechten Zustand des Herzens«. Nach unserer eigenen Erfahrung möchten wir die Bedeutung des Druckversuches noch etwas mehr einschränken, da wir einen positiven Ausschlag desselben einerseits bei schwerster Herzschädigung sehr oft vermißt, andererseits ihn wohl ebenso häufig bei anatomisch normalen Herzen angetroffen haben als bei kranken. Bemerken möchten wir auch, daß ein starker positiver Ausfall des Druckversuches für den Patienten oft subjektiv sehr unangenehm ist, wenn er auch nicht als gefährlich zu bezeichnen ist.

Ebenso unsicher erscheint uns der Ashnersche Bulbusdruckversuch, bei dem durch Druck auf die Augäpfel die Vagusreizung via Trigeminus erreicht werden soll; tritt hierbei eine deutliche Pulsverlangsamung ein, so soll dieselbe für Vagatonie, eine Pulsbeschleunigung dagegen für eine bestehende Sympathicotonie sprechen; doch abgesehen davon, daß ein stärkerer Druck auf die Augen subjektiv sehr unangenehm ist, sind die Resultate des Bulbusdruckversuchs nach unserer Erfahrung noch weniger zuverlässig als die des Vagusdruckversuchs.

VII. Blutuntersuchung.

25% aller Erkrankungen der Zirkulationsorgane, 74% aller Aorteninsuffizienzen, wohl alle richtigen Aneurysmen, sind auf Syphilis zurückzuführen. Man tut daher gut, bei allen chronischen Herzleiden die Wa. R. anzustellen; ihr positiver Ausfall ist diagnostisch wertvoll, ihr negativer Ausfall dagegen bedeutet nichts gegen Lues, da die Wa. R. bloß in 60% der Fälle visceraler Lues positiv ist. Nur eine deutlichst positive Wa. R. (mindestens + + und darüber) ist diagnostisch verwertbar zweifelhafte und schwach positive Reaktionen sind mit Vorsicht zu beurteilen und jedenfalls zu wiederholen.

Die Zählung der roten Blutkörperchen, der Nachweis einer Verminderung oder Vermehrung derselben (Polyglobulie), die Bestimmung des Hämoglobingehaltes ist in vielen Fällen diagnostisch wichtig.

Wertvoll ist bei Herzstörungen renalen Ursprungs die Bestimmung des Reststickstoffs oder des Harnstoffs im Blut, zwecks Differenzierung von urämischen und pseudourämischen, auf Arteriosklerose beruhenden Symptomen.

VIII. Harnuntersuchung.

Genaue Harnanalysen sind bei Herzkranken stets vorzunehmen; die mikroskopische Untersuchung des Sediments ist nicht zu unterlassen, um eine einfache Stauungsalbuminurie von einer richtigen Nephritis zu unterscheiden.

Reichlicher dünner Harn mit niedrigem spezifischen Gewicht, auch ohne Eiweiß, spricht, besonders wenn Nycturie, Pollakisurie, Polyurie und hoher Blutdruck vorliegen, für Schrumpfniere; in diesen Fällen findet man meistens Zylinder im Sediment; die Differenztialdiagnose zwischen chronischer Myokarditis und Schrumpfnierenherz wird oft lediglich durch eine genaue Harnuntersuchung ermöglicht.

Auf ein Nachlassen der Harnausscheidung bei Herzkranken, als Zeichen beginnender Dekompensation, ist besonders zu achten.

Zweiter Teil.

Instrumentelle Diagnostik.

1. Blutdruckmessung.

(Sphygmomanometrie, Sphygmotonometrie.)

Mit jeder Systole wirft das Herz den Inhalt seines linken Ventrikels
in die Arterien; ein Teil des Resultates der Herzarbeit ist der mittlere
Blutdruck in den Arterien, der die Arterienwand anspannt. Im Tier-
versuch läßt sich dieser Blutdruck leicht dadurch bestimmen, daß man
ein Manometer in eine durchgeschnittene Arterie einbindet. Am intakten Körper birgt jede Blutdruckbestimmung recht große Fehlerquellen
in sich. Denn die Spannung der Arterienwand hängt nicht allein von
der dehnenden Kraft, sondern auch von der Elastizität der Arterien-
wandung ab. Letztere ist gegeben durch die eigene physikalische Elastizität der Wand und durch ihren Tonus; erstere hängt ab von der Blutmenge und von dem Verhältnis des Zuflusses zum Abfluß. Der Zufluß
wird bedingt durch die Größe des Schlagvolumens des Herzens und die
Haufigkeit der Herzkontraktionen; der Abfluß wird bestimmt durch den
Widerstand in den kleinen Arterien und Kapillaren und durch die Vis-
kosität des Blutes. Die Höhe des Blutdruckes ist eine verschiedene,
je nach der Entfernung vom Herzen.

Der gebräuchlichste Apparat zur Messung des Blutdruckes ist das
Riva-Roccische Quecksilbermanometer in seinen verschiedenen
Modifikationen, von denen die transportable von Volhardt sehr zu
empfehlen ist. Das Manometer ist verbunden einerseits mit einer, um
den Oberarm geschnallten Manschette, andererseits mit einem Gummigebläse, das zum Füllen der Manschette dient.

Statt eines Quecksilbermanometers kann man auch nach Recklinghausen und Pachon Metallmanometer benutzen, die jedoch viel
teurer als das Quecksilbermanometer sind und nicht wesentlich mehr
leisten.

Der Druck wird bestimmt in den meisten Ländern in mm/Hg;
Recklinghausen hat die Bestimmung in cm Wasser eingeführt, die

4*

vielleicht theoretisch richtiger ist, aber Anlaß zu Mißverständnissen gibt, wenn nicht bei jeder Messung spezifiziert wird, ob in mm/Hg oder cm Wasser gezählt wird. Wir haben s. Z. mit B. Zabel ein Quecksilbermanometer angegeben, auf dessen Skala beide Druckbezeichnungen angebracht sind (Fig. 9).

Die abgelesenen Blutdruckwerte sind um so niedriger, je breiter die benutzte Manschette ist; es muß daher bei jeder Messung angegeben werden, wie breit die verwandte Manschette war; in Deutschland hat sich die 12 cm breite Recklinghausensche Oberarmmanschette eingebürgert; nur Werte mit gleich breiter Manschette können miteinander verglichen werden.

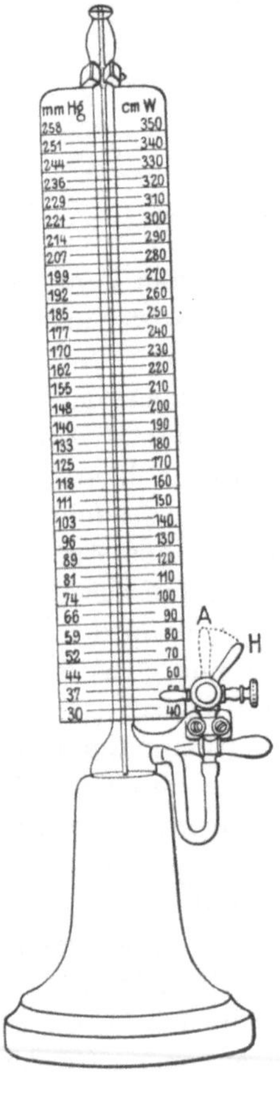

Blast man Luft in die Manschette hinein, während man den Radialpuls palpiert, und erhöht man den Druck, bis der Radialpuls eben verschwindet, so erhält man den sog. **Maximaldruck oder systolischen Blutdruck**, der für die Praxis der wichtigere ist.

Während der Herzdiastole bleibt der Druck innerhalb der Arterien noch immer positiv und geht nicht unter ein gewisses Minimum herunter, welches man als **Minimaldruck oder diastolischen Blutdruck** bezeichnet; denselben kann man nicht wie den Maximaldruck durch Palpation der Radialis bestimmen.

Maximal- und Minimaldruck lassen sich durch folgende einfache, durch **Korotkow** zuerst angegebene Methode, diejenige der **auskultatorischen Blutdruckbestimmung**, leicht feststellen:

Anstatt wie oben die Radialis zu palpieren, auskultiert man mittels Phonendoskop oder binauralen biegsamen Stethoskops die A. cubitalis dicht unterhalb der Manschette. Der Druck in letzterer wird zunächst rasch so weit gesteigert, bis der Radialpuls sicher verschwunden ist; dann läßt man ihn langsam sinken. Sobald der Maximaldruck erreicht ist, hört man über der Cubitalis einen leisen Ton; je mehr der Druck sinkt, desto lauter werden die Töne; allmählich werden sie wieder leiser, und der Minimaldruck liegt genau in der Druckhöhe, wo der letzte Ton hörbar wurde.

Diese Methode ist so einfach, genau und leicht, daß sie allen Anforderungen der Praxis vollauf genügt und daß es ganz unnötig ist,

Fig 9.

Quecksilbermanometer mit Quecksilber- und Wasserskala

irgendeine der vielen anderen Blutdruckbestimmungsmethoden anzuwenden. Sie ersetzt speziell vollkommen die viel kompliziertere und eine teure Apparatur benötigende Recklinghausensche oszillatorische Methode, auf die wir deshalb hier gar nicht eingehen.

Die Differenz zwischen maximalem und minimalem Blutdruck nennt man Amplitude oder Pulsdruck. Aus ihrer Größe hatte man gehofft, ein Maß für die gesamte Herzleistung zu gewinnen; doch ist dies deswegen nicht möglich, weil eben der Druck in einer Arterie nicht lediglich von der Herzkraft abhängig ist, sondern zum großen Teil auch von der Wirkung der Vasomotoren, ein Faktor, der sich gesondert kaum bestimmen läßt.

Beim Erwachsenen mit normaler Herztätigkeit liegt der maximale Blutdruck für gewöhnlich zwischen 110—130 mm/Hg; mit zunehmendem Alter steigt er meist; man hat einmal gesagt, daß ein normaler Mensch einen Blutdruck hat, der ungefähr so viel mm/Hg über 100 betragt, als er Jahre alt ist; doch kommen dabei sicherlich zu hohe Zahlen heraus. Wir möchten folgende Durchschnittswerte bei Mannern als Norm angeben:

15—20 Jahre	120 mm/Hg
20—30 „	125 „
30—40 „	130 „
40—50 „	135 „
50—60 „	140—150 „

Bei Frauen ist der Blutdruck durchschnittlich 5 mm/Hg niedriger.

Sinkt beim Erwachsenen der Blutdruck unter 100, so ist die Zirkulation als zu schwach zu bezeichnen.

Bei nervösen Menschen bewirken Affektbewegungen recht beträchtliche psychische Steigerungen des Blutdrucks, die jedoch nur vorübergehend sind und wieder verschwinden, sobald der Patient sich beruhigt hat. Man kann häufig beobachten, daß die erste Blutdruckmessung an einem nervösen Patienten Werte von 30 mm/Hg und mehr über seinen eigentlichen Maximaldruck ergibt, welch letzterer erst nach und nach durch wiederholte Messungen ermittelt werden kann.

Der Minimaldruck liegt beim normalen Erwachsenen zwischen 50—70 mm Hg. Bei Aorteninsuffizienz ist er sehr niedrig und wird in schweren Fällen schließlich gleich Null.

Die höchsten Werte erreicht der Maximaldruck bei Schrumpfniere, sowohl genuiner wie arteriosklerotischer; Werte von über 200 sind da nicht selten. Bei Arteriosklerose ohne Nierenkomplikation bleibt der Maximaldruck meist unter 200. Bei beginnender Arteriosklerose (Präsklerose) liegt der Blutdruck zwischen 140—160. Von den verschiedenen Herzfehlern weisen für gewöhnlich nur diejenigen eine Erhöhung des Blutdrucks auf, welche mit einer Hypertrophie des linken Ventrikels einhergehen; so hat die Aorteninsuffizienz meistens einen Druck von

150—180. Erhöht ist ferner der Blutdruck bei Polyglobulie (Polycythaemia hypertonica v. Senator). Ausgesprochen niedrig ist der Blutdruck bei Addionscher Krankheit.

Wie wichtig die Gefäßkomponente in dem Zustandekommen des Blutdrucks ist, beweist der Umstand, daß bei Arteriosklerose und Schrumpfniere mit starker Hypertonie trotz hochgradiger Herzschwäche der Blutdruck bis zum Tode ein sehr hoher bleiben kann.

Wir haben vor einigen Jahren eine Methode der Prüfung der Herztüchtigkeit mittels kombinierter Pulszählung und Blutdruckmessung nach einer bestimmten Arbeitsleistung angegeben. Da dieselbe, wie wir aus der Literatur ersehen, sich bewährt, wollen wir sie hier naher beschreiben:

Herzfunktionsprüfung.

Apparatur. Quecksilberblutdruckmanometer nach Riva-Rocci oder Abart desselben mit breiter Recklinghausenscher Manschette und Gummigebläse, sowie Vorrichtung, um die Luft aus der Manschette möglichst rasch nach erfolgter Messung herauslassen zu können (Quetschhahn am vierten Ast eines X-Rohres). Es kommt darauf an, daß die Messungen möglichst schnell ausgeführt werden können; ferner muß der zur Manschette führende Schlauch rasch abgenommen und wieder angemacht werden können.

Phonendoskop. Uhr mit gut sichtbarem großen Sekundenzeiger.

Technik. Im Liegen werden diastolischer und systolischer Druck, sowie Pulszahl bestimmt. Hierbei sind meist, um richtige Werte zu erhalten, zwei bis drei Messungen nötig, da meist Puls- und Blutdruckwerte zuerst psychisch erhöht sind. Wenn zwei Messungen respektive Zählungen gleich ausgefallen sind, werden die Zahlen aufgeschrieben. Der Blutdruck wird auskultatorisch bestimmt, und zwar der diastolische mit zunehmendem, der systolische mit abnehmendem Druck (also beide Male durch Sicheinschleichen in die Amplitude).

Darauf läßt man den Patienten langsam aufstehen, wartet zwei Minuten, um den Einfluß der Bewegung auszuschalten, und mißt dann wieder Druck und Puls. Dann läßt man den Patienten, je nach dem Zustand seines Herzens, 5 bis 20 tiefe Kniebeugen ausführen. Hierbei wird das Manometer gehalten und auf- und abbewegt, oder es kann auch der Manschettenschlauch abgenommen werden, vorausgesetzt, daß derselbe wieder schnell angemacht werden kann. Nach Ausführung der Kniebeugen werden möglichst rasch im Sitzen Puls und Blutdruckbestimmungen wie oben vorgenommen und dieselben noch viermal in Minutenabstand wiederholt. Nach der vierten Minute läßt man den Patienten sich wieder hinlegen und mißt zum letzten Male.

Mit genügender Übung kann der Arzt alle diese Messungen allein, ohne Assistenz ausführen, wenn er nur den 15-Sekunden-Puls zählt. Viel bequemer ist es natürlich, wenn ein Assistent den Puls zählt und aufschreibt, sowie die durch den Arzt aufgenommenen Blutdruckwerte notiert.

Zum Schluß des Experiments schreibt man sich noch den Grad der Dyspnoe (Atemzüge in der Minute) auf.

Trägt man nun die gefundenen Puls- und Blutdruckwerte als Ordinaten, die Zeiten als Abszissen in ein quadriertes Blatt ein, so erhält man ein Diagramm, welches bei einem kräftigen Manne mit funktionell tüchtigem Herzen folgendermaßen aussieht (Fig. 10):

1. Maximaldruck: Beim Übergang von der liegenden in die sitzende Stellung steigt dieser um rund 10 mm Hg, nach den Kniebeugen weiter um rund 30 mm Hg, erreicht dann wieder in spätestens vier Minuten seine Norm im Stehen und Liegen.

2. Minimaldruck: Bewegt sich in demselben Sinne wie der Maximaldruck, steigt jedoch beträchtlich weniger, das heißt im ganzen nicht über 10 mm Hg.

3. Puls: Leichte Zunahme beim Stehen, bedeutend stärker bei den Kniebeugen, jedoch nur ganz vorübergehend, denn bereits nach zwei bis vier Minuten ist die Norm ganz oder annahernd erreicht.

Bei stark trainierten Herzen (Fig. 11) zeigt das Diagramm, daß der Maximaldruck weniger zunimmt und schneller auf die Norm zurücksinkt, der Minimaldruck sich nur wenig ändert und auch die Pulsbeschleunigung kaum eine bis zwei Minuten anhält.

Bei gesunden Frauen dagegen (Fig. 12) ist die Pulsbeschleunigung sowie

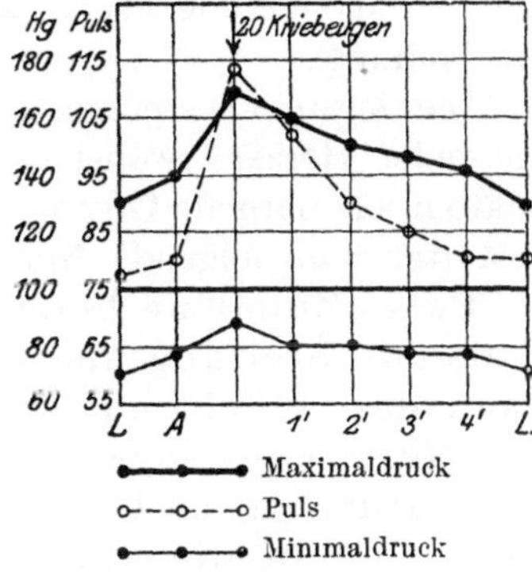

●——●——● Maximaldruck
o——o——o Puls
●——●——● Minimaldruck

Fig. 10.

Normal arbeitendes Herz beim Manne (L = liegend; A = aufrecht).

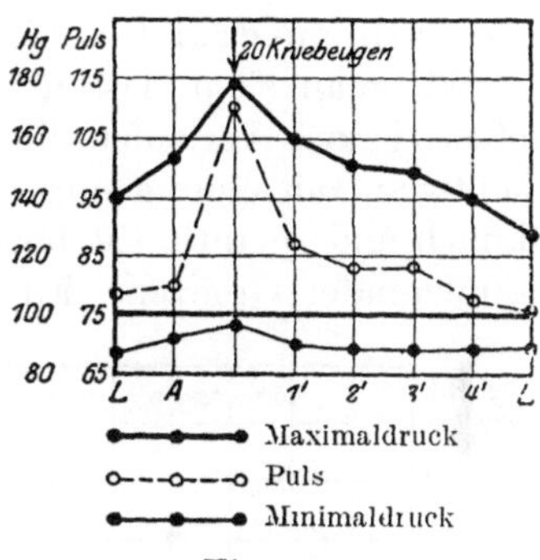

●——●——● Maximaldruck
o——o——o Puls
●——●——● Minimaldruck

Fig. 11.

Trainiertes Herz (Mann).

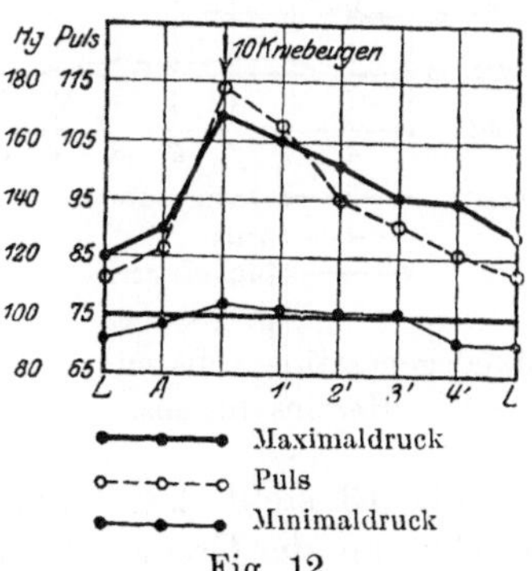

●——●——● Maximaldruck
o——o——o Puls
●——●——● Minimaldruck

Fig. 12.

Normalarbeitendes Herz bei der Frau.

die Drucksteigerung etwas anhaltender (geringere Reservekraft, Mangel an Training).

Die Zusammenstellung zahlreicher Aufzeichnungen normal funktionierender Herzen, wobei es natürlich gleichgültig ist, ob es sich um anatomisch normale Organe oder um gut kompensierte Vitien handelt, gestattet nun, folgende Normalwerte aufzustellen:

Puls. Zunahme beim Übergang von der liegenden in die stehende Stellung um drei bis sechs Schläge in der Minute, nach der Arbeit um zehn bis zwanzig Schläge. Rückgang zur Norm oder sogar darunter in längstens vier Minuten.

Blutdruck. a) Maximal: Zunahme beim Übergang von der liegenden in die stehende Stellung um höchstens 10 mm, nach der Arbeit um 20 bis 40 mm. Rückgang zur Norm und sogar bei stark trainierten Herzen darunter in längstens vier Minuten.

b) Minimal. Zunahme im ganzen nicht über 10 mm, um so weniger, je trainierter das Herz ist. Rückkehr zur Norm ebenfalls in drei bis vier Minuten längstens.

Wie man sieht, lassen sich hier keine absoluten Normalwerte angeben; jedoch verlaufen die Reaktionskurven qualitativ bei funktionstüchtigen, mit einer genügenden Reservekraft versehenen Herzen immer ähnlich und quantitativ bleiben sie auch innerhalb ziemlich exakt zu definierender Grenzen. Ein Blick auf das Diagramm orientiert sofort außer über Höhe des Pulses und Blutdruckes in der Ruhe über das Maß an Reservekraft des Herzens.

Gehen wir nun auf die Besprechung insuffizierter Herzen über, so kommen natürlich für unsere Methode der Funktionsprüfung Fälle von schwerer Dekompensation nicht in Frage; denn bei diesen wäre sie unnötig und auch unberechtigt, weil gefährlich. Anders dagegen bei Herzen mit latenter Insuffizienz, mit labiler Kompensation, die zwar für mäßige Anforderungen genügen, stärkerer Inanspruchnahme jedoch nicht gewachsen sind. da sie keine oder nur ungenügende Reservekraft besitzen.

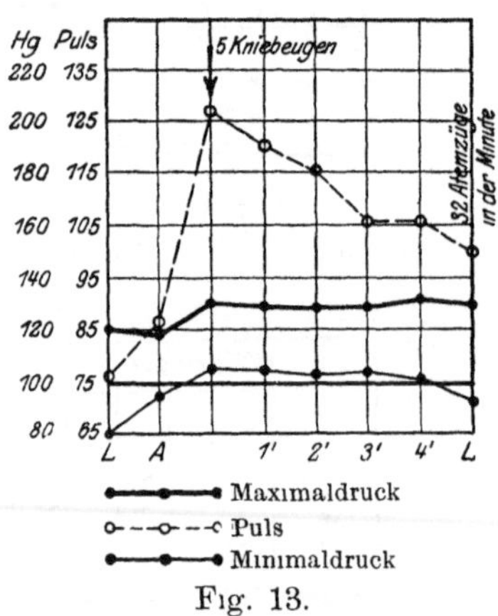

Fig. 13.
Myodegeneratio cordis mit chron. Herzinsuffizienz.

Fig. 13 stellt das Diagramm eines Falles von Myodegeneratio dar, welches an der Grenze der Dekompensation respektive chronisch leicht dekompensiert ist und bei dem bereits ganz mäßige körperliche Anstrengungen Störungen hervorrufen. Hier haben wir ganz charakteri-

stische Verhaltnisse: 1. Hochschnellen des Pulses beim Stehen und besonders bei der Arbeit, langsames Sinken desselben, ohne daß jedoch
die Norm in fünf Minuten wieder erreicht werde. 2. Leichtes Sinken
des Maximaldruckes beim Übergange aus der liegenden Stellung in die
stehende, und leichtes Ansteigen nach der Arbeit und Bleiben auf der
erreichten Höhe. 3. Verhältnismäßig
starkes Ansteigen des Minimaldruckes
gleichzeitig mit dem Puls. Es leistet
das Herz das Plus an Arbeit durch
Vermehrung der Frequenz der Systolen und Ansteigen des diastolischen
Druckes.

Ähnlich sehen die Diagramme aller
Fälle von Herzinsuffizienz aus, gleichgültig, ob die Insuffizienz organisch
oder funktionell ist. So zeigt Fig. 14
die Verhältnisse der Zirkulation in
einem Falle von schwerer Anämie bei
einem asthenischen skrofulösen jungen
Manne mit aplastischem Herzen, der
eine mehrwöchentliche absolute Liege-
kur durchgemacht hatte. Hypotonie,
sehr schwacher Herzmuskel.

Lehrreich und diagnostisch interessant sind nun die Diagramme, die

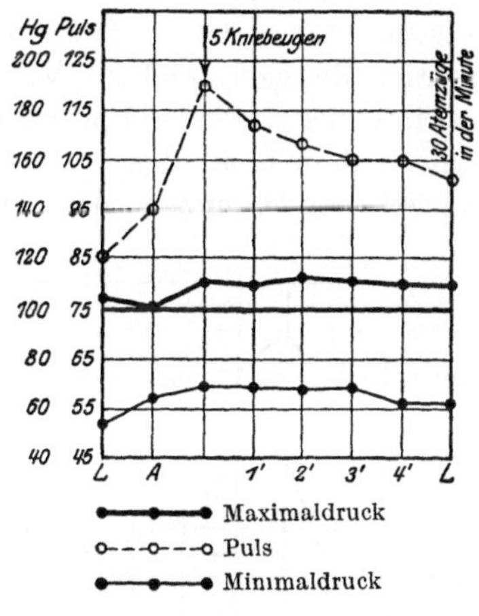

Fig. 14.

Anaemie; Skrofulose; aplastisches,
asthenisches Herz, funktionell insuffizient.

uns die Funktionsprüfung von Arteriosklerotikern ohne wesentliche
Insuffizienz des Herzens liefert; charakteristisch ist hier das Verhalten
des diastolischen Druckes nach Arbeitsleistung. An der Hand von
1911 in der Medizinischen Klinik in Genf angestellten Versuchen über
vorübergehende psychische Blutdruckerkrankungen hatten Zabel und
Verf. festgestellt, daß bei gesunden Arterien lediglich der systolische
Druck psychisch schwankt, der diastolische dagegen kaum, daß jedoch
beträchtliche psychische Schwankungen des diastolischen Druckes bei
Arteriosklerose vorkommen. Letzterem Verhalten des diastolischen
Druckes hatten wir einen besonderen diagnostischen Wert beigemessen
und den Satz aufgestellt: »Psychisch bedingte Schwankungen des diastolischen Druckes, die mehr als 15% der systolischen Schwankungen
ausmachen, sprechen für Arteriosklerose«.

Betrachten wir nun das Diagramm Fig. 15, welches von einem typischen Arteriosklerotiker mit Hypertonie, ohne Herzinsuffizienz, stammt,
so sehen wir, daß die Schwankungen des systolischen und diastolischen
Druckes nach der Arbeit fast parallel verlaufen, jedoch beide nach
vier Minuten annähernd die Norm wieder erreichen. Dieses Verhalten
ist, wenn auch nicht immer so deutlich wie in diesem Falle, nach

unserer Erfahrung für Arteriosklerose charakteristisch und daher diagnostisch wichtig.

Endlich kommen wir noch zur Besprechung der Funktionsprüfung
»nervöser Herzen«. Oft sind sicherlich die Beschwerden über Herzklopfen, Druck in der Herzgegend, Präkordialangst, Schmerzen in der
Brust usw., über die Nervöse klagen, rein subjektiv, als psychoneu-
rotische Phänomene aufzufassen und durch keinerlei organische oder
funktionelle nachweisbare Veränderung erklärt. Die Funktionsprüfung
des Herzens dieser Patienten ergibt ein normales Diagramm, welches,
je nach dem Grad des Trainings des Organs, innerhalb der als normal
angegebenen Grenzen sich bewegt. Ganz anders ist es jedoch bei

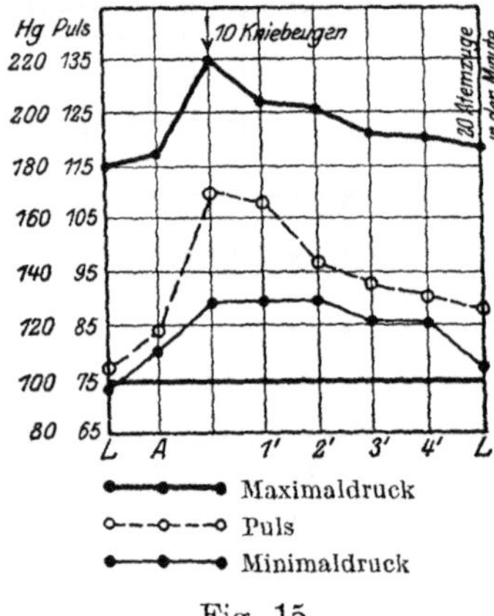

Fig. 15.

Periphere Arteriosklerose ohne
Herzinsuffizienz.

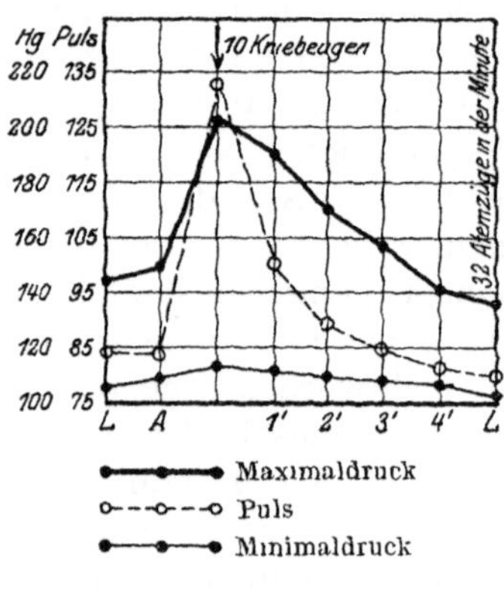

Fig. 16.

„Nervöses" Herz; leichte Hypertonie. Starke Arbeitsdyspnoe.

manchen, meist kräftig gebauten, nur als mäßig nervös anzusprechenden
Patienten, die in ihrer Anamnese teils körperliche Überanstrengung
(Sport, Felddienst), teils auch leichte Infektionen, aufweisen und die,
neben den üblichen »nervösen« Herzbeschwerden hauptsächlich über
Arbeitsdyspnoe und Schlafstörungen klagen. Bei diesen Patienten
ergibt die physikalische Untersuchung des Herzens meist wenig; der
erste Ton an der Spitze ist manchmal unrein, der zweite Aortenton
etwas akzentuiert; die Herzdämpfung ist manchmal etwas nach links
verbreitert und auch die Durchleuchtung respektive Orthodiagraphie
zeigt leichte Dilatation respektive Hypertrophie des linken Ventrikels.
Hier und da erscheint auch die Aorta etwas breit. Meist besteht
eine leichte Hypertonie, so daß dann von einer Präsklerose im Sinne
Huchards gesprochen werden kann.

Die Funktionsprüfung dieser Fälle ergibt nun das Diagramm Fig. 16.
An diesem sehen wir, daß das Herz auf Arbeit mit abnorm hoher

Vermehrung des systolischen Druckes sowie des Pulses reagiert, daß jedoch sowohl Druck wie Puls in der normalen Zeit wieder zur Norm zurückkehren. Es kann also nicht von einer Insuffizienz des Organs gesprochen werden; es arbeitet im Gegenteil mit einem unnötigen Aufwand von Energie.

Ähnliches zeigt das Diagramm Fig. 17, welches von einem Patienten stammt, bei dem als Ursache für die subjektiv sehr unangenehmen »Herzbeschwerden« ein leichter Grad von Thyreoidismus angesprochen werden kann.

Die pulsdynamische Untersuchung dieser Formen von »Cor nervosum« mit dem Christenschen Energometer ergeben eine ganz charakteristische Kurve. Vergleicht man dieselbe (Fig. 18, Nr. 3) mit einer normalen Energiekurve (Fig. 18, Nr. 1), so sieht man, daß diese Herzen »unter Entfaltung einer unnötigen Energie« ein unnötig großes Quantum Blut bei jeder Systole in die peripheren

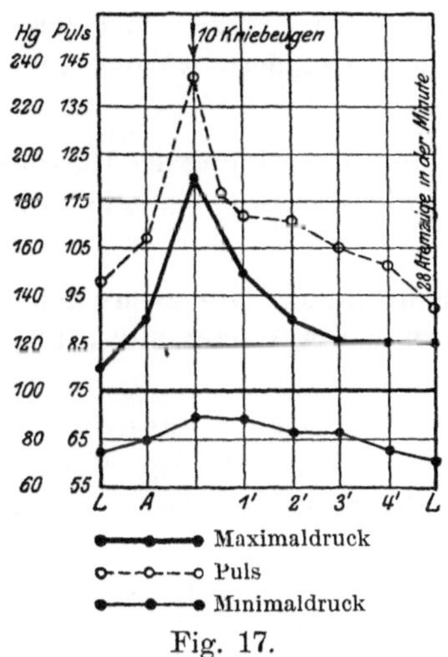

● Maximaldruck
○ Puls
● Minimaldruck

Fig. 17.

„Nervöses" Herz. Thyreoidismus. Arbeitsdyspnoe.

Arterien werfen. Ganz ähnlich verhalten sich Herzen mit Aortenklappeninsuffizienz. Sie bilden funktionell das Gegenstück zur Insuffizienz des Herzens (Fig. 18, Nr. 2).

Trotzdem diese Herzen keineswegs insuffiziert sind, so sind sie doch nicht als normal in ihrer Funktion zu betrachten. Infolge ihres unnötigen Aufwandes an Energie bei der geringsten Anforderung ermüden sie sehr schnell und versagen dann; sie sind wie manche Rennpferde, die glänzend starten und dann nicht bis zum Schluß des Rennens aushalten. Wodurch diese Störungen der Herzfunktion bedingt

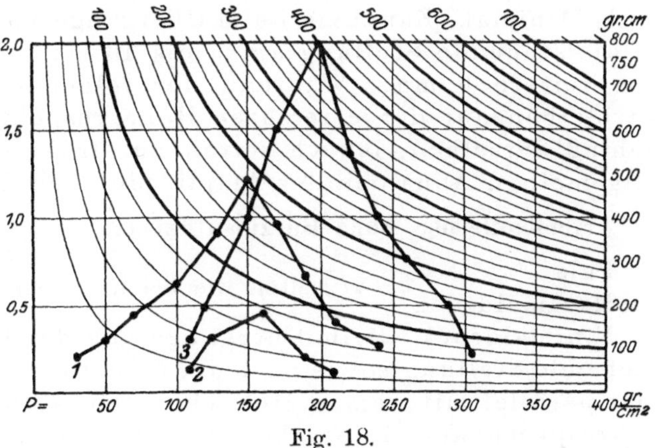

Fig. 18.

Pulsdynamische Energometer-Kurven.

Kurve 1: Normales kräftiges Herz. — Kurve 2: Insuffiziertes Herz. — Kurve 3: Cor nervosum.

sind, ist nicht immer festzustellen. Wir glauben, daß meist irgendeine Form von Infektion oder Intoxikation vorliegt. Unter Kriegsteilnehmern, das heißt unter den Heeresangehörigen, die wegen »Herzstörungen« aus dem Felde zurückgeschickt werden, findet man zurzeit viel dieser »hypersthenischen« Herzen, die unter der Diagnose »Vagotonie«, »vasomotorische Herzneurose« usw. stehen.

Fassen wir nun die Ergebnisse unserer Funktionsprüfung des Herzens bei Störungen der Zirkulation zusammen, so können wir folgende Satze aufstellen:

Chronische respektive latente Herzinsuffizienz, „Herzschwäche‟ im weitesten Sinne des Wortes, organisch bedingt oder nur „funktionell‟.

Puls. Zunahme beim Übergange von der liegenden in die stehende Stellung um 10 bis 20 Schläge in der Minute und manchmal darüber, nach der Arbeit um weitere 20 bis 30 Schläge und darüber. Nur langsame Rückkehr zur Norm, oft erst nach zehn Minuten und noch länger, jedenfalls nicht innerhalb der vier Minuten des Experiments.

Blutdruck. a) Maximal. Beim Übergange von der liegenden in die stehende Stellung keine Zunahme, manchmal sogar eine leichte Abnahme. Nach der Arbeit nur unbetrachtliche Zunahme (höchstens um 10 mm Hg), die während der fünf Minuten nach der Arbeit bestehen bleibt.

b) Minimal. Zunahme beim Übergange von der liegenden in die stehende Stellung um 5 bis 10 mm, nach der Arbeit um weitere 5 mm. Während der folgenden vier Minuten Verbleiben auf der erreichten Höhe respektive Sinken am Schluß derselben, jedoch selten zur früheren Norm. — Im allgemeinen Abnahme der Amplitude nach der Arbeit.

Arteriosklerose, ohne Herzinsuffizienz.

Puls
Maximaldruck } Verhalten wie bei normalen Gefäßen,

Minimaldruck. Beim Übergange von der liegenden in die stehende Stellung sowie nach der Arbeit bewegt sich derselbe fast parallel mit dem systolischen Druck, und zwar um so ausgesprochener, je stärker die Sklerose ist (Zunahme im ganzen um bis 30 mm Hg).

Hypersthenische „nervöse‟ Herzen, ohne Insuffizienz.

Übertrieben hohe Zunahme des Pulses (30 und darüber) und des systolischen Druckes (über 30 mm Hg), während der diastolische Druck nicht mehr wie normal schwankt. Rückkehr von Puls und Blutdruck zur Norm in längstens vier Minuten.

Es gibt nun natürlich zwischen diesen aufgestellten Typen alle möglichen Übergangsstufen, auch hier Grenzfälle zwischen Normalem und Pathologischem, deren Beurteilung von subjektiven Momenten abhängt. Jedoch leistet die beschriebene Methode für die Praxis recht Brauchbares.

Bestimmung des Blutdrucks in den Venen.

Moritz und Tabora haben neuerdings eine Methode angegeben, den Druck in den oberflächlichen Venen exakt zu bestimmen, dadurch, daß eine mit einem Manometer verbundene Kanüle in die Medianvene eingestochen wird; der normale Venendruck beträgt im Mittel 52 mm Wasserdruck; unter pathologischen Verhältnissen (Hochdruckstauung) kann er bis 320 mm Wasser betragen.

Praktische Bedeutung der Blutdruckmessung.

Dieselbe ergibt sich aus dem oben Gesagten. Wenn auch der »Blutdruck«, den wir unblutig messen, kein physikalisch streng definierbarer Begriff ist, so stellt er doch eine klinisch wertvolle Größe dar, deren genaue Bestimmung ein intregaler Teil der modernen Kreislaufdiagnostik geworden ist; und eine genaue Blutdruckmessung ist nur instrumentell möglich, denn auch der Geübte kann sich bei der Schätzung des Blutdruckes durch Palpation der Radialis in gewissen Fallen grob irren. Es ware nur wünschenswert, daß sich in allen Ländern die ausschließliche Verwendung von gleich breiten Oberarmmanschetten sowie von Manometern mit Hg-Skala einbürgerten, damit die gewonnenen Werte ohne weiteres miteinander verglichen werden könnten.

II. Die pulsdynamischen Untersuchungsmethoden.

Die Statik studiert das Gleichgewicht von Kräften. Mit Apparaten, die möglichst frei von Trägheit sind, kann man die zeitlichen Veränderungen selbst rasch wechselnder Kräfte zur Darstellung bringen; das tut z. B. der Sphygmograph. Das Verhältnis der Kraft zu der Oberfläche, auf die sie einwirkt, nennt man »Druck«. Druckgrößen bestimmt man mit Hilfe der Sphygmotonometrie, der oben beschriebenen Blutdruckmessung.

Aber eine dynamische Frage löst weder die Sphygmographie noch die Blutdruckmessung, noch die Elektrokardiographie; denn die

Dynamik studiert nicht das Gleichgewicht, sondern die Wirkung der Kräfte, vor allem deren wichtigste Wirkung, die Arbeit oder mechanische Energie.

Die dynamische Pulsuntersuchung bezweckt nun, die Beschaffenheit des Pulses, wie wir sie am Radialpuls mit dem Finger fühlen, völlig objektiv zahlenmäßig auszudrücken und graphisch darzustellen. Diese Qualität des Pulses wird bedingt durch zwei ineinandergreifende Momente, durch die Arbeit des Herzens und das Verhalten der Gefäße während derselben.

Die wichtigsten Eigenschaften des Pulses, welche durch die Palpation mehr oder minder genau, je nach der Übung des Untersuchers, geschätzt werden können, sind seine Füllung und seine Intensität, abgesehen von seiner Frequenz und seinem Rhythmus.

Die **Füllung** des Pulses (nicht zu verwechseln mit dem »Pulsvolumen«) ist die systolische Volumzunahme des der Beobachtung unterliegenden Arterienstückes, ausgedrückt in Kubikzentimetern.

Die **Intensität** ist die mechanische Energie des Pulsstoßes, ausgedrückt in Gramm/Zentimetern.

Unter Pulsstoß versteht man die Gesamtheit derjenigen mechanischen Vorgänge, die das Volumen eines begrenzten Arterienstückes von seinem diastolischen Minimum auf sein systolisches Maximum bringen, mit anderen Worten, welche die Füllung hervorrufen; die »Energie des Pulsstoßes« ist diejenige Arbeit, welche nötig ist, um die Füllung des Pulses hervorzubringen.

Die bei der Füllung der Arterie geleistete mechanische Arbeit ist stets gleich dem Produkt aus der Volumgröße dieser Füllung und dem Druck, gegen den die Füllung stattfindet.

Füllung und Intensität des Pulses sind schon normalerweise bei großen und schweren Individuen größer als bei kleinen und schmächtigen. Um nun allgemein vergleichbare Werte zu erhalten, müssen die in Kubikzentimetern ausgedrückte Füllung der Arterie und die in Grammzentimetern ausgedrückte Intensität des Pulsstoßes in Beziehung gesetzt werden zu dem Gewicht des Patienten.

Somit wäre die **spezifische Füllung** des Pulses gleich der absoluten Füllung (ausgedrückt in Kubikzentimetern), dividiert durch das Körpergewicht (ausgedrückt in Kilogramm). Eine Vermehrung dieser Größe muß als pulsatorische Plethora, eine Verminderung derselben als pulsatorische Ischämie bezeichnet werden.

Die **spezifische Hebung** dagegen (als relatives Maß für die Intensität des Pulsstoßes) ist gleich der Intensität des

Pulses (ausgedrückt in Gramm/Zentimetern) dividiert durch das Körpergewicht (ausgedrückt in Kilogramm). Eine Vermehrung dieser Größe muß als pulsatorische Hyperintensität, eine Verminderung derselben als pulsatorische Insuffizienz bezeichnet werden.

Wollen wir uns über die Größe der Leistung, d. h. der Arbeit in der Zeiteinheit eine Vorstellung bilden, so müssen wir auch die Pulsfrequenz berücksichtigen. Die Durchblutung der Gewebe ist um so besser, nicht nur je starker der einzelne Puls ist, sondern auch je haufiger er in der Minute arbeitet. Die Leistung ist nun der Quotient aus der vollbrachten Arbeit und der Zeit, in welcher sie vollbracht wurde. Ist z. B. die Arbeit des Pulsstoßes $= A$, die Pulsfrequenz $= n$ in der Minute, so ist die Leistung $L = n \cdot A$. Nimmt man die Stunde als Zeiteinheit, so wird die Leistung nach folgender Formel berechnet:

$$L = \frac{n \cdot A}{60}.$$

Die beiden zur Verwendung kommenden pulsdynamischen Untersuchungsmethoden sind die Christensche Energometrie und die Sahlische Sphygmobolometrie.

Energometrie nach Christen.

Das Energometerprinzip bildet die Grundlage der dynamischen Pulsdiagnostik.

Das Energometer beantwortet folgende zwei Fragen:

1. Wie groß ist bei einem beliebig gewählten Manschettendruck die systolische Volumzunahme der unter der Manschette liegenden Arterien? (»Füllung«.)

2. Wie groß ist die hierfür vom Pulse geleistete Arbeit? (»Intensität«).

Beide Größen haben bei je einem bestimmten, aber individuell verschiedenen Drucke (Optimaldruck) ein Maximum. Man findet diesen Punkt am sichersten durch eine Reihe von Bestimmungen bei verschiedenen Manschettendrucken.

Mit Hilfe des Energometers wird das Blutvolumen, welches die durch den Puls in einer pneumatischen Manschette hervorgebrachte Druckschwankung bedingt, dadurch gemessen, daß man an einer, mit der Manschette kommunizierenden Spritze den Stempel so weit vorschiebt, bis die Oszillation sich gerade um ihre eigene Breite verschoben hat. Diese Oszillation wird an der Nadel eines, ebenfalls mit der Manschette kommunizierendes Metallmanometers, die durch den Pulsstoß in Schwingungen gerät, abgelesen (Fig. 19).

Das Experiment. 1. Bei Messungen am Oberarm sitzt der Patient und hält den Unterarm in irgendeiner bequemen Lage. In beiden Fällen muß die Muskulatur entspannt sein.

Bei Messungen am Unterschenkel, die vorzuziehen sind[1]), stülpt man die Manschette über den Fuß des horizontal liegenden Patienten und schiebt sie aufwärts, bis ihre Mitte sich über dem größten Umfange der Wade befindet. Man zieht das Seidenband mäßig an und schraubt es mit dem Schlüssel S fest. Wie fest, ist Sache der Übung. Die Grenzen des Erlaubten sind breit.

Bilden sich bei starkem Aufblähen Falten unter den Rändern, so liegt die Manschette zu locker. Zeigt das Manometer bei 30 oder gar bei 50 g/cm² noch keine Oszillationen, so liegt die Manschette zu fest. Bei Arteriosklerosen darf sie straffer gespannt sein, als bei Kachexien.

2. Man stellt mit Hilfe der Kurbel Z den Stempel der Volumspritze auf Null, schließt mit dem Hahn H das Reservevolumen R aus und stellt den Hahn K auf 1.

3. Man pumpt Luft in die Manschette mit Hilfe der kleinen Füllspritze F.

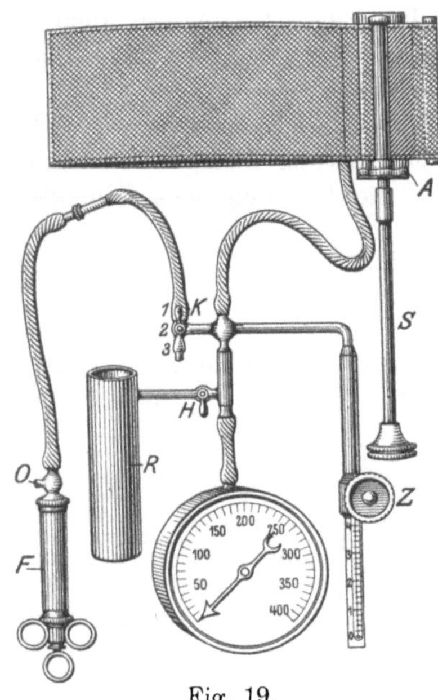

Fig. 19.

Christenscher Energometer.

4. Man stellt den Hahn K auf 2, um Luftverluste durch die Ventile der Füllspritze zu verhüten.

5. Man beobachtet auf dem Manometer eine Oszillation zwischen zwei Extremen, P_1 und P_2, merkt sich deren Mitte

$$P = \frac{P_1 + P_2}{2}$$

und dreht dann die Stellschraube Z der Volumspritze so weit, bis die Oszillation sich um ihre eigene Breite verschoben hat, d. h. bis deren obere Grenze zur unteren Grenze geworden ist. Dann liest man das gesuchte Blutvolumen an der Skala der Volumspritze ab.

---

1) Die angeführten Diagramme sind alle durch Messungen am Unterschenkel erhalten.

Die Arbeit (Energie), welche die Pulswelle leistet durch Vortreiben des Volumens V entgegen dem Manschettendrucke P, ist dann

$$E = P\ V.$$

Bei intensiven Pulsen, speziell bei Aorteninsuffizienz, kann es vorkommen, daß das Manometer schleudert, d. h. über den systolischen Gipfel hinansschießt. Es tritt dies meist dann ein, wenn die Oszillation die Amplitude von 10 g/cm² merklich überschreitet. In diesem Falle reduziert man die Amplitude durch Öffnen des Hahnes H, wodurch das Reservevolumen R mit dem Druckraum in Verbindung gesetzt wird.

6. Zum Ablassen der Luft stellt man den Hahn K auf 3. Zum Entfernen der Manschette drückt man den Knopf der Arretiervorrichtung A und löst die Schlauchverschraubung.

Dabei sei noch ausdrücklich hervorgehoben, daß die Resultate der Energometrie erwiesenermaßen weder von der Dicke der Weichteile noch von der Größe des Luftvolumens beeinflußt werden.

Das dynamische Diagramm des Pulses. Man wiederholt das Energometerexperiment bei verschiedenen, um 10—15 Teilstriche voneinander entfernten Drucken, schreibt sich all diese Druckwerte und daneben die gefundene zugehörige Volumgröße auf. Darauf trägt man das Resultat jeder einzelnen Messung derart auf dem von Christen angegebenen Diagrammformular ein, daß der eingezeichnete Punkt den Druck als Abszisse und das zugehörige Volumen als Ordinate erhält. Die einzelnen Punkte werden miteinander verbunden, wodurch die sog. Volumkurve entsteht, welche als eine »dynamische Funktion« aufzufassen ist.

Die zu jedem Punkte der Volumkurve gehörige Energie erhält man, wie oben bereits gesagt, durch Multiplikation der Druckwerte mit den entsprechenden Volumwerten. Diese Multiplikation wird jedoch dadurch praktisch unnötig, daß der gesuchte Energiewert an den in das Formular eingezeichneten Hyperbeln ohne weiteres abzulesen ist.

Die Spitze der Volumkurve entspricht bei normaler Zirkulation dem höchsten Energiewert.

Versuchsfehler. Die Versuchsfehler fallen selbstverständlich um so kleiner aus, je mehr Übung der Untersuchende hat, und dieselbe ist in ganz kurzer Zeit zu erlernen. Je niedriger die Volumwerte sind, desto eher sind Versuchsfehler möglich. Einen recht guten Anhaltspunkt für die Sicherheit des Arbeitens gibt das dynamische Diagramm, welches um so regelmäßiger ausfällt, d. h. um so weniger Buckel aufweist, je besser man arbeitet.

Nur bei unregelmäßigen Pulsen ist es sehr schwierig, regelmäßige Diagramme zu erhalten, da in diesem Falle die Füllung nicht bei jedem Pulsschlag dieselbe ist. Doch ist die Unsicherheit der Resultate bei irregulären Pulsen nicht in der Methode selbst, sondern in dem Charakter der Irregularität zu suchen.

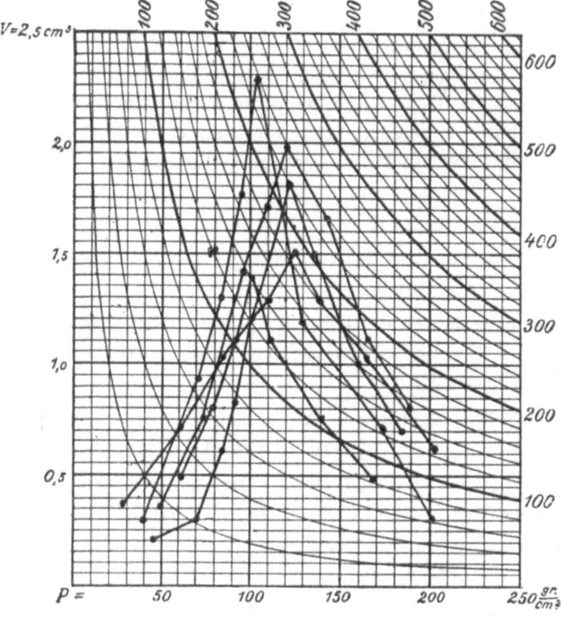

Fig. 20.

Normale Energometerdiagramme; Männer mit völlig gesundem Zirkulationsapparat, zwischen 20 und 50 Jahren.

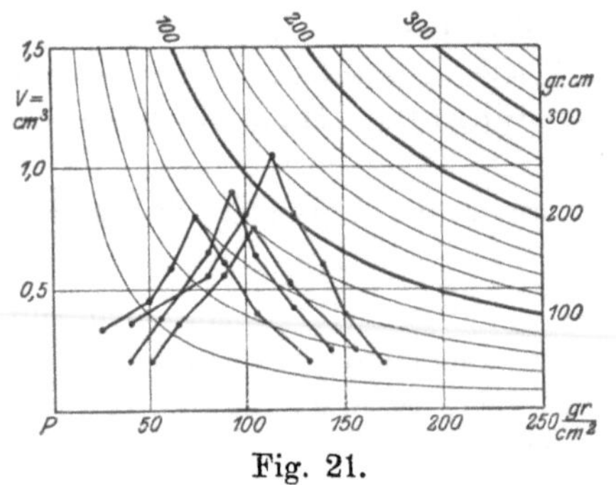

Fig. 21.

Normale Energometerdiagramme bei herz-gesunden erwachsenen Frauen.

Genaue Resultate liefert natürlich der Energometer nur, wenn er absolut dicht ist. Hat man ein Instrument einige Zeit lang nicht benutzt, so kann es vorkommen, daß sich während des Messens langsame Drucksenkungen geltend machen; dieselben hören jedoch auf, wenn man die Manschette während 2—4 Minuten unter einer Spannung von 300—350 Atm. beläßt. Mit einem wirklich undicht gewordenen Apparat läßt sich natürlich nicht mehr arbeiten.

Physiologische Daten. Es ist bereits oben erwähnt, daß Füllung und Intensität des Pulses abhängig sind von der Körpergröße und dem Körpergewicht. Somit ist die Grenze des noch normalen Pulsdiagrammes beim gesunden Menschen nach oben und unten relativ weit zu ziehen; es ist selbstverständlich auch aus denselben Gründen das Diagramm der Frau durchschnittlich kleiner als dasjenige des Mannes, das Diagramm des Kindes noch kleiner.

Zur richtigen Beurteilung des Pulses müssen wir in jedem Falle »Ruhewerte« erstreben; daher lassen wir vor der Messung die Patienten immer einige Minuten ruhig liegen, um jeden Einfluß der Muskelarbeit auszuschalten; ferner sind Messungen innerhalb der zwei Stunden nach einer reichlichen Mahlzeit besser zu unterlassen. Vasomotorische Reize, wie die der

Kälte, der zu großen Wärme, einer durch die Messungen selbst beim Patienten hervorgerufenen psychischen Erregung, sind tunlichst zu vermeiden; gerade um letztere auszuschließen, ziehen wir die Messung am Unterschenkel in Rückenlage derjenigen am Oberarm vor, weil in letzterem Falle die Aufmerksamkeit des Patienten durch das Zusehen angespannt wird.

Fig. 20 zeigt nun die verschiedenen Formen von Volumkurven, die beim gesunden Menschen von 20—50 Jahren vorkommen können. Nach unserer Erfahrung erreicht der Gipfel der Volumkurve eines gesunden Mannes nie eine Höhe, die über 2,3 cm^3 bei einem Druck von höchstens 130 g/cm^2 und unter 1,2 cm^3 bei einem Druck von 80 g/cm^2 liegt (Unterschenkelmessung). Bei Frauen sind die Diagramme meist kleiner (Fig. 21), doch auch bei gut trainierten Herzen ebenso groß wie beim Manne.

Wie groß nun die individuellen Schwankungen des Pulses, energometrisch gemessen, bei ein und demselben Menschen sein können, zeigt z. B. Fig. 22, die die Wirkung des Alkohols auf Herz und Gefäße darstellt. Kurve 1 ist die Normalkurve des betreffenden 32 jährigen gesunden

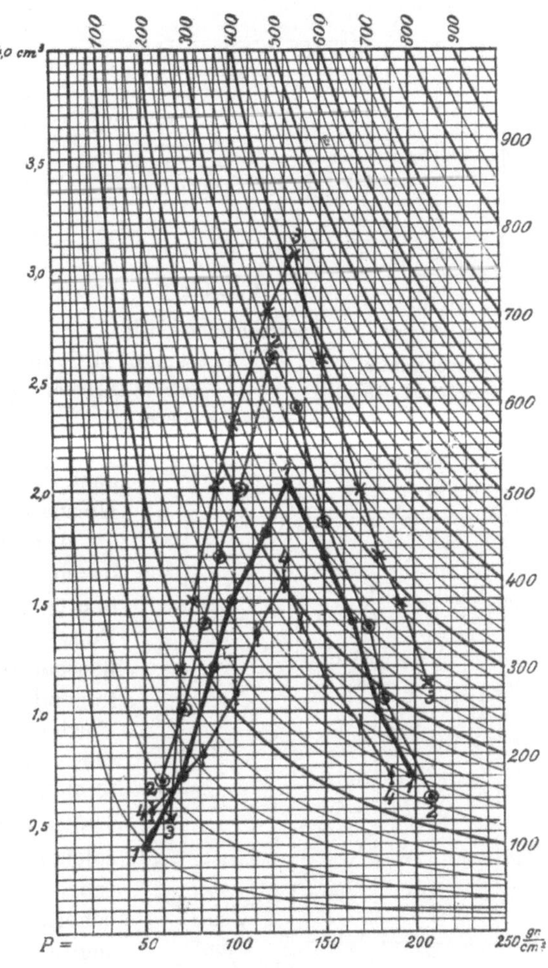

Fig. 22.

Alkoholversuch (32 jähriger gesunder Mann).
Kurve 1. Normaldiagramm.
  ,,   2. 10 Minuten nach Einnahme von 120 g Kognak
  ,,   3. 25   ,,   ,,   ,,   ,, 120 g ,,
  ,,   4. 40   ,,   ,,   ,,   ,, 120 g ,,
wieder Kurve 1. 60 Min. nach Einn. von 120 g Kogn.
(Pat. dauernd in Rückenlage.)

Mannes, aufgenommen nach einer Stunde ruhigen Liegens im Dunkeln.
Darauf erhielt der Betreffende 120 g Kognak; nach 10 Minuten ergab
die Messung die Kurve 2 (Vol.: 2,7 cm³, Arbeit: 320 g/cm im Gipfelpunkt); nach 25 Minuten Kurve 3 (Vol.: 3,1 cm³, Arbeit: 420 g/cm); nach 40 Minuten erhalten wir die Kurve 4, die eine deutliche Depression zeigt (Vol.: 1,7 cm³, Arbeit: 200 g/cm); erst nach 60 Minuten war wieder die Normalkurve 1 festzustellen.

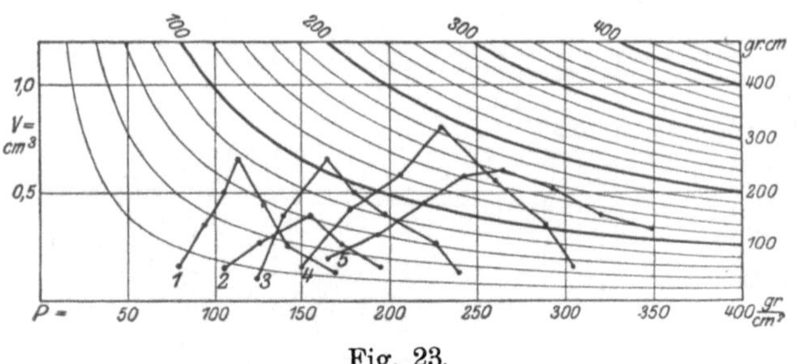

Fig. 23.

Herzschwäche bei:

1. Chloroanämie.
2. Chron. Myocarditis.
3. dekomp. Mitralinsuffizienz.
4. Arteriosklerose.
5. Schrumpfniere.

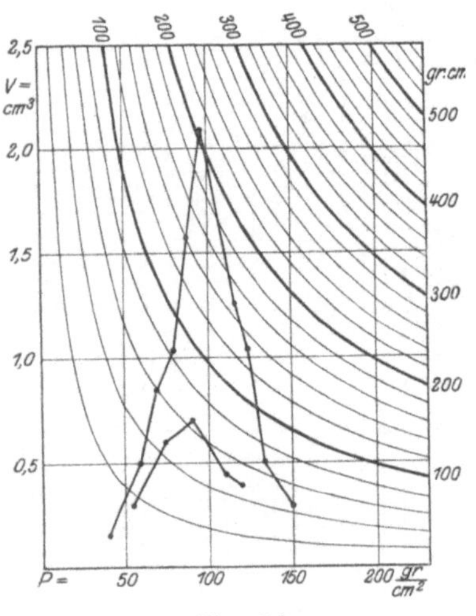

Fig. 24.

1. Niedrige Kurve: Depressive Neurasthenie mit funktioneller Herzschwäche;
2. Vagotonie mit Cor nervosum.

(Beide Männer 30 Jahre alt und 70 kg schwer.)

Auf dieselbe Art und Weise sind durch die Energometrie die vorübergehenden Veränderungen des Pulses unter allen möglichen Einflüssen, wie Körperarbeit und nachfolgende Ermüdung, Bäder, Massage, Verdauung, Temperatur, Einwirkung von Arzneimitteln wie Adrenalin, Koffein usw., leicht festzustellen. Insbesondere wird man sich bei solchen Untersuchungen klar, wie sehr, besonders bei nervösen Menschen, die vasomotorische Komponente des Pulses dessen Qualität beeinflußt.

Pathologie. Herzschwäche: Dieselbe und die damit verbundene schlechte Durchblutung der Peripherie drückt sich durch das geringe Volumen des Pulsstoßes, durch die geringe Höhe des dynamischen Diagramms aus. Je höher dabei der Blutdruck ist, desto mehr liegt das Diagramm nach rechts. Hierbei läßt sich jedoch aus dem Diagramm nicht ersehen, welcher Art die Herzinsuffizienz ist, ob sie funktionell oder organisch bedingt ist.

Einige Beispiele liefert Fig. 23. Charakteristisch ist in derselben Kurve 4 die Herzschwäche bei Arteriosklerose mit Hypertonie und Kurve 5 die Herzinsuffizienz bei Schrumpfniere, da auch bei hohem Blutdruck. In letzterem Falle sieht man, wie gering die Füllungs- und auch die Energiewerte trotz sehr hohen Blutdrucks sein können.

Fig. 24 zeigt zwei diagnostisch wichtige Diagramme; das erste ist dasjenige einer depressiven Neurasthenie, das zweite eines aufgeregten Neurotikers; im ersten Falle liegt relative pulsatorische Ischämie, im zweiten relative pulsatorische Plethora vor, im ersten Falle ein asthenisches, im zweiten Falle ein sich abhetzendes, unnötig stark arbeitendes Herz vor. Beide Individuen waren gleich alt, gleich schwer und gleich groß, beide mit anatomisch normalen Herzen.

Es ist nun in jedem einzelnen Falle sehr schwierig, ja oft unmöglich zu entscheiden, welchen Anteil an dem Zustandekommen einer bestimmten Pulsqualität das Herz, welchen Anteil andererseits die Gefäße daran haben. Denn die Qualität des Pulses, den wir an der Radialis palpieren, wird bedingt durch das Ineinandergreifen zweier Komponenten, der Herzkomponente und der Gefäßkomponente.

Bei anatomisch ganz normalen Gefäßen ist die Herzkomponente des Pulses ausschlaggebend; sie, fast ausschließlich, bedingt die Pulsqualität. Stärkere vasomotorische Reaktionen können selbstverständlich das Pulsbild beeinflussen, doch ist dies immer nur vorübergehend der Fall. Leider wurden bisher oft diese rein vasomotorischen, vorübergehenden Veränderungen der Pulsqualität sowohl bei pulsdynamischen, wie auch bei plethysmographischen Untersuchungen ungenügend beachtet, bzw. falsch gedeutet; sie können zu Trugschlüssen führen, besonders bei der Bewertung therapeutischer Maßnahmen auf das Herz. Um daher die Qualität eines Pulses möglichst exakt zu beurteilen, müssen störende lokale oder allgemeine vasomotorische Momente möglichst ausgeschaltet werden.

Ändert sich nun die anatomische Struktur der Gefäße, und zwar sowohl der Aorta, wie auch der peripheren Arterien, infolge entzündlicher oder degenerativer Prozesse, so tritt die Gefäßkomponente des Pulses neben der Herzkomponente stärker hervor, ja es kann so weit kommen, daß die Qualität des Pulses stärker durch die Arterienkomponente als durch die Herzkomponente beeinflußt, ja daß das letztere ausschlaggebend wird.

Bei anatomisch normalen Arterien können wir unterscheiden zwischen einer »toten« und einer »lebendigen« Elastizität der Arterienwand. Erstere als »physikalische«, letztere als »physiologische« Elastizität zu bezeichnen halten wir nicht für angebracht, denn diese beiden Begriffe lassen sich im lebenden Organismus nicht genau gegeneinander abgrenzen; es gibt ja im Leben keine physiologische Elastizität, die nicht zugleich eine physikalische wäre. Wenden wir hierbei die durch Christen und Zuppinger für die Definierung der Elastizität des Skelettmuskels aufgestellten Sätze auf die Arterie an, so läßt sich das Wesen ihrer Elastizität folgendermaßen beschreiben:

Ein Gummischlauch, der nur eine tote Elastizität besitzt, ist zwar »elastisch«, jedoch nicht »aktivierbar«, d. h. sein Nullvolumen und seine Elastizitätsfunktion sind ein für allemal gegeben.

Die Arterie dagegen ist »elastisch« und »aktivierbar«, d. h. ihr Nullvolumen und ihre ganze Elastizitätsfunktion sind nicht konstant, sondern von dem jeweiligen physiologischen Zustand, d. h. von dem Tonus, d. h. dem, den momentanen Bedürfnissen der Zirkulation angepaßten Kontraktionszustand abhängig. Die Einstellung dieses Tonus ist eine Funktion der Muskularis, reguliert durch zentrale Reize, während die »tote« Elastizität auf der Funktion des nur elastischen, nicht aber aktivierbaren elastischen Elementes der Arterienwand beruht. Beide Elastizitäten greifen bei normaler Beschaffenheit der Arterienwand in harmonischem Zusammenspiel ineinander ein.

Wenn nun ein entzündlicher oder degenerativer Prozeß in der Arterienwand Platz greift, so wird dadurch zunächst dasjenige Element geschädigt, das nur elastisch, nicht aber aktivierbar ist, nämlich die Elastika. Die Arterienwand wird schlaffer, sie weicht leichter dem Innendruck aus, ohne ihm den früheren Widerstand zu bieten. Infolgedessen dehnt sie sich langsam aus, besonders an den Stellen, die, wie die Brustaorta, den stärksten Anprall des Blutstroms auszuhalten haben. Weil aber die Funktion der Muskularis weiterbesteht, so ist selbst die Arterie mit zerstörter Elastika noch elastisch und aktivierbar. Nur sind ihre elastischen Kräfte kleiner, weil nur noch die Elastizität der Muskularis, entsprechend ihrem jeweiligen Tonus, besteht, während bei der intakten Arterie die Summe beider Elastizitäten wirkt.

Sobald nun die »tote« Elastizität der Arterienwand geschädigt ist, so tritt als Reaktion darauf zunächst die »lebendige« Elastizität nach Möglichkeit für sie ein, wie überhaupt im lebenden Organismus, zum Unterschied von der toten Maschine, jede physikalische Abnutzung zuerst kompensiert wird durch eine sich automatisch einstellende physiologische Regulierung, ein Vorgang, den wir in den verschiedensten Organen und Geweben beobachten können. Es ändert sich der mittlere Kontraktionszustand des Gefäßrohres, die peripheren Arterien schlängeln sich, sie werden länger, wohl auch zunächst weiter; es wird einerseits eine Besserung der Trophik erreicht, andererseits dem Blutstrom ein möglichst geringer Widerstand geleistet. Es gelingt nun dieses bei verschiedenen Individuen in verschiedenem Maße, wobei sicher eine individuelle angeborene Veranlagung eine große Rolle spielt. Wie groß diese Anpassungsfähigkeit an eine, auch weit fortgeschrittene physikalische Schädigung bzw. Abnutzung sein kann, zeigen uns die Fälle, in denen eine, auch beträchtliche Sklerose der Arterien die

Zirkulation kaum praktisch stört, wobei natürlich auch die individuelle Inanspruchnahme der Gefäße eine große Rolle spielt.

Erst wenn die Sklerose der Arterie weiter fortschreitet, wenn der eigentliche Verkalkungsprozeß, wenn es so weit kommt, Platz greift, wenn die ganze Wand der Arterie schrumpft oder durch unelastische Elemente verdickt wird, dann hört allmählich auch die »lebendige« Elastizität der Arterienwand immer mehr auf. Wenn dann auch noch histologisch in der Arterienwand Teile unversehrter Muskularis sich nachweisen lassen, so sind die nicht mehr imstande, die Arterie aktivierbar zu erhalten, weil die geschrumpfte Wand eine Ausdehnung der Zirkularis auf ihre Nulllänge gar nicht mehr zuläßt; auch die Wirkung der Vasomotoren hört dann auf.

Die Anwendung und praktische, d. h. diagnostische Deutung obiger theoretischer Begriffe wird aufs klarste illustriert durch die, mittels des Energometers gewonnenen pulsdynamischen Befunde.

Betrachten wir zunächst die Diagramme gut kompensierter Klappenfehler (Fig. 25), bei denen wir eine normale, d. h. relativ geringe

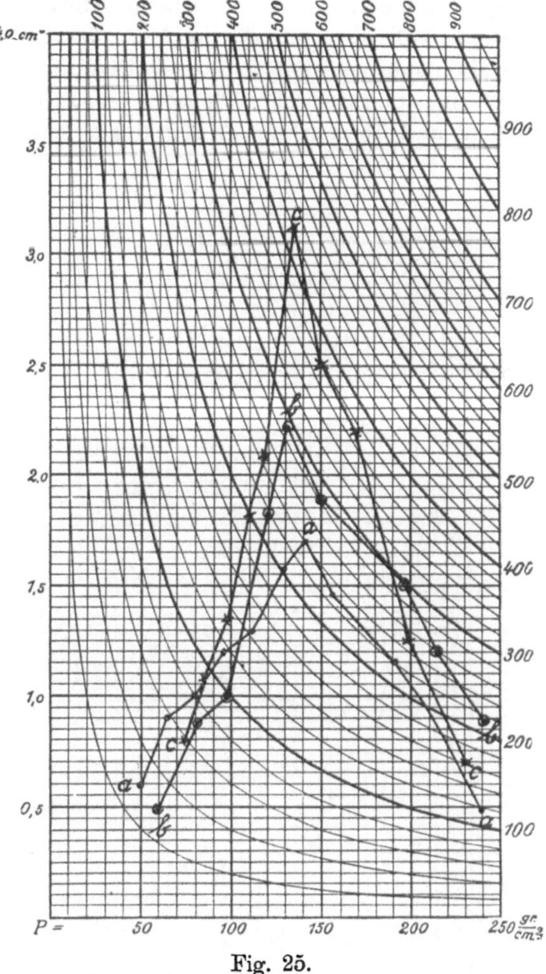

Fig. 25.

Gut kompensierte endokarditische Klappenfehler.

a) Mitralstenose (26 J.; 158 cm; 58,5 kg; Puls 78);
b) Mitralinsuffizienz (21 J.; 163 cm; 60,5 kg; Puls 82);
c) Aorteninsuffizienz (30 J.; 172 cm; 70 kg; Puls 80).

Einwirkung der Gefäßkomponente auf die Pulsqualität zu erwarten haben, so sehen wir, daß die Mitralstenose im allgemeinen eine geringe Füllung aufweist, die Mitralinsuffizienz, sowie die kombinierten Mitral- und Aortenfehler keine deutliche Abweichung von der Norm aufweisen, daß dagegen die endokarditische Aorteninsuffizienz ein charakteristisches, hohes, steiles Diagramm besitzt. Im letzten Falle liegt eine pulsatorische Plethora vor, hervorgerufen durch die vermehrte und übertriebene Arbeit des hypertrophischen linken Ventrikels,

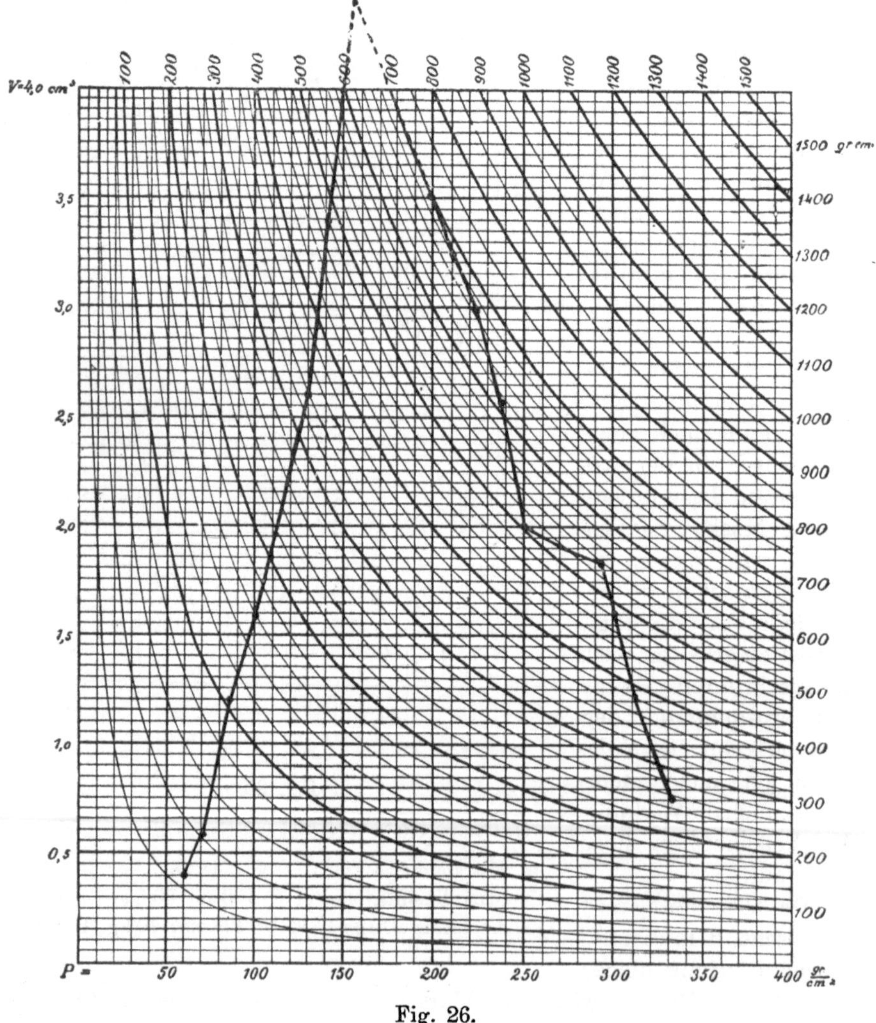

Fig. 26.

Gut kompensierte arterielle (luetische) Aorteninsuffizienz.
51 J., 171 cm, 73,5 kg, Puls 86. Blutdruck 60—195 mm Hg.

welcher infolge der Schlußunfähigkeit der Aortenklappe bei jeder Systole ein vermehrtes Quantum Blut in die Peripherie werfen muß; daher die Celerität und Höhe des stark gefüllten Pulses. Hier bedingt vorwiegend die Herzkomponente diese pulsatorische Plethora.

Noch ausgesprochener ist die pulsatorische Plethora bei der arteriellen, d. h. der durch einen, von der Aortenwand ausgehenden Prozeß entstehenden, meist luetischen Aorteninsuffizienz, weil dann, entsprechend den obigen einleitenden theoretischen Erwägungen, die starke Füllung nicht allein infolge des Klappendefektes, sondern auch gleichzeitig infolge der gestörten Elastizität der Aorta und der großen Gefäße zustande kommt; wir haben es also hier mit einem stärkeren Eingreifen der Gefäßkomponente in das dynamische Pulsbild zu tun (Fig. 26).

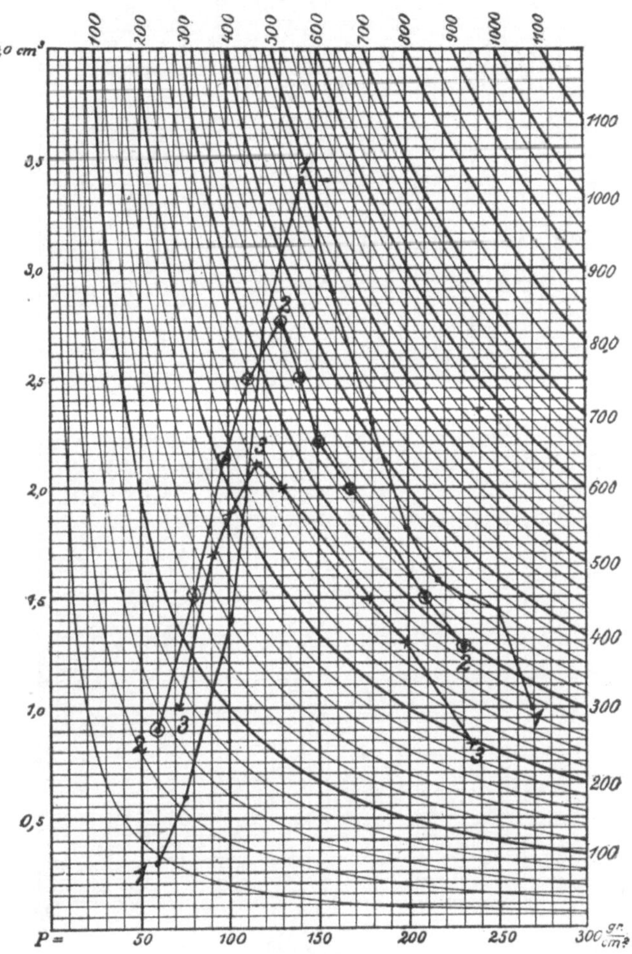

Fig. 27.

Frische luetische Aortitis.
1. Vor der spez. Behandlung;
2. nach 4 Wochen;
3. nach 8 Wochen (relative Heilung).
41 J., 180 cm, 76 kg. Puls 80.

Fig. 27 zeigt den Einfluß der spezifischen Behandlung auf eine frische luetische Aortitis; unter derselben wird allmählich aus der hohen und steilen, durch die größere Nachgiebigkeit bedingten Kurve 1 die normale Kurve 3; hier hatte die Gefäßkomponente allein das

Pulsbild verändert. In Fig. 28 ist der Erfolg der spezifischen Behandlung auf eine luetische Aortitis kein so guter gewesen, da sich allmählich eine Aorteninsuffizienz herausbildet, ähnlich wie bei Fig. 26.

Das Diagramm bei Aortenaneurysmen (Fig. 29) ist ein sehr verschiedenes, je nach der mehr oder minder großen Beteiligung der Aortenklappe, der mehr oder minder ausgesprochenen Erweiterung der Aorta und dem Grad von Sklerosierung derselben, sowie endlich je nach der Suffizienz des Herzmuskels. Kurve a stammt von einem Aneurysma der aufsteigenden Aorta mit Aorteninsuffizienz; Kurve b von einem Aneurysma des Arcus mit stärkerer peripherer Sklerose; Kurve c von einem Aneurysma der absteigenden Aorta; Kurve d endlich von einem großen diffusen Aneurysma mit Herzinsuffizienz, welche die geringe Füllung bedingt.

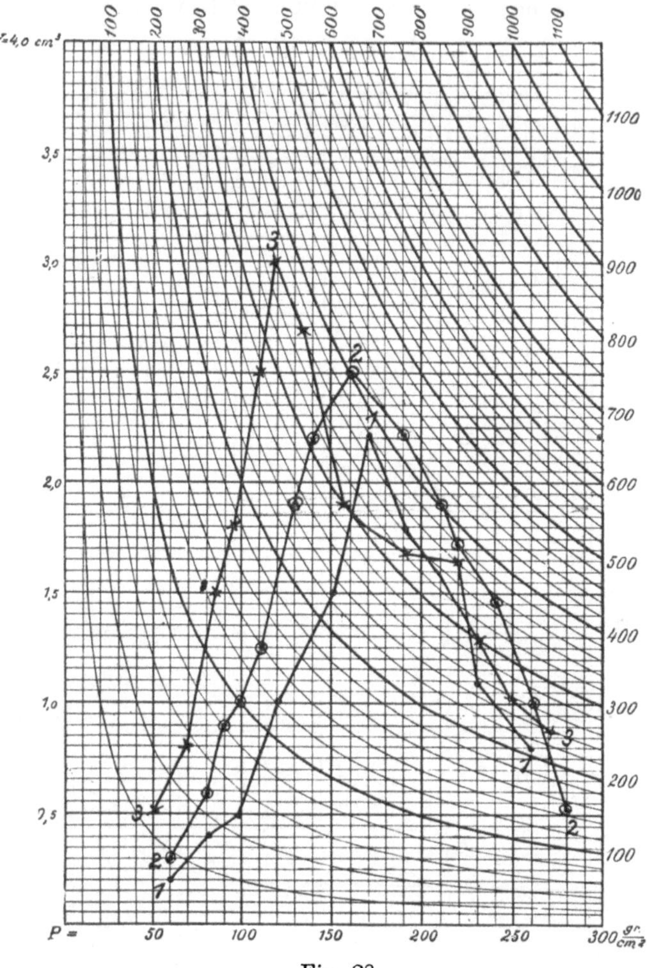

Fig. 28.

Subakute luetische Aortitis, in eine Aorteninsuffizienz auslaufend.

1. Vor der Behandlung; Angor pectoris; Aortenklappe kaum beteiligt;
2. nach 4 Wochen spez. Behandlung;
3.   „ 10   „   „   „
Klinische Aorteninsuffizienz. — 39 J., 180 cm, 80 kg.

Sehr interessant ist nun die Dynamik des Pulses in den Fällen von beginnender Arteriosklerose, vorwiegend der Aorta und der großen Arterie, die man klinisch als Präsklerose zu bezeichnen pflegt. Es

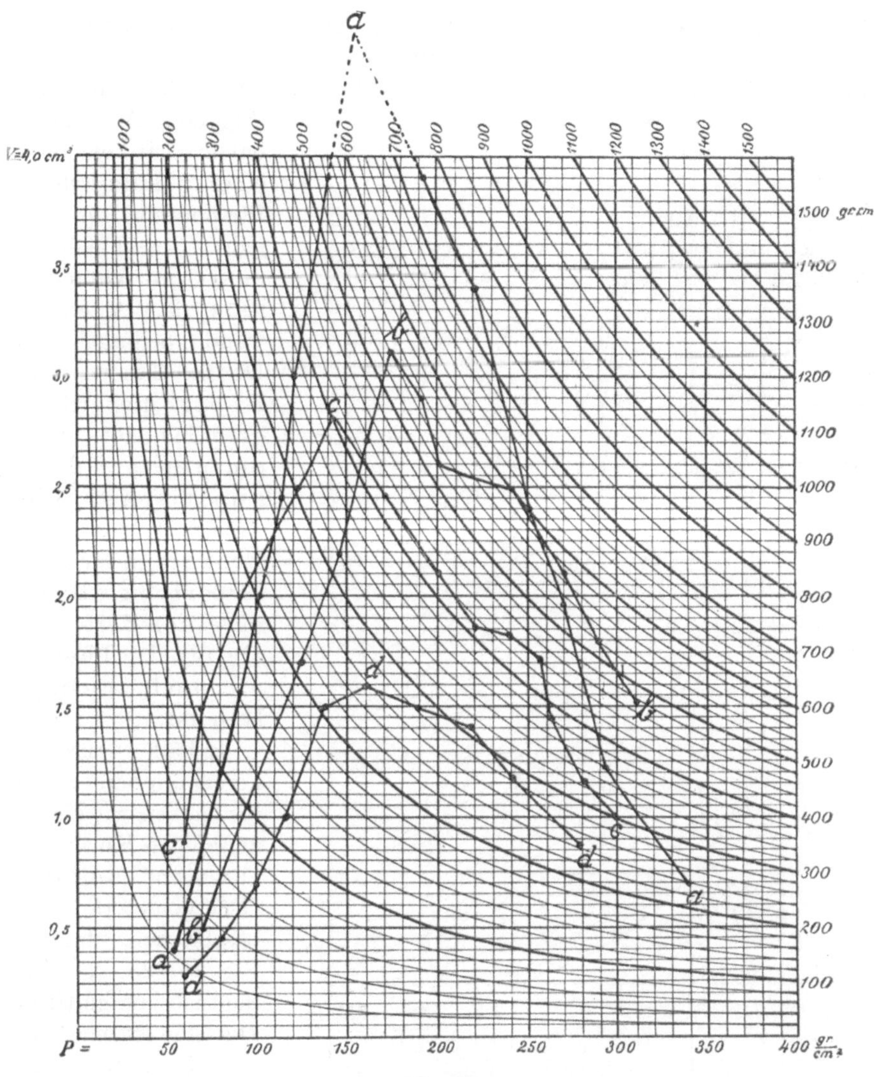

Fig. 29.

a) 52 J., 173 cm, 74 kg. Lautes diastol. Aortengeräusch; Kapillarpuls. Puls 80 in der Min. Blutdruck 70—180 mm Hg. W.-R. neg. (Lues neg.) Harn o. B.

b) 53 J., 171,5 cm, 75 kg. Lauter, klingender II. Aortenton; leises systolisch-diastol. Aortengeräusch. Puls 84 i. d. Min. Blutdruck 110—200 mm Hg. W.-R. neg. (Lues neg.) Harn o. B.

c) 59 J., 172 cm, 65 kg. Recurrenslähmung; leises diastol.-systol. Aortengeräusch. Puls 90 i. d. Min. Blutdruck 30—165 mm Hg. W.-R. +. Harn o. B.

d) 48 J., 170 cm, 74,5 kg. Sehr lautes diastol.-syst. Schwirren; mäßige Herz-insuff.; starke Dyspnoe. Puls 90 i. d. Min. Blutdruck 65—180 mm Hg. W.-R. +. Harn; Spur. Alb.; keine Zyl.

fällt nun auf, daß bei Präsklerose die Form der Energometerkurve sich ohne Ausnahme mit derjenigen der gut kompensierten endokarditischen Aorteninsuffizienz deckt, oder gar noch höher und spitzer ausfällt (Fig. 30). Auch hier haben wir es mit einer pulsatorischen Plethora zu tun, die jedoch ausschließlich durch die Veränderung der Arterienwand bedingt ist. Diese Form des Energometerdiagramms ist von eminenter diagnostischer Bedeutung für die Frühdiagnose der Arteriosklerose, zu einer Zeit, wo sie für die Therapie noch zugänglich ist.

In Fällen von stärkerer peripherer Sklerose haben wir einen auffälligen Knick im absteigenden Ast der Energometerkurve beschrieben, der in Fig. 26, 28, 29, 31 deutlich zutage tritt. Derselbe ist nicht als das Produkt eines Fehlers bei der Messung anzusehen, da er sich bei demselben Patienten immer wieder an derselben Stelle nachweisen

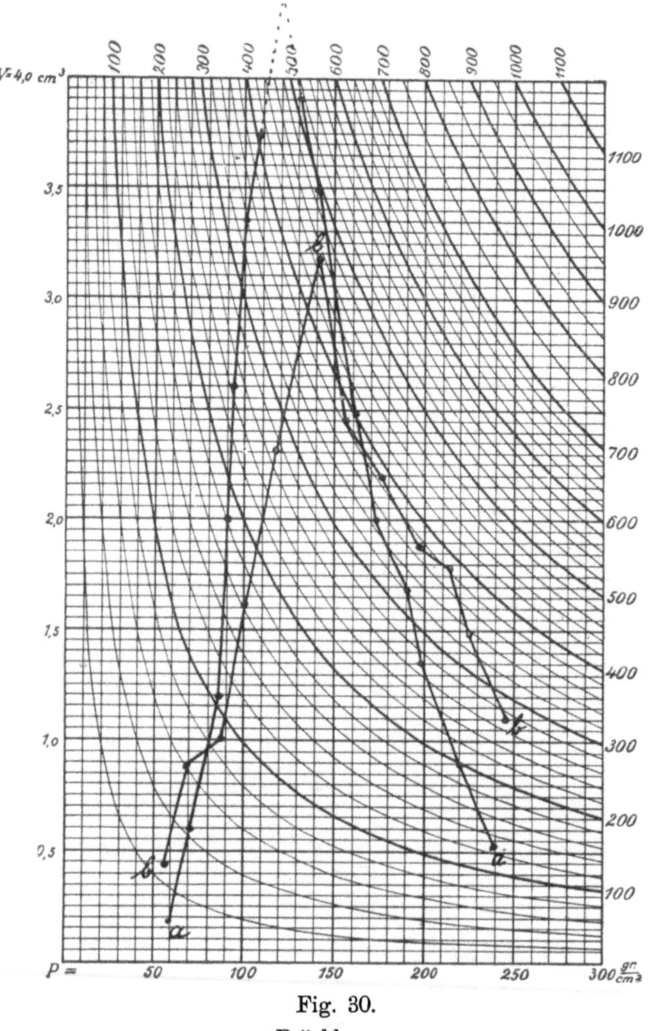

Fig. 30.

Präsklerose.

a) 39 J., 176,5 cm, 70 kg. Puls 72. Blutdruck 70—145 mm Hg.
b) 42 J., 179 cm, 96 kg. Puls 74. Blutdruck 65—100 mm Hg.

läßt, sondern seine Entstehung erklärt sich folgendermaßen:

Ist in einer Arterie der Innendruck größer als der Außendruck, so wirkt die Differenz beider Drucke von innen nach außen. Die Wand der Arterie wird auf »Spannung« beansprucht. In diesem »Spannungsgebiet« werden selbst durch große Zunahme des Innendrucks nur geringe Erweiterungen des Lumens hervorgebracht. Ist im Gegenteil der Außendruck größer als der Innendruck, aber doch nicht so groß,

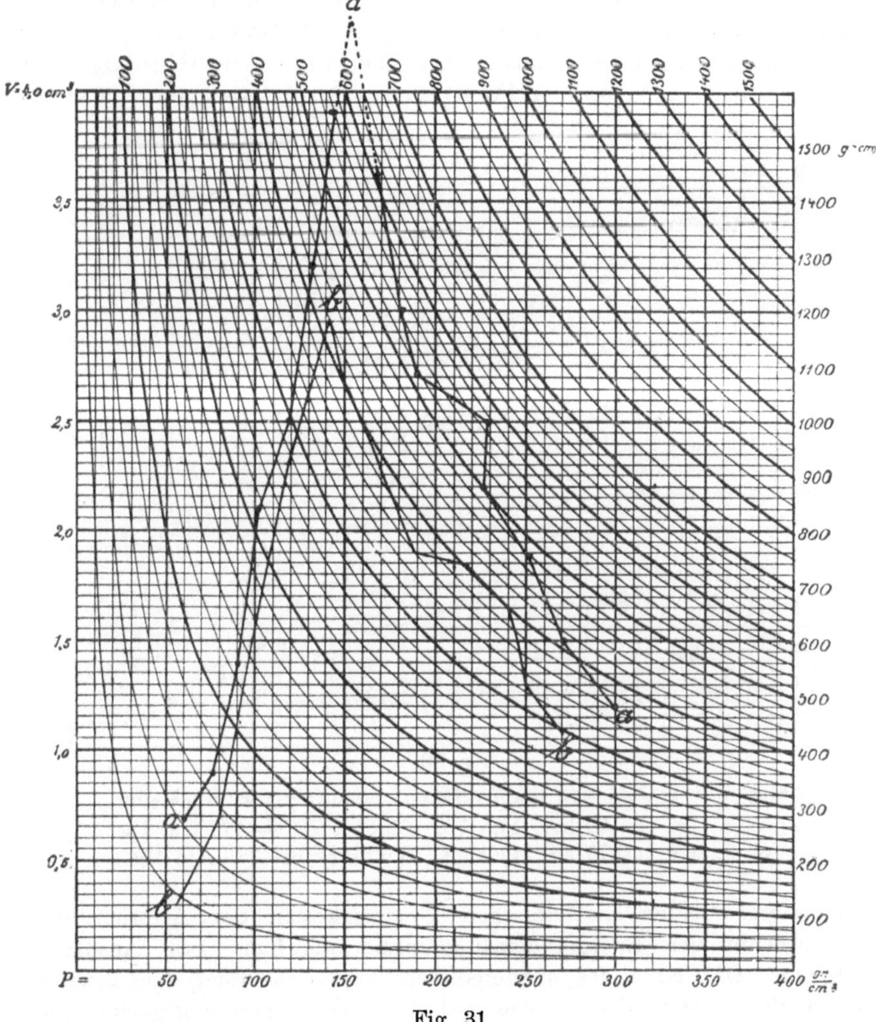

Fig. 31.

Atheromatose der Aorta mit stärkerer peripherer Sklerose.
a) 58 J., 172,5 cm, 80 kg. Puls 86. Blutdruck 80—160 mm Hg.
b) 54 J., 180 cm, 80 kg. Puls 72. Blutdruck 65—155 mm Hg.

daß die Arterie ganz verschlossen wird, dann kollabiert das Lumen der Arterie. Ihre Wand wird jetzt auf »Verbiegung« beansprucht. Kleine Druckänderungen bewirken in diesem »Verbiegungsgebiet« große Exkursionen der Wand. Der Übergang zwischen dem Spannungsgebiet und dem Verbiegungsgebiet ist ein unvermittelter oder, wie die mathematische Sprache sagt, ein »unstetiger«. Wird der Außendruck noch größer, dann verschließt sich die Arterie vollkommen, und keine weitere Steigerung des Außendrucks vermag mehr die Form der Arterienwand zu verändern. Zwischen dem »Verbiegungsgebiet« und dem »Verschlußgebiet« besteht wieder ein »unstetiger« Übergang. Jede »Unstetigkeit« muß aber bei einer Kurve in Form einer Ecke in Erscheinung treten.

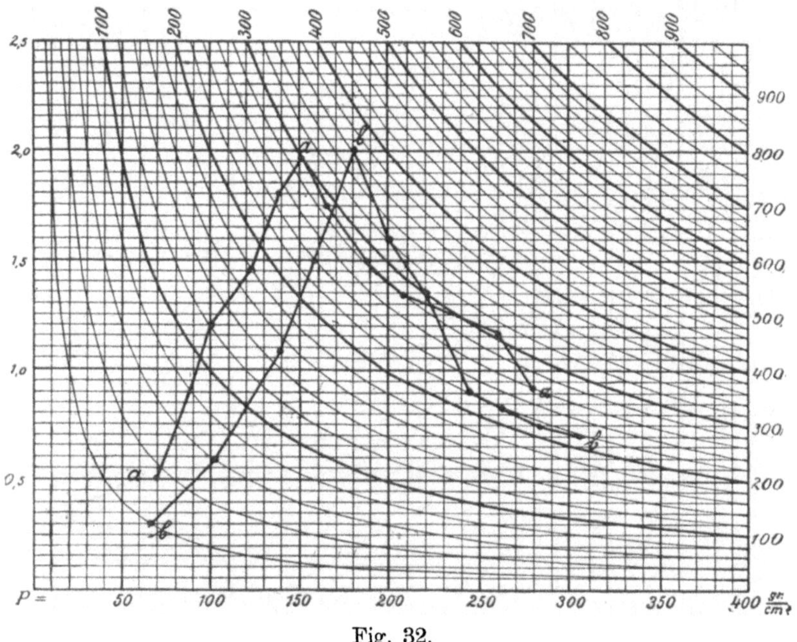

Fig. 32.

Sklerose und Dilatation der Aorta mit Stenose der Aortenklappe.

a) 53 J., 167 cm, 70 kg. Puls 70. Blutdruck 100—170 mm Hg.

b) 66 J., 176 cm, 75 kg. Puls 62. Blutdruck 95—175 mm Hg.

Jede dieser beiden mechanischen Unstetigkeiten der Arterienwand muß also in den Energometerdiagrammen als Knie zum Ausdruck kommen. Das Knie des aufsteigenden Astes, das dem diastolischen Minimaldruck oder der Grenze zwischen dem Spannungsgebiet und dem Biegungsgebiet der Arterienwand entspricht, ist von Christen gefunden und eingehend beschrieben worden. An den von uns hier mitgeteilten Kurven ist es nur stellenweise zu sehen (z. B. Fig. 25 b, Fig. 28, 1), es hat keine praktische Bedeutung. Das andere Knie ist bei Diagrammen von gesunden Herzen und normalen Arterien nicht zu sehen, weil es mit der Spitze der Kurve zusammenfällt. Sichtbar wird es erst, auf dem absteigenden Ast der Kurve, wie wir zuerst nachgewiesen haben, bei sogenannten »mechanisch insuffizienten

Pulsen«, d. h. solchen Pulsen, bei denen die Energie des Pulsstoßes nicht ausreicht, um das volle Nullvolumen der Arterie zu füllen. (Unter Nullvolumen versteht man dasjenige Volumen der Arterie, das sie einschließt, wenn der Innendruck dem Außendruck gleichkommt.) Solche

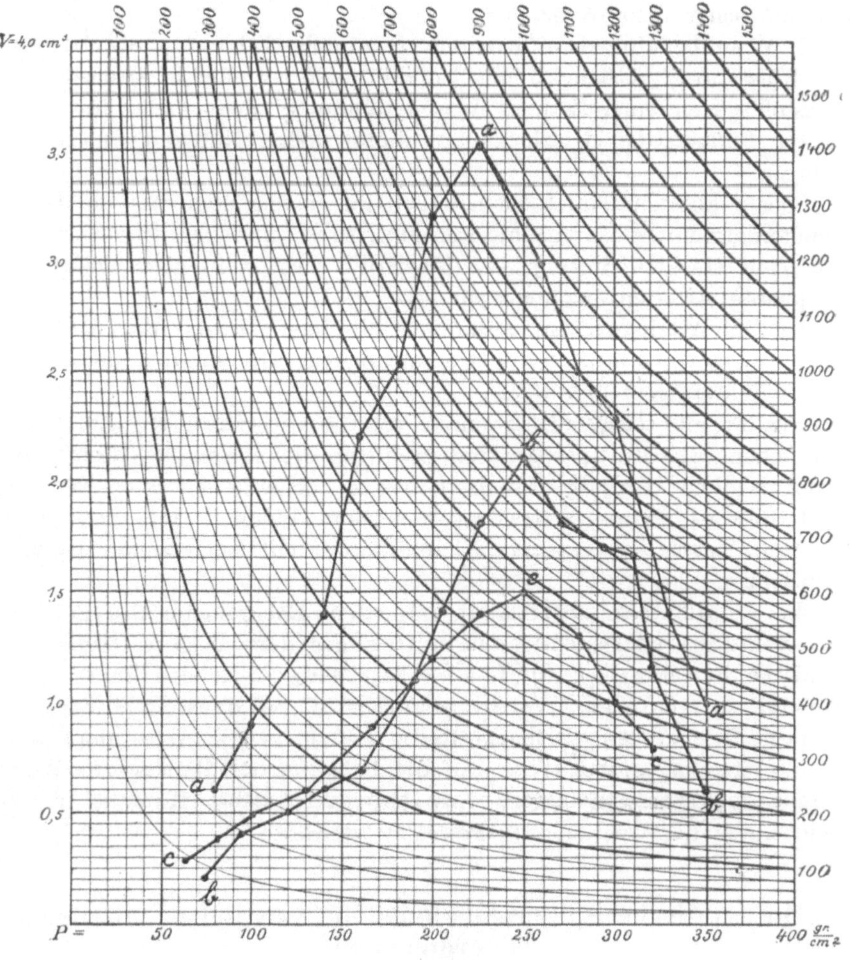

Fig. 33.

Chronische Nephritiden.

a) Chron. Glomerulenephritis.

 38 J., 173 cm, 70 kg. Puls 80. Blutdruck 110—210 mm Hg.

b) Bleiniere.

 48 J., 165 cm, 60 kg. Puls 78. Blutdruck 120—245 mm Hg.

c) Arteriosklerotische Schrumpfniere mit Herzinsuffizienz.

 58 J., 172 cm, 65 kg. Puls 110. Blutdruck 110—205 mm Hg.

mechanisch insuffiziente Pulse, die nicht zu verwechseln sind mit dem, was man klinisch unter Insuffizienz versteht, kommen vor unter zwei grundsätzlich verschiedenen Bedingungen:

1. Wenn bei normaler Aorta und Arterie das Herz schwer insuffizient ist. Hier decken sich dann die beiden Begriffe mechanischer und klinischer Insuffizienz.

2. Wenn bei klinisch suffizientem Herz infolge Dilatation und Sklerose der Brustaorta, verbunden mit Rigidität der peripheren Arterien der Pulsstoß gegen einen hohen Manschettendruck nicht mehr imstande ist, die Füllung der Arterie bis zu ihrem vollen Nullvolumen zu erzwingen.

Sobald also ein Knick nach außen im absteigenden Ast des Energometerdiagramms sich nachweisen läßt, so ist eine deutliche Sklerose, bzw. eine stärkere Störung der Elastizität der, wohl meist größeren, peripheren Arterien anzunehmen.

Ist eine Arteriosklerose verbunden mit einer Stenose der Aortenklappen, so wird, auch ohne Herzinsuffizienz, die Füllung des Pulses eine weit geringere (Fig. 32).

Fig. 33 gibt einige Diagramme von chronischen Nephritiden mit hohem Blutdruck; charakteristisch für die chronische Glomerulonephritis ohne Arteriosklerose ist Kurve *a*, die einen enormen Energiewert aufweist; Kurve *b* stammt von einer Bleiniere mit peripherer Sklerose, Kurve *c* von einer Nierensklerose mit beginnender Herzinsuffizienz.

Es ist nun sehr interessant, mit dem Energometer das Pulsbild fortlaufend zu untersuchen und mittels des dynamischen Diagramms klinische Besserungen und Verschlechterungen, sowie den Erfolg einer Therapie zu verfolgen. Vertieft man sich in pulsdynamische Studien, so begreift man, mit welchem Recht besonders die Ärzte der alten Schule einen so großen Wert auf die Palpation des Pulses zur Beurteilung der Zirkulation legten, man lernt auch selbst, Künstler in der Beurteilung der Qualität des Pulses zu werden.

Die Sahlische Sphygmobolometrie, verglichen mit der Energometrie.

Sahli hat als erster erkannt, daß man aus dem Puls nicht nur Druckwerte und Bewegungskurven (Sphygmogramme), sondern Energiegrößen ableiten müsse. Den Apparat, mit dem er die Energie der Pulswelle zu bestimmen suchte, nannte er Sphygmobolometer. Dessen Prinzip ist kurz folgendes: Legt man um den Arm eine mit Luft gefüllte Gummimanschette, die durch dickwandige Schläuche mit einem Manometer und mit einem Apparat zur Messung des Manschettenluftvolumens in Verbindung steht, und bläst man die Manschette auf, so treten an dem Manometer pulsatorische Schwankungen auf; dieselben steigen bis zu einem Maximum an, während man den Manschettendruck steigert; bläst man noch mehr Luft zu, so werden die Ausschlage wieder kleiner und verschwinden schließlich ganz. Die von der Pulswelle gelieferte Arbeit ist nun nach dem Mariotteschen Gesetz gleich dem Manschettenvolumen mal dem Druckzuwachs. Der von Sahli gesuchte Energiewert liegt bei dem Druck, wo das Manometer die größten Ausschläge zeigt.

Der Sphygmobolometer ist nun von Sahli jedes Jahr verbessert worden, und das letzte Modell weicht von dem Christenschen Energometer nur noch in einem technischen Detail ab. Das Energometer dagegen liegt heute noch immer in seiner ursprünglichen Form vor.

Ohne auf die langjahrige Polemik einzugehen, die sich zwischen Sahli und Christen abgespielt und leider verhindert hat, daß die praktisch so Wertvolles leistende pulsdynamische Untersuchung mehr Verbreitung fand, wollen wir hier kurz angeben, aus welchen Gründen der Energometrie der Sphygmobolometrie gegenüber der Vortritt einzuräumen zu sein dürfte.

Christen hat von Anbeginn die ganze Frage auf eine viel breitere Basis gestellt; während Sahli sich damit begnügte, aus den Erscheinungen des Pulses einen bestimmtem Energiewert abzuleiten, den er bei dem sog. »Optimaldruck« mißt, hat Christen gleich eine »dynamische Funktion« eingeführt, die er in Form einer Kurve darstellt (dynamisches Diagramm des Pulses).

Daß eine Kurve, die geometrisch stets eine Unendlichkeit von Punkten darstellt, weit mehr Aufschluß gibt, als ein einziger Energiewert, der geometrisch einem einzigen Punkt entspricht, das dürfte ohne weiteres klar sein.

Ein Vorteil der Christenschen Darstellung ist es ferner, daß er keinen Begriff braucht, den er nicht vorher scharf definiert hatte. Seine Auffassung der Füllung, der Intensitat des Pulsstoßes ist klar und physikalisch einwandfrei, wie auch die Berechnung dieser Energie durch Multiplikation von Füllung und Druck.

Sahli dagegen hat sich jahrelang bemüht, die Energie zu messen, welche durch Wirkung des Pulses zur Kompression der Manschettenluft verwandt wird. Daß für diese Arbeit stets nur ein Teil der Energie des Pulsstoßes verbraucht wird, und wie die Größe dieses Anteiles von zufalligen Umstanden abhangt (Dicke der Weichteile, Luftgehalt des pneumatischen Systems usw.), das hat Christen streng mathematisch nachgewiesen und die Übereinstimmung seiner Rechnung mit den experimentellen Tatsachen an Sahlis eigenen Zahlen nachgewiesen.

Bei dem neuesten Modell des Bolometers hat dann auch Sahli sich dazu verstanden, das Produkt aus Füllung und Druck als den korrekten Energiewert anzuerkennen. Leider beschränkt sich seine Energiemessung auf die Radialis, wo zudem die Verhältnisse recht ungünstig liegen: die meßbaren Volumwerte sind so klein, daß geringe Volumfehler schon bedenklich ins Gewicht fallen. Dabei weiß man nie, wie sich der Kollateralkreislauf verhält, ob z. B. geringe Volumwerte, an der Radialis gemessen, von einer schwachen Zirkulation oder von einer relativ weiten Ulnaris herkommen.

Gewichtige Bedenken haben wir auch gegen das von Sahli bei seinem neuesten Modell verwandte »Indexmanometer«, ein Luftmanometer mit Flüssigkeitsindex, der in einem ziemlich engen Glasrohr oszilliert. Bei so engem Lumen spielt die Wandschicht vor und hinter dem Index eine verhängnisvolle Rolle, zumal wir nicht nur schwer in der Lage sind, deren Dicke in Rechnung zu setzen, sondern auch bedenken müssen, daß diese Dicke je nach der Geschwindigkeit der Indexoszillationen verschieden ausfällt. Außerdem ist das Bolometer ein empfindlicher und schwer zu handhabender Apparat.

Wir haben nun ein Bolometer letzten Modells in starker Vergrößerung hergestellt, um dasselbe ebenso wie das Energometer am Unterschenkel verwenden und somit die Resultate beider Methoden miteinander vergleichen zu können; hierbei haben wir die einzelnen mit dem Bolometer gefundenen Volumwerte ebenfalls in Form eines Diagramms aufgezeichnet. Es hat sich nun herausgestellt, daß die durch beide Methoden erzielten Resultate im großen und ganzen dieselben sind, daß aber ohne Zweifel das Arbeiten mit dem Energometer bedeutend leichter und auch sicherer ist als dasjenige mit dem Bolometer.

Wir möchten daher die Energometrie in der Praxis der Sphygmobolometrie unbedingt vorziehen.

Wir müssen schließlich nicht vergessen, daß die Beurteilung der Dynamik des Pulsstoßes in einer, von Weichteilen bedeckten Arterie immer gewisse Fehlerquellen in sich birgt und immer bergen wird; dieselben lassen sich nun einmal nicht ganz vermeiden. Sie spielen auch in der Praxis keine große Rolle. Das beweist die große Bedeutung, die der Palpation des Pulses in der Herzdiagnostik mit Recht immer beigemessen worden ist; und die Energometrie ermöglicht uns ja lediglich das, was der palpierende Finger fühlt, unabhängig von jeder Subjektivität völlig objektiv in Kurvenform darzustellen. Somit stellt auch die Energometrie das beste Mittel dar, die schwierige Kunst der Pulspalpation durch objektive Kontrolle zu erlernen. In manchen Fallen endlich leistet der Energometer entschieden mehr, als der Finger des noch so erfahrenen und geübten Herzdiagnostikers.

III. Elektrokardiographie.

Bei jeder Erregung reizbarer Gewebe treten in der Tier- und Pflanzenwelt elektrische Ströme auf, indem die erregte Stelle gegenüber den nicht erregten Punkten elektronegativ wird. Solche »Aktionsströme« treten auch bei der Herztätigkeit auf und wurden zuerst von Augustus Waller mit dem Kapillarelektrometer nachgewiesen. Von dem Herzen aus verbreiten sich die Aktionsströme über den ganzen Körper und können mittels geeigneter Instrumente von der Haut abgeleitet werden. Die zur Registrierung der Aktionsströme dienenden Instrumente nennt man Elektrokardiographen; von denselben sind zwei Typen im Gebrauch, das Saitengalvanometer und das Spulen- oder Schleifengalvanometer.

Das erste Saitengalvanometer entstand durch die aus wirtschaftlichen Rücksichten entsprungene Aufgabe, über die teuren Unterseekabel sehr rasch getastete Ferndrucke empfangen zu können. Die Grundform der hierzu zunächst verwendeten Empfänger war die einer im Magnetfeld drehbaren starren Stromspule. Eine weitergehende Verringerung der trägen Massen schien ohne Schaden für die Steifigkeit der Meßsysteme nicht möglich. Daher verwandte der französische Telegrapheningenieur Ader 1897 in seinem Kabelempfänger einen im Magnetfeld ausgespannten biegsamen Leiter, wie ihn bereits der auf einem Gedanken von Cumming beruhende Goldblattelegraph enthielt. Er baute sich einen kräftigen, aus einzelnen Lamellen zusammengesetzten Hufeisenmagnet mit keilförmig zugespitzten Polschuhen. Diese näherten sich mit ihren schmalen Stirnflächen einander bis auf $^1/_2$ mm. In dem gebildeten engen Spalt lief in Richtung der Polschuhschneiden ein etwa 1 m langer und nur 0,02 mm dicker Kupferdraht. Dieser konnte, wie eine Geigensaite mit dem Wirbel, durch eine Federwage verschieden stark gespannt werden. Wird nun durch diese Saite ein Stromstoß gesandt, so baucht sie sich je nach der Stromrichtung nach der einen oder anderen Seite parallel zu den schmalen Stirnflächen der Polschuhe aus. Der hin- und herzuckende Draht war etwa in der Mitte durch Holzmarkkörperchen verstärkt und wurde durch eine Bohrung in dem einen Polschuh hindurch stark beleuchtet. Sein Schatten fiel durch eine Bohrung im zweiten Polschuh auf einen hinter einem engen Spalt vorbeigezogenen Film.

Die Stromempfindlichkeit dieses ersten Saitengalvanometers war schon sehr erheblich, reichte indessen für elektrobiologische Arbeiten bei weitem nicht aus. Einthoven erhöhte sie daher im Jahre 1903 sehr wesentlich durch Einführung einer mikroskopischen Vergrößerung der Saitenbewegung, durch Verwendung des allerdünnsten technisch herstellbaren Leiters, des Blattaluminiums oder des silberüberzogenen Quarzfadens, und durch Verwendung der allerstärksten Magnetfelder,

wie sie nur ein Elektromagnet liefern kann. Das neue Saitengalvanometer ist in Fig. 34 schematisch dargestellt. Die Polschuhe des durch
zwei Wicklungen erregten Elektromagneten nahern sich mit ihren keilförmig zugeschärften Enden einander so weit, daß sie einen langen
und schmalen Luftspalt zwischen sich lassen. In diesem ist die Saite *s*
ausgespannt, zu deren einem Ende der Strom zugeführt und aus deren
anderem Ende er weggeführt wird. Je nach der Stromstarke wird die
federnd nachgebende Saite mehr oder weniger aus ihrer Ruhelage

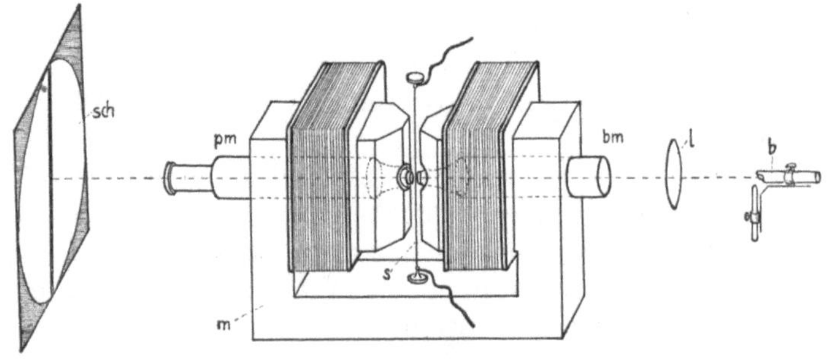

Fig. 34.
Saitengalvanometer nach Einthoven.

herausgedrängt, und zwar quer zu den Kraftlinien, die den Luftspalt
zwischen den Polschuhen auf kürzestem Wege überbrücken. Die Saiten-
mitte wird von der Bogenlampe *b* mittels des mit einer Sammellinse *l*
zusammenwirkenden Beleuchtungsmikroskops *bm* stark beleuchtet und
durch das Projektionsmikroskop *pm* auf dem Schirm *sch* angebildet.
Auf diesem erscheint dann als Querschnitt des aus dem Projektions-
okular von *pm* austretenden Lichtkegels eine hell beleuchtete Kreis-
fläche, die von einem Schattenstreif durchschnitten ist. Da die Aus-
bauchung der Saite nicht in Richtung der Polschuhe erfolgt, sondern
seitlich, müssen Beleuchtungs- und Projektionsmikroskop in Bohrungen
der Polschuhe sitzen. Damit ist aber an der wichtigsten Stelle das
Magnetfeld geschwächt.

Das am meisten verbreitete Saitengalvanometer ist das von Edel-
mann in München konstruierte. Ein vereinfachtes Saitengalvanometer
ist von der Firma E. F. Huth in den Handel gebracht worden.

Die Urform des Spulengalvanometers wurde zum erstenmal
verwirklicht in dem im Jahre 1867 von William Thomson (Lord
Kelvin) gebauten Heberschreiber (Siphon Recorder). Dessen wesent-
lichster Teil ist eine zwischen zwei Seidenfaden regelbarer Spannung
aufgehängte leichte Drehspule in Form eines starren, rechteckigen
Rahmens, die im Felde eines starken Magneten schwingt. Es ist das
dieselbe Anordnung, die im Jahre 1881 von dem Physiologen d'Arsonval

in Verbindung mit dem Techniker De prez neu erfunden wurde und
weiterhin in den meisten Strommessern für Gleichstrom und in Spiegel-
galvanometern Verwendung fand. So wenig aussichtsreich es schien,
aus mehreren elektrisch voneinander isolierten Windungen bestehende
starre Gebilde in der außersten Feinheit mit sicheren Stromzuführungen
herzustellen, gelang dies doch Siemens & Halske 1911 durch besondere, aus langwierigen Versuchen ent-
wickelte Herstellungsverfahren. Ihr neues
Meßgerat, der Elektrokardiograph, ist in
Fig. 35 schematisch dargestellt. Die äußerst
leichte und schmale, aus mehreren Windungen bestehende Drehspule s[1]) ist zusammen mit den beiderseitigen straff gespannten Aufhangefäden aus einem Stück
eines nur wenige Tausendstel Millimeter
starken Drahtes hergestellt. Ihr ist ein
winziges Spiegelchen aufgekittet. Die zugeschärften Polschuhe des Elektromagneten m lassen gerade so viel Raum zwischen
sich, daß in ihm die Spule sich um ihre
Aufhängefäden drehen kann. Die langen
Seiten, Leiterbündel, in deren einem der

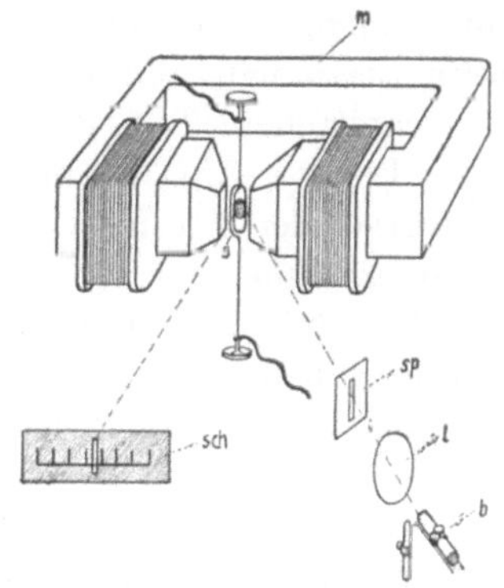

Fig. 35.
Spulengalvanometer Siemens &
Halske.

Strom aufwärts und in deren anderem er abwarts fließt, werden wie
die Saite des Einthovenschen Galvanometers seitlich herausgedrängt,
aber nach entgegengesetzten Seiten, und drehen dadurch das Spiegelchen.

Die rücktreibende Federkraft wird nicht, wie bei dem Saiten- und
Schlingengalvanometer, durch das Ausbauchen des herausgedrangten
Leiters selbst geliefert, sondern durch Verdrehen der Aufhangedrähtchen
mittels des starren Rähmchens. Diese Drähtchen dienen also lediglich
zur Stromzuführung und als Richtfedern. Sie brauchen nicht, wie die
Saite des Saitengalvanometers, durch ein Magnetfeld geführt zu werden,
und die Polschneiden werden verhaltnismaßig kurz.

Mittels der Sammellinse l wird ein Bild des hellen Kraters der
Bogenlampe auf das Spiegelchen der Spule geworfen. Letzteres wirft
dann je nach seiner Stellung ein Lichtbündelchen mehr oder weniger
schräg zurück. Dies Bündel durchsetzt eine kleine, unmittelbar vor
dem Spiegelchen angeordnete (nicht dargestellte) Sammellinse. Diese
bildet einen in den Weg des festen Lichtbündels gesetzten Spalt sp
auf dem Schirm sch ab. Auf diesem ist dann ein schmaler Lichtstreifen
sichtbar, dessen Breite von der einstellbaren Spaltweite abhängt.

Schaltet man die beschriebenen Galvanometer in geschlossene Strom-
kreise ein, in denen schwacher Strom rasch wechselnder Starke fließt,

---

[1]) Der Übersichtlichkeit halber ist in der Figur nur eine Windung angedeutet.

so zuckt auf den Schirmen *sch* der Schattenstreifen oder die Lichtlinie hin und her. Diese Bewegungen werden bei beiden Meßgeräten in gleicher Weise auf eine lichtempfindliche Schicht auf abrollendes Bromsilberpapier aufgezeichnet. In den Weg des Licht- oder Schattenzeigers wird eine Zylinderlinse so gestellt, daß die Bilder der Saite oder des Spaltes senkrecht zu ihrer Achse liegen. Die Linse zieht dann bei dem Spulengalvanometer den Lichtstreifen in einen Lichtfleck gleicher Breite zusammen und bei dem Saitengalvanometer den von der Linse ausgeschnittenen Teil des Lichtkreises in eine feine Lichtlinie mit breiter Lücke. Auf dem entwickelten Papier erscheint dementsprechend die Kurve der Stromschwankungen bei dem Spulengalvanometer als schwarzer Linienzug auf weißem Grunde, bei dem Saitengalvanometer als helle Linie auf grauem Grunde.

Wir haben nun mit Zöllich zusammen das Saiten- und Spulengalvanometer in bezug auf ihre Leistungsfähigkeit genau miteinander verglichen, sowohl was die Empfindlichkeit eines jeden Apparates für elektrische Ströme und Spannungen überhaupt, als auch ihre Eigenschwingungszahl und schließlich ihre Dämpfung, die für die Treue der Wiedergabe der Schwankungen mitbestimmend ist, anbelangt.

Kurz zusammengefaßt sind die wesentlichen Eigentümlichkeiten beider Meßgeräte folgende:

Dem Saitengalvanometer kann man durch Änderung der mechanischen Anspannung seines Fadens verschiedene Eigenfrequenz und Empfindlichkeit verleihen, muß dabei aber eine ganz bestimmte Dämpfung, meist eine unerwünschte, in Kauf nehmen. Es ist daher zur Aufnahme von Herzströmen nur mit einer ganz bestimmten Saitenspannung brauchbar, und zwar mit der, bei welcher die Dämpfung durch die widerstehende Luft gerade so groß ist, daß die Saite keine Eigenbewegungen ausführt, aber den Stromschwankungen genügend rasch folgt. Die elektrische Empfindlichkeit ist für eine solche Anspannung verhältnismäßig gering. Die praktisch überflüssige Regelbarkeit der Eigenfrequenz besitzt das Spulengalvanometer nicht; dagegen kann man seine Dämpfung mühelos durch Stromregelung auf jeden gewünschten Betrag einstellen. Ferner ist seine elektrische Empfindlichkeit sehr hoch, ungefähr 8 mal höher als die des Saitengalvanometers.

Fig. 36 zeigt das EKG. desselben Patienten, gleichzeitig mit einem Saiten- und einem Spulengalvanometer aufgenommen. Wie man sieht, sind beide Kurven identisch.

Die praktischen Vorzüge des Spulengalvanometers dem Saitengalvanometer gegenüber sind kurz folgende:

1. Die Saite des Saitengalvanometers springt leicht, bei Erschütterungen und nicht genügend schonender Behandlung des Apparates.

Die Technik des Einspannens der Saite ist schwer zu erlernen; nur wenige Mechaniker, geschweige denn Ärzte können sie beherrschen. Auch erfordert das richtige Spannen der Saite eine große Übung. Diese ganzen Nachteile fallen beim Spulengalvanometer weg. Störungen an demselben lassen sich bei einigermaßen sorgsamer Handhabung auch durch den wenig Geübten leicht vermeiden. Dazu kommt noch die enorme Empfindlichkeit des Saitengalvanometers äußeren Erschütterungen (Fuhrwerken, Trambahnen auf der Straße) gegenüber, die bei dem Spulengalvanometer weit weniger in Betracht kommen, weil dessen weit geringeres Gewicht (Edelmannsches Saitengalvanometer = 75 kg, Spulengalvanometer = $7^{1}/_{2}$ kg) seine Lagerung auf Erschütterungen auffangenden Gummibällen ermöglicht.

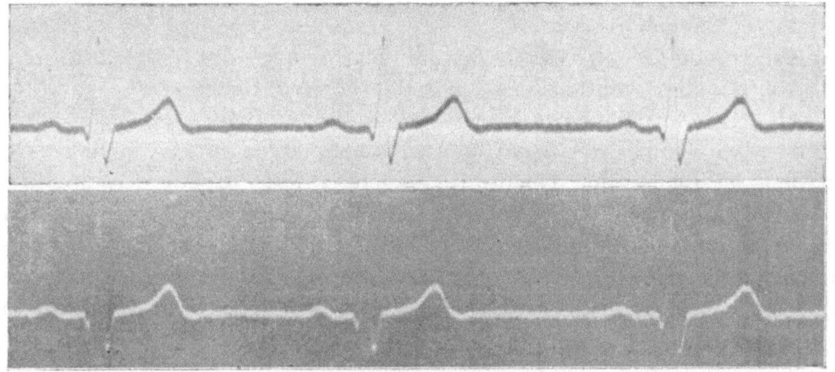

Fig. 36.

Oben Spulen-, unten Saitengalvanometeraufnahme desselben Pat. zur gleichen Zeit; beide Kurven sind identisch.

2. Die schwarz auf weißen Untergrund registrierenden Kurven des Spulengalvanometers sind deutlicher und lassen sich leichter reproduzieren und projizieren.

3. Das Spulengalvanometer läßt sich mit mehreren Spiegelkymographen nach Frankschem Prinzip, sowie Herztonregistrierapparaten kombinieren, so daß gleichzeitig EKG., Venenpuls, Arterienpuls usw. aufgenommen werden können.

4. Will man gleichzeitig das EKG. in verschiedenen Ableitungen, d. h. von verschiedenen Stellen des Körpers ableiten, so ist das beim Saitengalvanometer nur dadurch möglich, daß man mit mehreren Saitengalvanometern gleichzeitig arbeitet, eine sehr kostspielige und komplizierte Apparatur. Beim Spulengalvanometer können dagegen in einem Apparat mehrere Schleifen eingebaut werden.

5. Daß das Spulengalvanometer wesentlich empfindlicher ist als das Saitengalvanometer, halten wir für einen Vorteil ersteren letzterem

gegenüber. Besonders alte Individuen geben mit dem Saitengalvanometer oft so kleine Ausschläge, daß die betreffenden Kurven ganz unbrauchbar sind.

Wir halten es für überflüssig, uns hier auf die Handhabung des Saiten- und Spulengalvanometers naher einzulassen. Dieselbe ist einfach. Jedoch lassen sich die einzelnen Handgriffe nur praktisch an der Hand des jeweiligen Apparates demonstrieren und erlernen.

Unsere Aufgabe ist hier lediglich diejenige, einige praktische Winke für die Erzielung guter Aufnahmen zu geben und uns vorwiegend auf die Deutung normaler und pathologischer Elektrokardiogramme zu beschränken.

Das EKG. sieht anders aus, je nach der Stelle des Körpers, von der es abgenommen worden ist. Es haben sich nun folgende Ableitungsarten eingebürgert:

Abl. I: vom rechten nach dem linken Arm,

Abl. II: vom rechten Arm nach dem linken Bein,

Abl. III: vom linken Arm nach dem linken Bein

derart, daß die positive Elektrode an dem erstgenannten, die negative an dem letztgenannten Gliede angebracht wird.

Dies kann nun so geschehen, daß man Vorderarme und Füße in die Wannen eines Vierzellenbades eintaucht, von welchen die Elektroden zum Meßapparat gehen. Da aber dabei der Patient oft unruhig ist, so ziehen wir Bleibinden von 1 m Länge und 5 cm Breite vor, eingewickelt in mit warmer Kochsalzlösung getränkten Mull oder Flanell. Dieselben werden um Vorderarme bzw. Unterschenkel fest gewickelt und müssen bei jeder Aufnahme neu angefeuchtet werden.

Ein technisch gutes EKG. muß von jeder lästigen Beimengung durch fibrilläre Zuckungen der Körpermuskulatur frei sein, ein Postulat, welches leider, gleichgültig ob ein Saiten- oder Schleifengalvanometer benutzt wird, nicht immer leicht zu erfüllen ist.

Bei manchem nervösen Menschen erhält man verzitterte Elektrokardiogramme, wie sie in Fig. 37—42 dargestellt werden. Wir haben eingehende Versuche, speziell auch an uns selbst angestellt, um zu finden, wie sich diese störenden und oft völlig unbrauchbaren Zitterkurven vermeiden lassen, und empfehlen auf Grund derselben zunächst folgende Vorsichtsmaßregeln bei der Aufnahme:

Vor der Aufnahme läßt man die Patienten zunächst, im warmen Raum, mindestens eine halbe Stunde ruhig sitzen oder liegen. Die Aufnahme selbst muß in bequemer Rückenlage vorgenommen werden, die Arme bequem ohne jegliche Anspannung der Muskeln ausgestreckt; sehr wichtig ist, daß der Patient nicht friert; es muß daher der Raum recht warm, es dürfen die angelegten Elektroden nicht kalt sein. Ängstigt sich ferner der Patient vor der Aufnahme, oder wird er durch Geräusche und Bewegung um sich herum abgelenkt, so kann seine

Kurve dadurch unruhig werden. Dasselbe geschieht, wenn er z. B. einen Harndrang verspürt. Was da alles für Momente mitsprechen, begreift man am besten, wenn man an sich selbst Aufnahmen vornehmen läßt; die leichteste Unbehaglichkeit, Unbequemlichkeit in der Lage, innere Unruhe usw. ruft ein Zittern in der Kurve hervor, und als genauer Selbstbeobachter ist man bald in der Lage, zu fühlen, ob die aufgenommene Kurve glatt oder verzittert ist.

Trifft man nun diese verschiedenen Vorsichtsmaßregeln, und es ist dies eine nicht bloß technische, sondern auch psychologische Kunst, die meist nur ein Arzt und wohl kaum eine Hilfsperson genügend beherrschen dürfte, so gelingt es in den meisten Fallen, einwandfreie Kurven zu erzielen. Bei genügender Geduld läßt sich dies in einer Sitzung erreichen (Fig. 37); sonst muß man eben den Patienten an einem anderen Tage wieder aufnehmen;

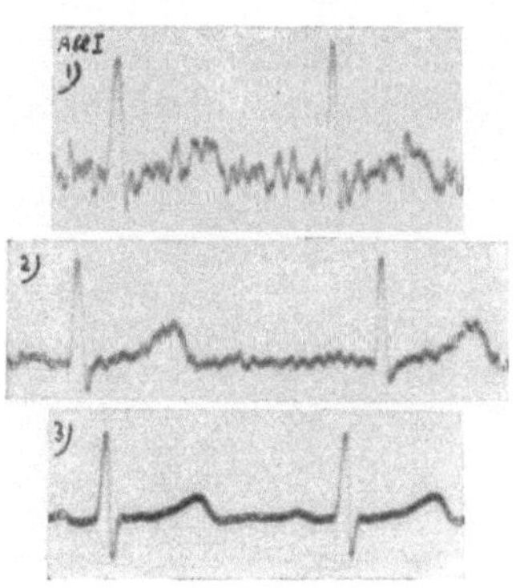

Fig. 37.
Verzittertes EKG., allmählig ruhig werdend.

wenn er sich an die Prozedur gewöhnt und besonders eingesehen hat, daß er keinen »elektrischen Schlag« bekommt, wird seine Kurve ruhig (Fig. 38).

Es ist uns aufgefallen, daß manchmal ein starkes Zittern in Abl. I in Abl. II und III viel schwächer ist oder verschwindet; es scheint uns dies hauptsächlich bei mit ihren Armen schwer arbeitenden Menschen der Fall zu sein. Es dürfte auch bei denselben plausibel sein, daß ihre Armmuskulatur besonders stark zittert.

Es gibt nun ganz wenige Menschen, bei denen es trotz aller Vorsichtsmaßregeln nicht gelingt, in Abl. I, II oder III glatte Kurven zu erlangen. Es sind dies durchweg schwer nervöse Individuen, wie sie zurzeit besonders unter Kriegsneurotikern (Verschütteten) angetroffen werden, denen man das Zittern schon mit bloßem Auge ansieht. Hier hilft bloß die direkte Abnahme des EKG. von der Brustwand, wobei die eine Elektrode (etwa 15 + 5 cm große Zinnplatten, in mit Kochsalzlösung angefeuchteten Mull eingewickelt) auf die Herzbasis, die

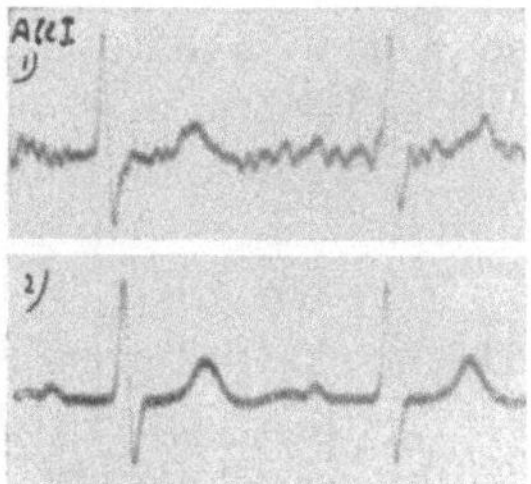

Fig. 38
Oben verzittert, unten korrekt.

andere auf die Herzspitze durch Gurte festgeschnallt wird. Auf diese Weise erhaltene EKG. sind immer glatt, auch bei den stärksten Zitterern. Leider ist aber bei dieser Ableitung der maximal zu erreichende Ausschlag oft so klein, daß die P-Zacke, auf die es ja meist besonders

ankommt, nur sehr schwach oder gar nicht ausgeprägt ist (Fig. 39, 40).
In jedem Falle muß man beide Elektroden unter Beobachtung des
Spiegelbildes in der Mattscheibe so lange hin und her schieben, bis man
das Optimum des Ausschlages gefunden hat. In vielen Fällen liefert
auch die direkte »Herzableitung« recht ansehnliche Ausschläge (Fig. 41).

Bei manchen, schwer dyspnoischen Patienten, die nicht ruhig
liegen können und daher zittern, versucht man zunächst die Aufnahme im Sitzen, dann die direkte
Herzableitung.

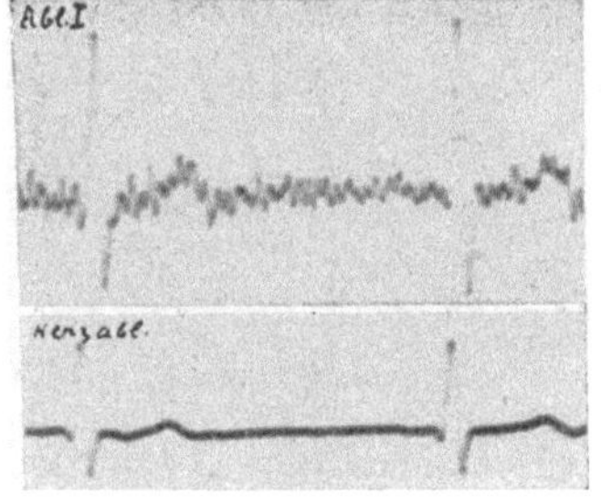

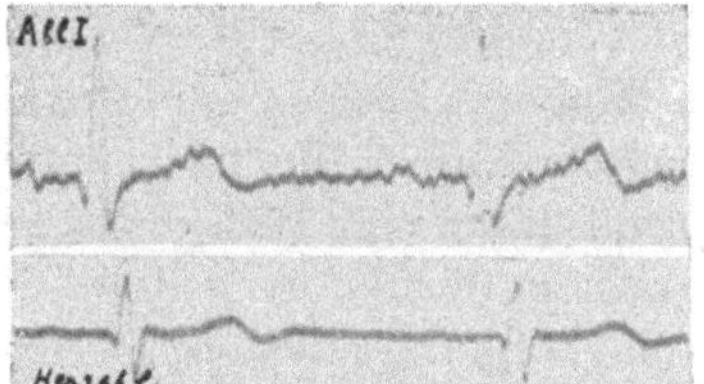

Fig. 39.　　　　　　　　　　　　　　Fig. 40.

In Abl. 1 verzittert, in Herzabl. glatt, doch kaum angedeutete *P*-Zacke.

Wichtig ist die Entscheidung, ob ein Zittern in der Kurve durch
ein Flimmern der Vorhöfe oder durch fibrilläre Zuckungen der Körpermuskulatur hervorgerufen wird. Für das Vorhofflimmern spricht natürlich eine absolute Unregelmäßigkeit der Ventrikelausschläge. Oft super-
ponieren sich auch Flimmerausschläge des Vorhofs und Zittern der
Muskulatur. In den Fällen auch greift man zur »Herzableitung«, in
der, wenn auch nur sehr schwach, das Flimmern des Vorhofs sichtbar
wird (Fig. 42). Jedoch wird der Geübte im EKG. ohne weiteres, besonders in Ableitung II und III, ein Vorhofflimmern und besonders ein
Vorhofflattern bzw. eine Vorhofstachysystolie unterscheiden.

Unter den angeführten Kurven bringen wir auch einzelne verzitterte,
um zu zeigen, daß auch an diesen sich eine Diagnose stellen läßt.

Um ein EKG. richtig deuten zu lernen, muß man sich folgende
Daten aus der Herzphysiologie vergegenwärtigen:

Die rhythmische Herztätigkeit nimmt ihren Ausgang vom sog. Sinusknoten,
welcher an der Grenze zwischen der oberen Hohlvene und dem rechten Vorhof
gelegen ist. Der daselbst entstehende, in seiner Frequenz durch das Zentral-
nervensystem regulierte Reiz pflanzt sich im Herzen durch das Reizleitungssystem,
den intrakardialen Nervenapparat, nach abwärts fort; er gelangt zunächst zu den
Vorhöfen, wahrscheinlich auf dem Weg über ihr Septum, dann zu den an der
Grenze zwischen Vorhof und Ventrikel liegenden Atrioventrikularknoten; aus
demselben entspringt das Hissche Bündel, welches sich bald in einen linken und
rechten Ast verzweigt, die den linken und rechten Ventrikel versorgen und sich
in deren Muskulatur verlieren. Normalerweise empfangen die verschiedenen Abschnitte des Herzens den Reiz, dank dem sie sich kontrahieren, ausschließlich

vom Sinusknoten. Es hat aber jeder einzelne Punkt des Leitungssystems die Fähigkeit, auch unabhängig vom Sinusknoten Reize zu bilden und somit die von ihm abhängigen Muskelmassen zur Kontraktion zu bringen; von dieser Fähigkeit macht aber das Leitungssystem nur unter pathologischen Verhältnissen Gebrauch.

Praktisch besitzt das Herz die Eigenschaft der Reizerzeugung, der Reizbarkeit, der Reizleitung und der Kontraktilität, Eigenschaften, die durch das extrakardiale Nervensystem physiologisch nach Bedarf im positiven oder negativen Sinne beeinflußt werden können. Doch sind diese Eigenschaften im Herzen nicht dauernd vorhanden, denn dasselbe verliert sie vorübergehend nach jeder Kontraktion. Nach der Systole befindet es sich in einer sog. refraktären Phase, unfähig Reize zu empfangen, zu bilden, weiter zu leiten und sich zu kontrahieren, und muß sich zunächst erholen, ehe es wieder funktionsfähig wird. Nach Engelmann unterscheidet man positiv und negativ chronotrope Einflüsse, durch welche die Anzahl der physiologischen Reize in der Zeiteinheit (beim Erwachsenen etwa 72 in der Minute) vermehrt oder vermindert wird; positive oder negative bathmotrope Einflüsse, durch welche die Reizbarkeit des Herzens erhöht oder herabgesetzt wird; positiv oder negativ dromotrope Einflüsse, welche das Leitungsvermögen für Reize steigern oder verschlechtern, und endlich positiv oder negativ inotrope Einflüsse, welche die Kontraktion beschleunigen oder verlangsamen.

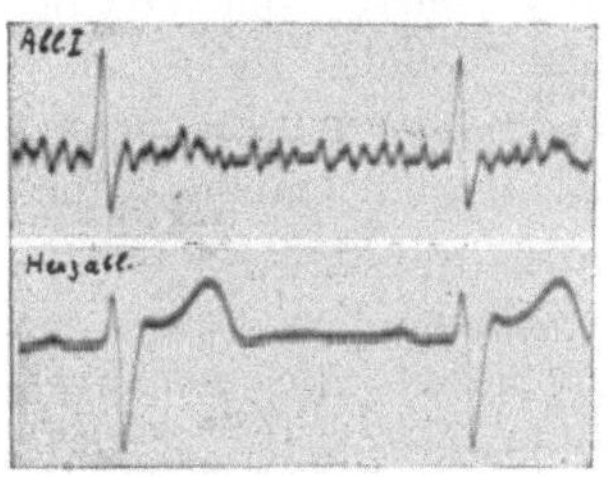

Fig. 41.

In Ableitung I verzittert, in Herzabl. glatt, mit ansehnlichen Ausschlägen.

Gehen wir nun zur Deutung des EKG. über, so muß zunächst betont werden, daß dasselbe als der Ausdruck der Passage des Reizes durch das Herz vom Sinusknoten bis zur Spitze und nicht als der Ausdruck einer durch das Herz geleisteten mechanischen Arbeit anzusehen ist. Es ist also die Elektrokardiographie nicht, wie früher angenommen wurde, eine Herzfunktionsprüfungsmethode; nur indirekt können wir aus dem EKG. Schlüsse auf die Leistungsfähigkeit des Herzens ziehen.

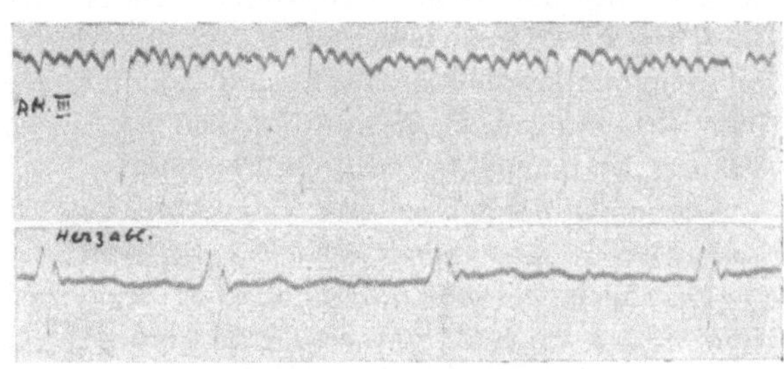

Fig. 42.

Oben Vorhofflimmern und Muskelzittern; bei Herzabl. sieht man nur noch das Flimmern im EKG.

Entsprechend dem Zweck dieses Buches wollen wir im folgenden so wenig wie möglich auf theoretische Erwägungen über das Zustandekommen des EKG. uns einlassen und nur dasjenige bringen, welches erfahrungsgemäß praktische Bedeutung und Verwertbarkeit hat.

Das normale EKG. Obwohl es kaum zwei Menschen gibt, die genau dasselbe EKG. haben, so ist es doch möglich, einen Normaltyp von EKG. abzugrenzen.

Das EKG. beginnt mit einer kleinen positiven Welle P (Fig. 43), welche der Vorhofsaktion entspricht. Auf dieselbe folgt ein mehr oder weniger horizontaler Strich, welcher normalerweise einer Zeitdauer von 0,05 — 0,125 Sek. entspricht und die Passage des Reizes vom Vorhof zum Ventrikel darstellt. Daran schließt sich der Teil des EKG., der der Ventrikelaktion entspricht; derselbe beginnt manchmal mit einer kleinen abwärts gerichteten Zacke Q, die jedoch oft fehlt; auf dieselbe folgt eine mehr oder weniger hohe, steile, spitze, positive Zacke R. Die R-Zacke kann entweder mit der Nullinie endigen oder unter dieselbe sinken und die spitze negative S-Zacke bilden, die meistens, aber nicht regelmäßig vorkommt und von sehr ver-

schiedener Größe sein kann. Auf dieselbe folgt mit sehr verschiedener Art
des Anstieges die letzte
positive Welle des EKG.,
mit T bezeichnet. Letz-
tere ist meist gefolgt
von einer kurzen ne-
gativen Phase, nach
der das EKG., entspre-
chend der Herzpause,
geradlinig verläuft.

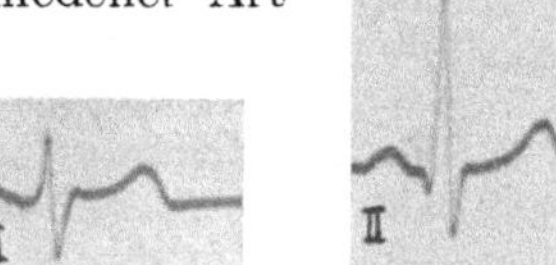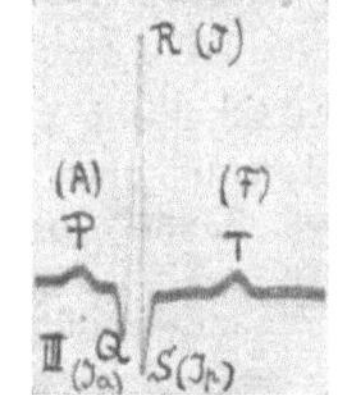

Fig. 43.

Normaler EKG. in Abl. I, II und III, hintereinander
bei ungleicher Empfindlichkeit aufgenommen.

Die Bezeichnungen mit P, Q, R, S, T haben sich überall einge-bürgert; sie sind daher denjenigen von Nicolai vorgeschlagenen (A, Ia, I, Ip, F) vorzuziehen.

In jedem normalen EKG. sind konstant vorhanden die drei posi-tiven Erhebungen P, R und T. Die negativen Zacken können fehlen, letzteres besonders bei älteren Personen.

Die gebräuchlichste Art der Ableitung des EKG. ist die vom rechten nach dem linken Arm, die sog. Ableitung I. Doch ist es falsch, ausschließlich dieselbe vorzunehmen, sondern man muß möglichst in allen Fällen noch die Ableitung II und III vornehmen und jedenfalls immer angeben, in welcher Ableitung das EKG. aufgenommen worden ist. Dasselbe sieht in den verschiedenen Ableitungen auch normaler-weise nicht gleich aus; bei Ableitung II und III sind die Vorhofs- und negativen Ventrikelausschläge meist stärker ausgebildet als in Ablei-tung I (Fig. 43). Warum dies der Fall ist, weiß man nicht.

P-Zacke. Dieselbe ist bei normalen Herzen immer gut markiert, stärker bei Ableitung II und III als bei Ableitung I. Sie ist manch-mal leicht gespalten (Fig. 43), auch bei ganz normalen Herzen; das spricht für ein nicht ganz synchrones Arbeiten beider Vorhöfe, das offenbar auch normalerweise vorkommt. Bei gesundem Herzen ist die *P*-Zacke in allen drei Ableitungen immer positiv.

Das Kammerelektrokardiogramm:

Q-Zacke: Hat nach unseren bisherigen Erfahrungen keine praktische Bedeutung.

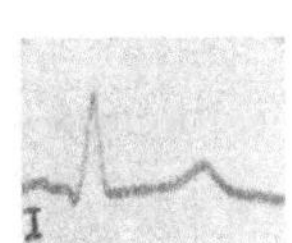

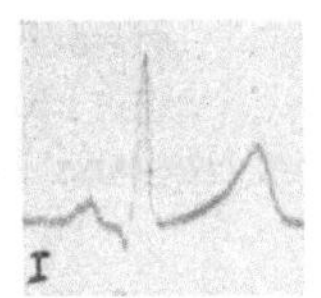

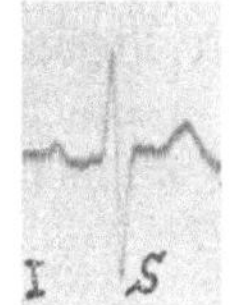

Fig. 44.	Fig. 45.	Fig. 46.
Normales EKG. Fehlen der *S*-Zacke.	Normales EKG. Fehlen der *S*-Zacke.	Normales EKG. Stark ausgebildete *S*-Zacke.

R-Zacke: Ihre Höhe ist auch normalerweise sehr verschieden; ihr auf- und absteigender Ast bilden zwei glatte Linien.

S-Zacke: Bei manchen, meist älteren Menschen fehlt sie ganz (Fig. 44, 45); bei anderen ist sie größer als die *R*-Zacke (Fig 46); sie kann so ausgesprochen sein, daß die kleine *R*-Zacke vor ihr ganz verschwindet; dies ist, in Ableitung I, als charakteristisch für angeborene Mißbildungen des Herzens (Septumdefekte usw.) angesprochen worden (Fig. 47), kommt aber nach unserer Erfahrung auch ohne dieselben vor. Auffallig ist, daß in manchen Fallen in Ableitung I die *S*-Zacke fehlt, in Ableitung II oder III dagegen so ausgesprochen ist, daß der erste Teil des Kammer-E. K. G. einen völlig negativen Charakter erhalt (Fig. 48).

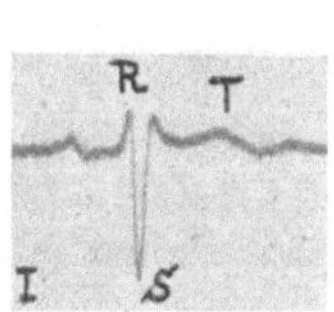

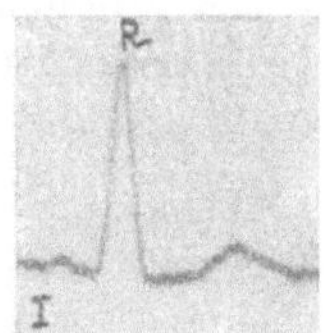

Fig. 47.	Fig. 48.
Überwiegen der *S*-Zacke bei Sehtumdefekt.	In Abl. I fehlt die *S*-Zacke; in Abl. III ist sie besonders stark ausgebildet.

T-Zacke: Der Übergang der *R*- bzw. *S*-Zacke in die *T*-Zacke ist ein in den einzelnen Fallen sehr verschiedener; auf eine ausgesprochene *S*-Zacke folgt meist zunachst eine kleine positive Zacke, dann ein Absinken bis zur Nullinie und dann wieder ein seichtes Ansteigen bis zum Gipfel der *T*-Welle.

Die *T*-Welle ist bei Ableitung I und II normalerweise immer positiv, bei Ableitung III kann sie normalerweise auch negativ sein.

Durch welche Vorgänge innerhalb der Kammern eigentlich die verschiedenen Zacken des Kammer-EKG. entstehen, was die *R*- und die *T*-Zacke in Wirklichkeit bedeuten, warum in gewissen Fallen das Kammer-EKG. ein mehr positives, in anderen ein mehr negatives Gepräge hat, warum es bei verschiedener Ableitung verschieden aussieht, sind alles Dinge, die man noch nicht bestimmt weiß; alle möglichen Theorien liegen vor; keine ist voll befriedigend. Nach unserer Erfahrung müssen folgende praktische Momente in Betracht gezogen werden: Zunächst die Lage des Herzens im Brustraum; je mehr vom

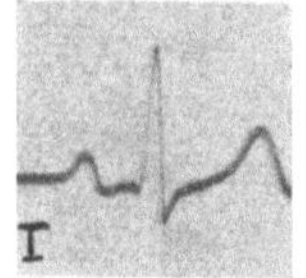

Fig. 49.

Stark ausgebildete *P*-Zacke bei Mitralstenose (Abl. I).

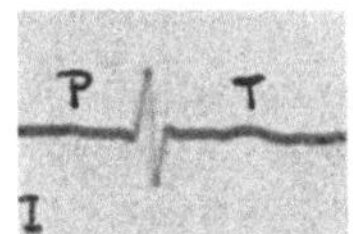

Fig. 50.

Kaum angedeutete *P*-Zacke bei Abl. I; Myokardschwäche.

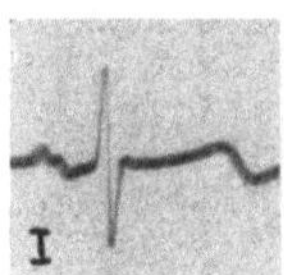

Fig. 51.

Gespaltene *P*-Zacke bei Mitralstenose (Abl. I); kann auch normalerweise vorkommen.

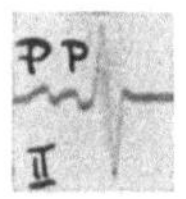

Fig. 52.

Deutlich verdoppelte *P*-Zacke bei Mitralstenose (Abl. II).

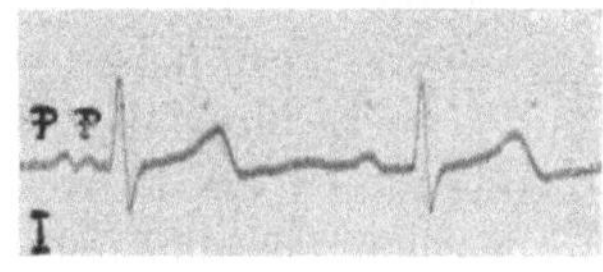

Fig. 53.

P-Zacke bald verdoppelt, bald einfach, bei Mitralfehler (Abl. I).

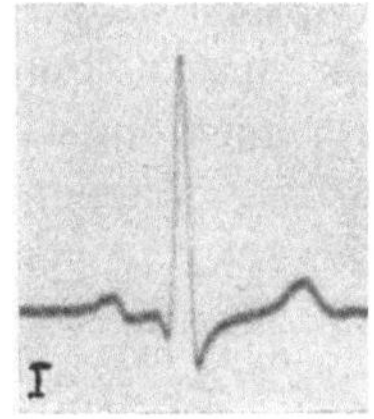

Fig. 54.

Besonders hohe und steile *R*-Zacke bei Aorteninsuffizienz in Abl. I.

Herzen rechts von der Mittellinie liegt, desto eher hat das Kammer-EKG. die Neigung negative Zacken zu enthalten. Ferner ist zu berücksichtigen das relative Vorwiegen der Arbeit des rechten oder linken Herzens; normalerweise arbeitet das linke Herz bedeutend mehr als das rechte; ist die Arbeit des rechten Herzens relativ vermehrt, bzw. die des linken relativ vermindert, so scheint uns wiederum eine gewisse Negativität des Kammer-EKG. die Regel zu sein. Klarheit in diese komplizierten Verhältnisse wird nur die systematische Untersuchung möglichst vieler Herzen und vorwiegend wohl auch des Kinderherzens in den drei Ableitungen bringen.

Die der Herzpause entsprechende horizontale Strecke des EKG. zwischen *T* und dem nächsten *P* ist um so länger, je langsamer der

Puls ist; bei schnellem Puls wird diese Strecke kürzer, ohne daß dafür die einzelnen Zacken des EKG. näher aneinanderrückten.

Das pathologische EKG. ohne Störung des Herzrhythmus. Normalerweise kontrahieren sich beide Herzhälften synchron oder praktisch beinahe synchron. Werden nun unter pathologischen Verhältnissen die Systolen der kongruenten Herzabschnitte zeitlich und qualitativ verschieden, so muß dadurch eine Änderung des EKG. stattfinden. Irrig ist dagegen die Ansicht, daß einem hohen Ausschlag im EKG. auch eine entsprechend kräftige Aktion eines Herzabschnittes entsprechen müsse (s. Extrasystolen).

P-Zacke: Dieselbe ist in manchen Fällen besonders kräftiger Aktion der Vorhöfe und besonders des linken Vorhofs, so bei Mitralstenose, in Ableitung I besonders groß (Fig. 49); doch ist dies nicht immer der Fall. In andern Fällen ist sie in Ableitung I sehr klein

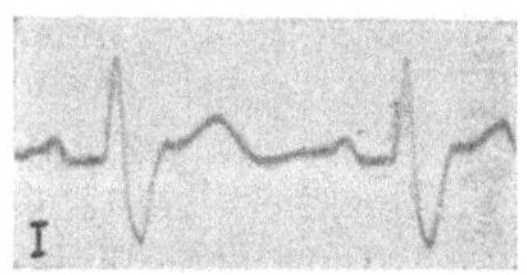

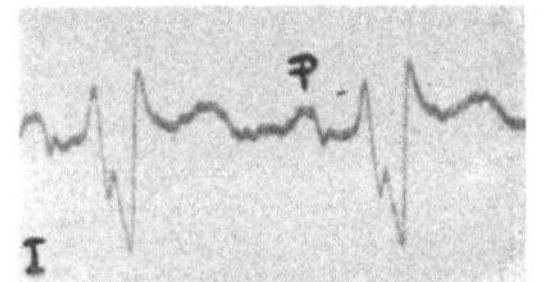

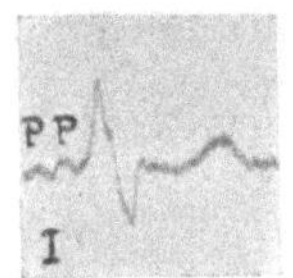

Fig. 55.	Fig. 56.	Fig. 57.
Atypische Form der *S*-Zacke bei chron. Myokarditis (Ableitung I).	Schweres dekompensiertes Mitralvitium mit starker Vergrößerung des r. Herzens (Abl. I).	Schwere dekompens. Mitralstenose. Dopp. *P*-Zacke, atyp. Ventrikelkompl. (Abl. I).

(Fig. 50); dann kann man eine schwache Aktion der Vorhöfe annehmen. Auch normalerweise kann die *P*-Zacke gespalten sein, was ein nicht zeitlich ganz gleichmäßiges Arbeiten der Vorhöfe bedeutet, letzteres ist aber vorzugsweise der Fall bei Mitralstenose (Fig. 51). Sind deutlich zwei *P*-Zacken vorhanden, so liegt immer Mitralstenose vor (Fig. 52). Manchmal ist beim selben Falle von Mitralstenose die *P*-Zacke bald doppelt, bald einfach (Fig. 53). Negativ ist (sehr selten!) die *P*-Zacke in Ableitung I und II, wenn der Vorhof »retrograd« vom Atrioventrikularknoten aus gereizt wird (Fig. 135) oder beim Erlahmen des Vorhofs bei schwerer Herzinsuffizienz (Fig. 60), in Ableitung III auch normalerweise.

Das Verhalten des, der Passage des Reizes durch die Atrioventrikulargrenze entsprechenden Teiles des EKG. zwischen P und Q, bzw. R (P-R-Intervall) wird weiter unten bei der Besprechung der Reizleitungsstörung erörtert werden.

R-Zacke: Dieselbe ist in Ableitung I bei Aorteninsuffizienz gewöhnlich besonders hoch und steil (Fig. 54), doch ist dies nicht immer der Fall, kommt außerdem auch vor, ohne daß eine Aorteninsuffizienz vorhanden wäre. Verschieden hohe *R*-Zacken bei demselben Individuum kommen normalerweise vor.

Außerordentlich wichtig ist das Vorkommen sog. atypischer Formen der *R*- und *S*-Zacke, d. h. Zacken im aufsteigenden oder absteigenden Aste derselben und im allgemeinen Formen, wie man sie bei gewissen Extrasystolen findet. Das spricht für eine Störung des Synchronismus beider Kammerkontraktionen und ist immer ein Zeichen für schwerere anatomische Veränderungen am Herzen (Fig. 55—60). Gerade in diesen Fallen ist die Abnahme in den drei Ableitungen wichtig, denn atypische Formen des Kammer-EKG. sind oft in Ableitung II und III deutlicher als in Ableitung I (Fig. 59 und 60).

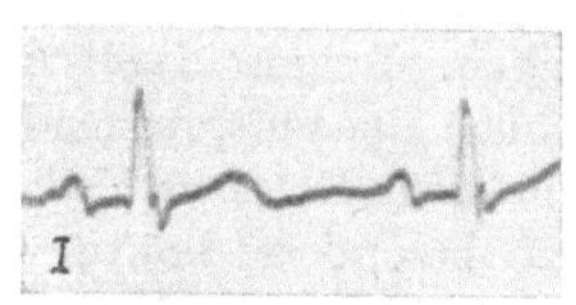

Fig. 58.

Schwerer Mitralfehler; Zacke im auf- und absteigenden Ast von *R* (Abl. I)

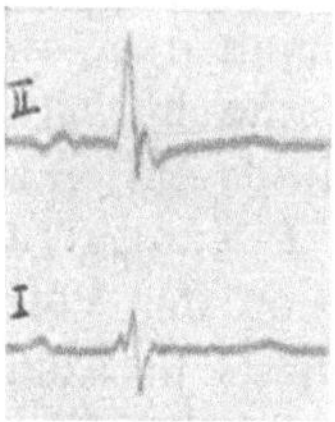

Fig. 59.

Atypische Kammer EKG. bei chronischer Myokarditis; gleichzeitige Aufnahme der Abl. I u. II mit zweispuligem Apparat.

Dieselbe Bedeutung hat ein Negativwerden oder auch ein Fehlen der *T*-Zacke in Ableitung I und II, während in Ableitung III die *T*-Zacke auch normalerweise negativ sein kann. Nach einer negativen *T*-Zacke folgt immer eine positive Erhebung des EKG. nach oben, die nicht irrtümlicherweise als *T*-Zacke aufgefaßt werden darf (Fig. 61—63).

Eine schwach ausgebildete *T*-Zacke, besonders wenn die *R*-Zacke hoch ist, spricht für muskuläre Schwache der Ventrikel (Fig. 64).

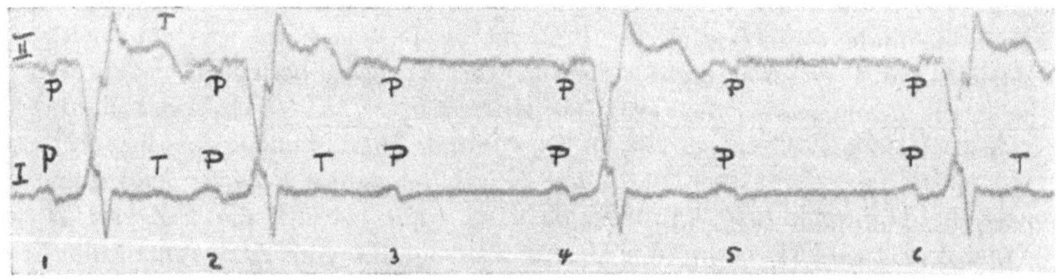

Fig 60.

Gleichzeitige Aufnahme in Abl. I und II mit zweispuligem Apparat. Partieller Herzblock bei schwerer Myokarditis mit atypischem Kammer-EKG., besonders ausgesprochen in Abl. II, wo auch die *P*-Zacke negativ ist. Nach dem 3. und 5. *P* fehlt das Kammer-EKG.

Während, wie gesagt, das Fehlen der *T*-Zacke, das Negativwerden derselben in Ableitung I und II und eine atypische *R*-Zacke in allen Ableitungen für eine schwerere organische Störung der Ventrikel sprechen, ist andererseits ein vollkommen normales EKG., auch mit hoher positiver *T*-Zacke, keineswegs ein Beweis für eine normale Herzaktion. Kurz vor dem Tode können schwer erkrankte Herzen noch immer völlig normale EKG. aufweisen.

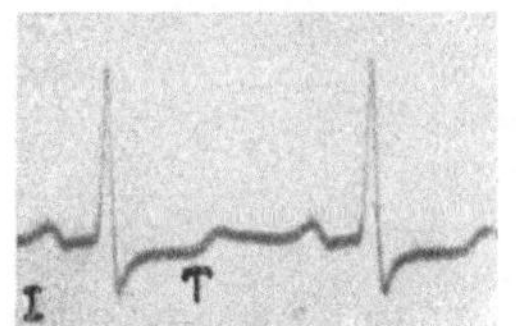

Fig. 61.

Negative *T*-Zacke bei chronischer Myokarditis. Die

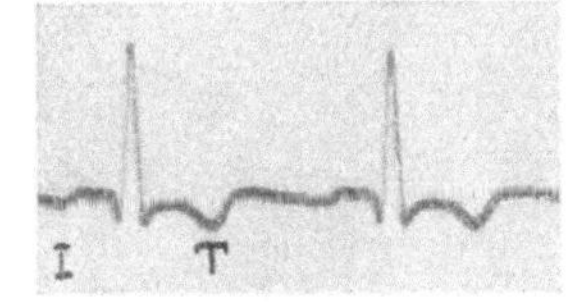

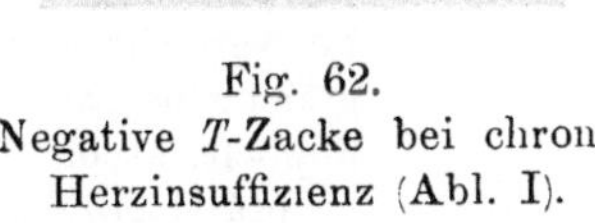

Fig. 62.

Negative *T*-Zacke bei chron. Herzinsuffizienz (Abl. I).

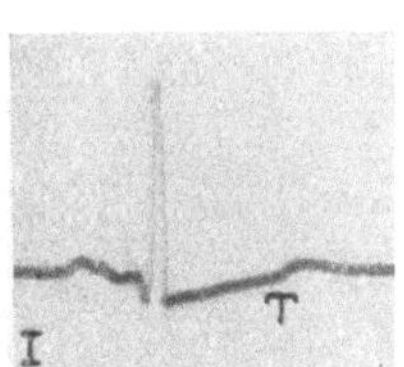

Fig. 63.

Eben angedeutete negative *T*-Zacke bei dekompensiert. Mitralfehler (Abl. I).

auf dieselbe folgende positive Zacke ist nicht irrtümlicherweise als *T*-Zacke aufzufassen, sondern als Ausdruck der Diphasie der *T*-Zacke (Abl I).

Daraus ergibt sich, daß das EKG., entgegen der lange vorherrschenden Ansicht, keine Methode der Herzfunktionsprüfung darstellt, denn das Fehlen einer Veränderung in demselben beweist bezüglich der Leistungsfahigkeit des Herzens gar nichts; nur ihr Vorhandensein ist von Bedeutung.

Reizleitungsstörungen. Reizleitungsstörungen ersten Grades, bestehend in einer Verlangsamung der Leitung ohne Aufhebung. derselben, drückt sich im EKG. durch eine Verlängerung des *P-R*-Intervalls aus. Dasselbe ist normalerweise nie länger als 0,125 Sek. In manchen Fällen kann es nun dauernd gleichmäßig auf 0,15—0,25 Sek. verlängert sein (Fig. 65 und 66). Es handelt sich hierbei offenbar oft

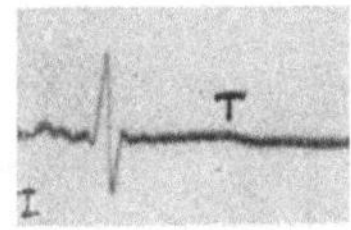

Fig. 64.

Kaum angedeutete *T*-Zacke und gespaltene *R*-Zacke bei subdekompensiertem Mitralfehler (Ableitung I).

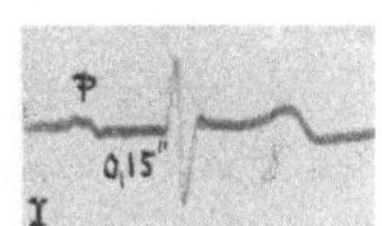

Fig. 65.

Gleichmäß. Verlängerung des *P-R*-Intervalls auf 0,15″. Erster Ton an der Spitze verdoppelt. Herz anatomisch und funktionell normal.

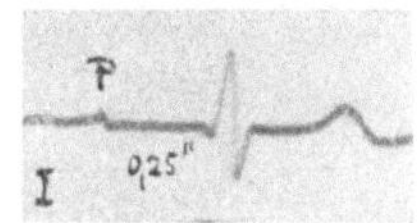

Fig. 66

Gleichmäßige Verlängerung des *P-R*-Intervalls auf 0,25″. Verdoppelung des I. Tones an der Spitze. Subjektiv Atemnot. Herz objektiv o. B

um sonst ganz normale Herzen; höchstens klagen solche Menschen über geringe Kurzatmigkeit. Die Störung kann eine dauernde, vielleicht auch eine angeborene sein. In anderen Fällen ist sie vorübergehend und dann

das Zeichen einer leichten Schädigung der Reizleitung durch körperliche
Überanstrengung oder durch eine Infektion. Sie kann entweder wieder verschwinden oder der Vorbote einer schwereren Leitungsstörung mit Ventrikelsystolenausfall sein. Ist eine dauernde Verlängerung des P-R-Inter-
valls verbunden mit einer Negativität der T-Zacke oder gar mit einer aty-

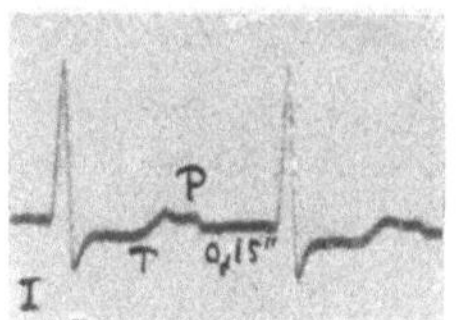

Fig. 67.
Gleichmäßige Verlängerung des
P-R-Intervalls auf 0,15″ bei aku-
ter Myokarditis. T-Zacke neg.
Zweit. Ton a. d. Spitze verdopp.

pischen R-Zacke, so liegt immer eine schwerere Myokard-
störung vor (Fig. 67—69).

Ist die Verlängerung des
P-R-Intervalls bei jeder Herzphase eine gleichmäßige, so
bleibt der Puls regelmäßig;
wechselt sie bei jeder Herz-

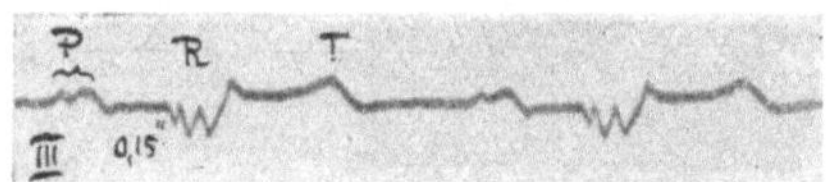

Fig. 68.
Schwere chronische Myokarditis; P-R-Intervall
gleichmäßig auf 0,15″ verlängert; P-Zacke verdoppelt; atypisches Kammer-EKG. (Abl. III);
präsystolischer Galopp a. d. Herzspitze.

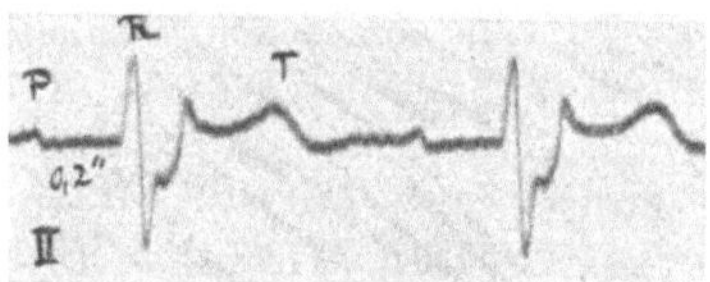

Fig. 69.
Schwerer dekompensierter Mitralfehler; P-R-
Intervall $= 0,2$″. Atypisches Kammer-EKG.
Präsystolischer Galopp.

systole, so werden die einzelnen Pulsperioden ungleich lang (Fig .70).
Die Verlängerung des P-R-Intervalls über 0,15 Sek. drückt sich
bei der Auskultation an der Herzspitze durch eine Spaltung oder Verdoppelung des ersten Tones aus (Fig. 65, 66, 68—70); ist die Diastole sehr

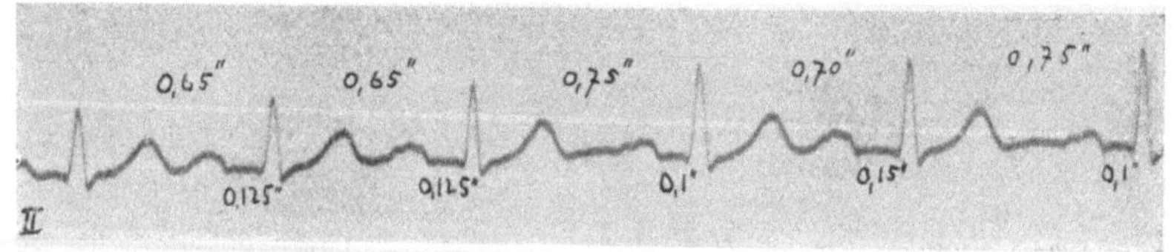

Fig. 70.
P-R-Intervall schwankt zwischen 0,1 und 0,15″, dadurch wird der Puls leicht
unregelmäßig Mitralfehler (große P-Zacke) leicht dekompensiert.

kurz, so klingt der zweite Ton verdoppelt, weil die Vorhofsystole in den
Beginn der Ventrikeldiastole, näher dem zweiten Herzton, fällt (Fig. 67).
Die Spaltung und Verdoppelung der Herztöne bei einfachen Leitungshemmungen erklärt sich dadurch, daß man Vorhof- und Ventrikelton getrennt voneinander hört. Ist der erste Ton verdoppelt, so

entsteht ein präsystolischer, ist der zweite Ton verdoppelt, ein proto- diastolischer Galopprhythmus, welchen beide haben, eine klinisch harmlosere Bedeutung

Reizleitungsstörung zweiten Grades. Wird die Leitung schwerer geschädigt, so versagt sie nach einer gewissen Anzahl von Systolen vollständig, so daß dann ein Reiz an der Atrioventrikulargrenze vollständig aufgehalten, »blockiert«, wird und eine Ventrikelsystole vollständig ausfällt. In Fig. 71 beträgt z. B. beim ersten Puls das P-R-Intervall 0,1 Sek., beim zweiten 0,2 Sek., beim dritten 0,25 Sek.; dann ist die Leitung blockiert; das erkennt man daran, daß auf die vierte P-Zacke keine R-Zacke folgt. Während der Zeit erholt sich wieder die Leitung und beträgt dann wieder 0,1 Sek. Dann fängt das Spiel von vorne wieder an. Fällt von zwei Ventrikelsystolen immer eine aus, so spricht man von einem partiellen Block 1 : 2 (Fig. 72 u. 60); fällt jede dritte, vierte usw. Ventrikelsystole aus, so spricht man von einem partiellen Block 1 : 3, 1 : 4 usw. Beim partiellen Block 1 : 2 ist der Radialpuls regelmäßig langsam, beim partiellen Block 1 : 3 usw. fühlt man am Radialpuls nach einigen regelmäßigen Schlägen eine Pause, die so lang ist, wie eine doppelte Pulsperiode.

Reizleitungsstörungen dritten Grades. Kompletter Block. Ist die Leitung so schwer geschädigt, daß überhaupt kein Reiz mehr vom Vorhof auf den Ventrikel übergehen kann, so ist der Ventrikel gezwungen, von seiner Automatie Gebrauch zu machen und vollständig unabhängig vom Vorhof in einem eigenen, langsamen, regelmäßigen Rhythmus zu schlagen. Ehe er sich diesem Rhythmus anpaßt, d. h. ehe er denselben gefunden hat, kann es vorkommen, daß er längere Zeit ganz still steht; dann erhält die

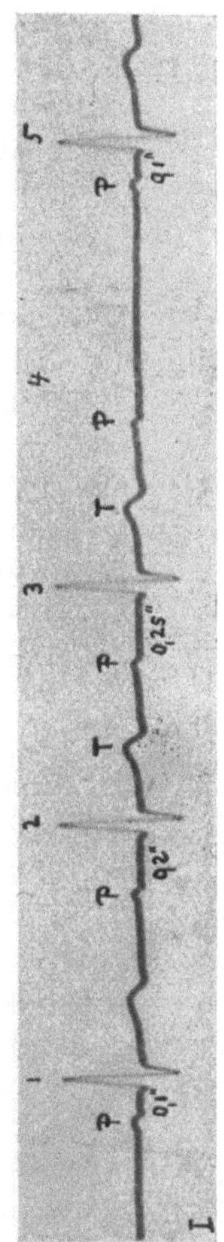

Fig. 71.

Partieller Block an der Atrioventrikulargrenze. P-R-Intervall wird bei jeder Systole länger; die Leitung versagt mein 4. Puls, wo auf die P-Zacke keine R-Zacke folgt

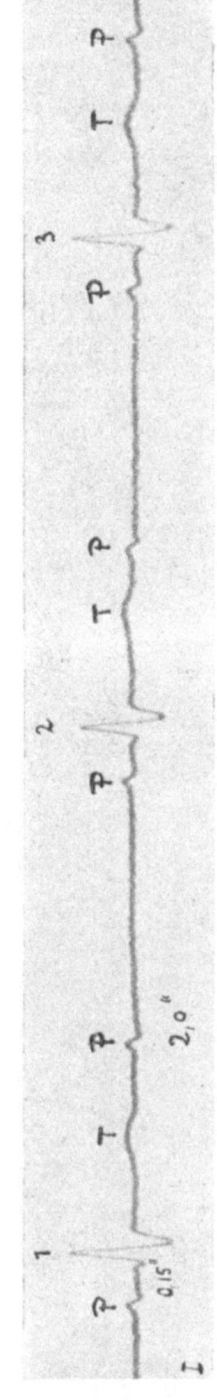

Fig. 72.

Partieller Block 1 : 2; nur eine Vorhofssystole von zweien wird von einer Ventrikelsystole gefolgt, daher fehlt nach jeder 2. P-Zacke die zugehörige R-Zacke.

7*

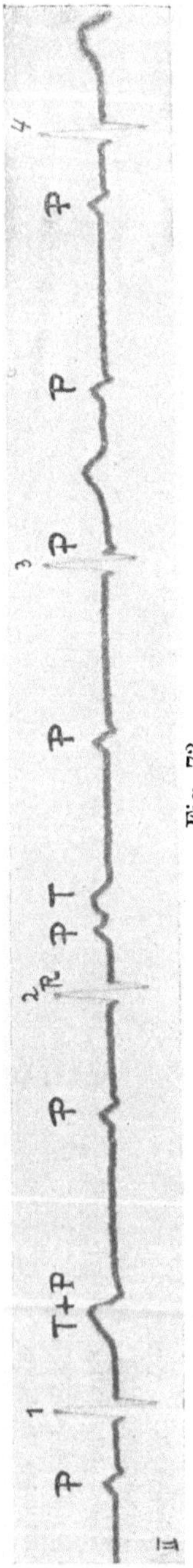

Peripherie gar kein Blut, und wir sprechen von Adams-Stokesschen Anfällen, schweren Ohnmachten, die, falls sie mehrere Minuten anhalten, tödlich endigen. Hat sich aber der Ventrikel an seinen automatischen Rhythmus gewöhnt, der 10—40 in der Minute betragen kann, so genügt derselbe zur Aufrechterhaltung der Zirkulation.

Im einfachsten Falle von komplettem Herzblock schlägt der Ventrikel unabhängig vom Vorhof ungefähr halbmal so schnell wie derselbe. Dann interferieren Vorhofs- und Ventrikelrhythmus, und es kann vorkommen, daß zeitweilig Vorhof und Ventrikel gleichzeitig schlagen; dann fällt die P-Zacke in den Ventrikelkomplex des E.K.G. hinein (Fig. 73).

In anderen Fällen schlägt der Vorhof dreimal so schnell wie der Ventrikel und darüber; dann kann es auch vorkommen, daß die Leitung zwischen Sinusknoten und Vorhof auch zeitweilig unterbrochen ist, so daß hier und da auch eine Vorhofsystole ausfällt. Ein solches Bild bietet Fig. 74. Da fällt jede vierte Vorhofsystole aus.

In anderen Fällen schlagen die Vorhöfe ebenso langsam wie die Ventrikel, wie z. B. in Fig. 75; da kann man annehmen, daß entweder ein Reiz auf zwei an der Sinusaurikulargrenze blockiert ist, oder, was unwahrscheinlicher ist, der Sinusknoten sehr langsame Reize entsendet. In Fig. 75 darf man bei den zwei letzten Pulsen nicht etwa annehmen, daß die R-Zacken 3 und 4 in einem Zusammenhang stehen mit den vor ihnen liegenden P-Zacken; dieselben liegen nur ganz zufällig an dieser Stelle.

In Fig. 76 schlägt der Vorhof noch langsamer, es kommen drei Vorhofskontraktionen auf fünf bis sechs Ventrikelkontraktionen.

Fig. 77 zeigt ein eigenartiges Verhalten der beiden ersten Ventrikelpulsperioden. Da wird dem blockierten Ventrikel sein langsamer automatischer Rhythmus zu langsam und er hilft sich dadurch, daß er bald nach der eigentlichen Systole eine Extrasystole macht, wodurch eine Bigeminie zeitweilig entsteht. Letzteres

Fig. 73.

Kompletter Block an der Atrioventrikulargrenze. Vorhofrhythmus ungefähr doppelt so schnell als Ventrikelrhythmus; Interferenz beider Rhythmen. Beim ersten Ventrikelpuls summieren sich T und nachfolgendes P; beim 2. liegt P zwischen R und T; beim 3. ist P gleich nach R angedeutet, nur als kleine Zacke sichtbar, beim 4. liegt P vor R, ohne daß an der Stelle ein Übergang des Reizes von Vorhof auf Ventrikel angenommen werden darf.

Kompletter Block.
Der Vorhof schlägt
zirka 3 mal so schnell
als der Ventrikel;
durch zeitweilige
Störung der Leitung

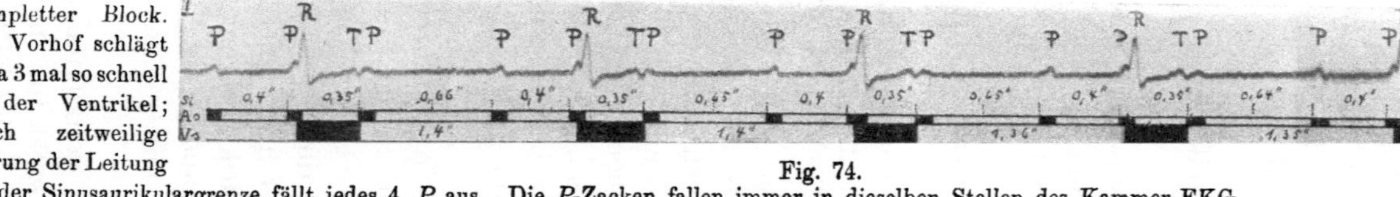

Fig. 74.

an der Sinusaurikulargrenze fällt jedes 4. *P* aus. Die *P*-Zacken fallen immer in dieselben Stellen des Kammer-EKG.

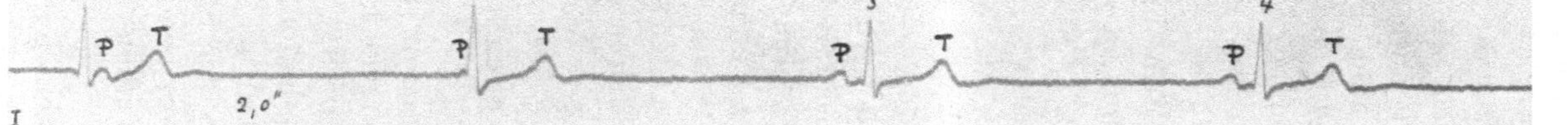

Fig. 75.

Kompletter Block. Die Vorhöfe schlagen ungefähr so langsam als die Ventrikel. Beim ersten Ventrikelpuls liegt *P* zwischen *R* und *T*, beim 2. ist *P* dicht vor *R* eben sichtbar, beim 3. und 4. liegt *P* vor *R*, doch darf kein Zusammenhang zwischen Vorhof und Ventrikelaktion deswegen angenommen werden.

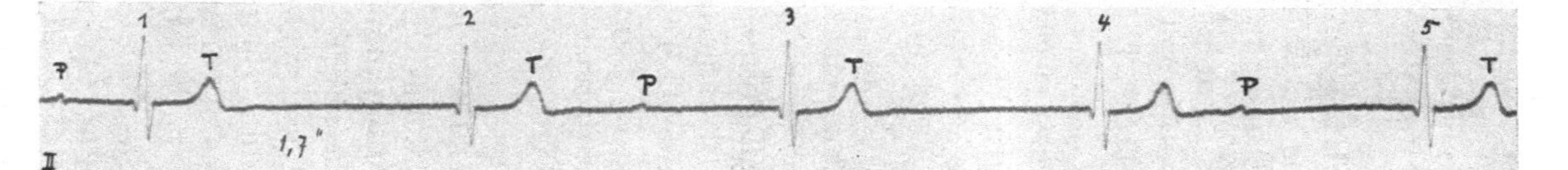

Fig. 76.

Kompletter Block. Der Vorhof schlägt ungefähr 1/2mal so langsam als der Ventrikel.

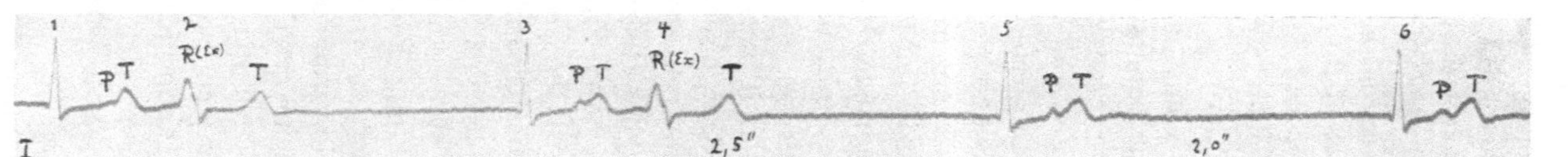

Fig 77.

Kompletter Block. In den 2 ersten Pulsperioden macht der Ventrikel gleich nach seiner regulären Systole eine Eytrasystole, wodurch eine Bigeminie entsteht. Der Vorhof schlägt ebenso langsam als der Ventrikel; die *P*-Zacke fällt immer zwischen *R* und *T* der regulären Ventrikelsystole.

fällt bei den beiden letzten Pulsen der Kurve aus. Die Vorhofswellen sind ebenso zahlreich wie die regelrechten R-Zacken und fallen regelmaßig in den Ventrikelkomplex hinein.

In seltenen Fällen kommt es nun vor, daß die Vorhöfe flimmern, während der blockierte Ventrikel automatisch schlägt. Das kommt nach unserer Erfahrung nur vorübergehend ante mortem vor. In Kurve 78 sieht man ein solches Verhalten; auch ist hier das Eigentümliche, daß der schwer geschadigte Ventrikel seine Reize nicht immer an derselben Stelle des Hisschen Bündels bildet, sondern immer an einer andern, so daß alle möglichen Formen von Ventrikelkomplexen im EKG. entstehen (Fig. 79).

Reizleitungsstörungen zweiten Grades können, ohne schwerere Störung der Herzfunktion, vorübergehend vorkommen, entweder als Folge einer Infektion oder zu hoher Digitalisgaben. Oder sie sind Vorbote eines kompletten Blocks.

Vollständige Blockierung des Ventrikels wird, wenn keine Adam Stokesschen Anfälle auftreten, oft jahre- und sogar jahrzehntelang merkwürdig gut vertragen. Sie sind hervorgerufen, wenn sie dauernd sind, durch narbige Schwielen oder Gummata an der Atrioventrikulargrenze.

Eine Reizleitungsstörung ist an sich nie ein Beweis für eine Myokardaffektion; sie kann mit einer solchen verbunden sein. Ihre Prognose hängt von der Leistungsfähigkeit des Herzmuskels ab. Zeigt das EKG. atypische Ventrikelformen, so ist die Prognose schlecht. (Fig. 60.)

Sinusarrhythmien. Die Sinusarrhythmien gehen einher ohne jegliche Störung des Herzmechanimus. Die im Sinusknoten entstehenden Reize folgen einander nur in nicht ganz regelmäßigen Abständen. Am häufigsten ist die sog. respiratorische Arrhythmie, bei welcher bei der Inspiration der Puls schneller, bei der Exspiration dagegen langsamer wird (Fig. 80).

Es kann auch manchmal ein Sinusreiz ganz ausfallen; dadurch entsteht eine Pause, die doppelt so lang wie eine Pulsperiode ist und nach der der normale Rhythmus wieder einsetzt (Fig. 81). Solche Falle sind nur durch das EKG. richtig zu deuten; sie dürfen nicht mit einem partiellen Block verwechselt werden. Es ist in solchen Fällen auch die Blockierung eines Reizes an der Sinusaurikulargrenze angenommen worden, was natürlich nicht ganz von der Hand gewiesen werden kann; jedoch ist eine sichere Entscheidung, auch mit genauen Messungen, nicht zu treffen.

In seltenen Fallen (Fig. 118) ist der Sinusrhythmus vollkommen unregelmaßig, so daß eine sog. Arrhythmia totalis, die sonst nur bei Vorhofflimmern vorkommt, vorgetäuscht wird. Da kann nur das EKG. die richtige Diagnose ermöglichen.

Extrasystolie. Extrasystolen sind verfrühte Systolen des ganzen Herzens oder von einzelnen Herzabschnitten; sie können in jedem Punkt

Kompletter Block mit Vorhofflimmern. Die Ventrikel schlagen
regelmäßig. Der Ventrikelreiz ist
in Puls 1 und 2 an einer anderen
Stelle des Hisschen Bündels ent-
standen als in Puls 3—5, hat daher
eine andere Form der R-Zacke.
(Kurz vor dem Tode aufgenommen.)

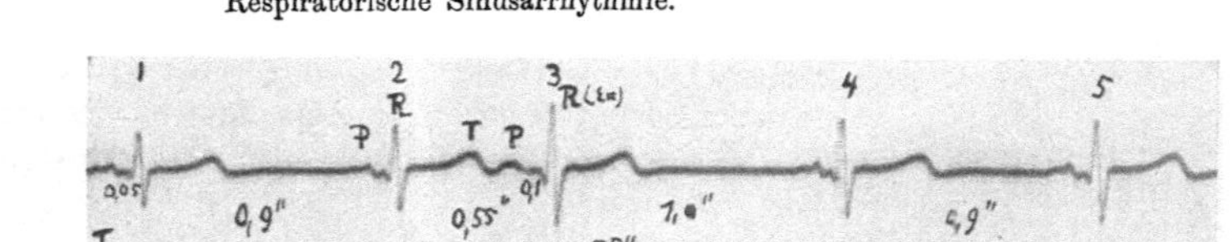

Fig. 78.

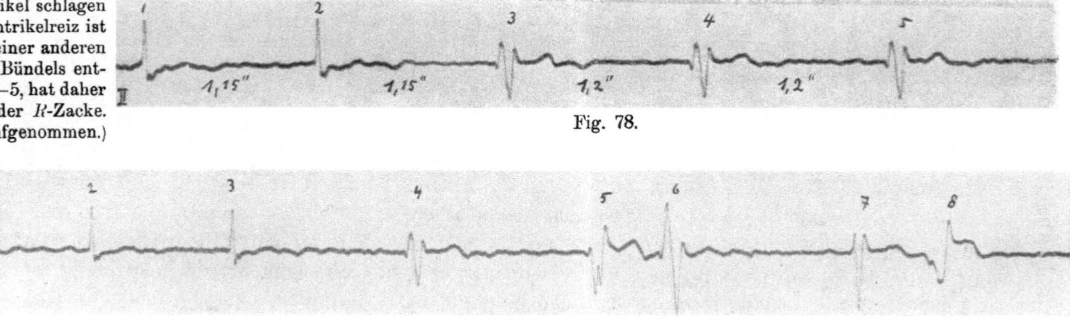

Fig. 79.

Zu Fig. 79. Kompletter Block mit Vorhofflimmern und Kammerextrasystolie.
Der regelmäßige Ventrikelrhythmus
wird gestört durch Extrasystolen, die,
ebenso wie die regulären Kammersys-
tolen immer an einem anderen Punkte
des Hisschen Bündels entstehen, während die Vorhöfe flimmern.

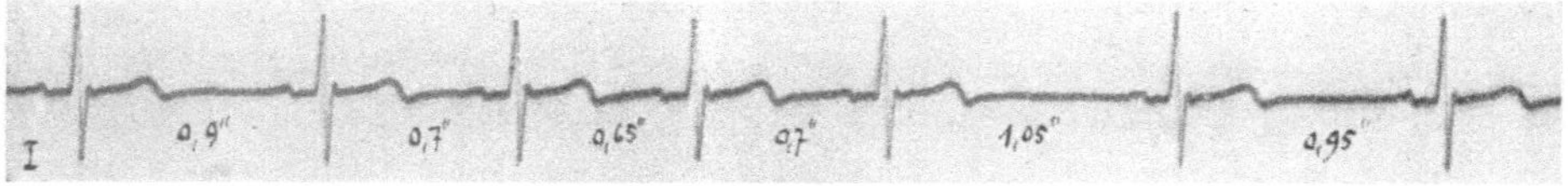

Fig. 80.
Respiratorische Sinusarrhythmie.

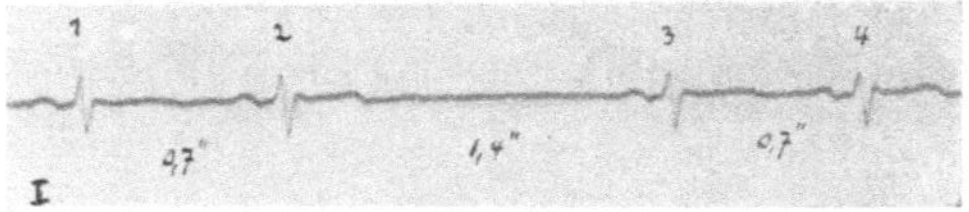

Fig. 81.
Sinusarrhythmie; zwischen 2. und 3. Pulsperiode ist ein Sinusreiz
vollkommen ausgefallen   Bei Kindern nicht selten; darf mit
einer Reizleitungsstörung nicht verwechselt werden

Fig. 82.
Vorhofextrasystole (3. Puls).   Die Distanz zwischen dem 2. und dem 3., 4. R
ist kürzer als die doppelte Distanz zwischen dem 1. und 2., resp. 4. und 5. R.
(Verkürzter Bigeminus).

des Leitungssystems entstehen, also im Sinusknoten, in den Vorhöfen, im Atrioventrikularknoten, im Hisschen Bündel vor und nach seiner Teilung, im letzten Falle also in den Kammern. Am häufigsten sind die Vorhof- und Kammerextrasystolen.

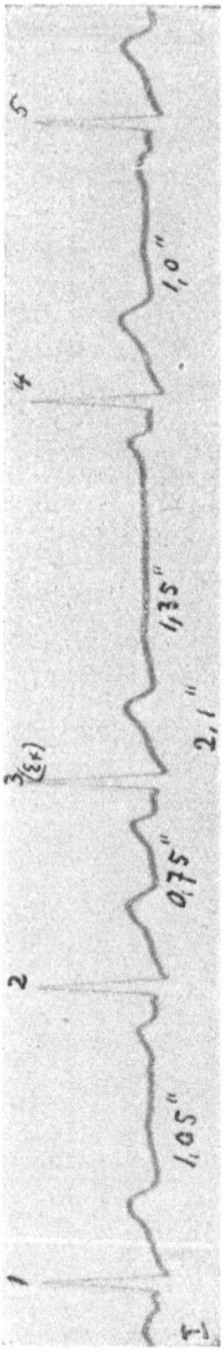

Es gestattet nun das EKG. ziemlich genau den Ursprungsort einer Extrasystole aus ihrem Aussehen zu bestimmen, da experimentell bestimmt worden ist, wie das EKG. der in den einzelnen Punkten des Leitungssystems entstehenden Systolen aussieht.

Charakteristisch für jede Extrasystolie ist, daß der vom Sinusknoten ausgehende Grundrhythmus vom Herzen immer möglichst innegehalten und nur vorübergehend durch die Extrasystole gestört wird.

Vorhofsextrasystole. Der Vorhof schlägt verfrüht, ihm folgt der Ventrikel nach; der vom Sinus kommende regelrechte Reiz findet den Vorhof im refraktären Stadium und bleibt daher ohne Effekt; erst der darauffolgende Sinusreiz ist wirksam. Er erfolgt jedoch meist etwas verfrüht, so daß die Zeit der mit einer Vorhofsextrasystole verbundenen irregulären Periode kürzer ist, als die Zeitdauer von zwei normalen Herzrevolutionen (Fig. 82). Doch ausnahmsweise kann auch die kompensatorische Pause nach der Extrasystole so lang sein, daß die auf sie folgende Systole genau in den ursprünglichen Rhythmus hineinfällt (Fig. 83). Die Vorhofsextrasystole bedingt eine praktisch kaum in Betracht kommende Störung des Herzmechanismus.

Fig. 83. Vorhofsextrasystole mit voll kompensierender Pause, denn die Distanz zwischen dem 2. und 4. R ist doppelt so lang als eine normale Pulsperiode.

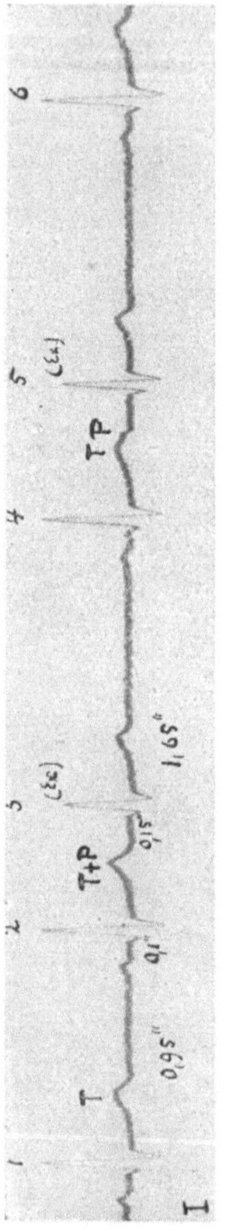

Fig 84 Vorhofsextrasystole, so frühzeitig entstehend, daß die P-Zacke der Extrasystole in die vorhergehende T-Zacke hineinfällt. (Nach Puls 2 deutliche Summation von T und P, nach Puls 4 ist P auf dem absteigenden Ast von T zu erkennen). Das P-R-Intervall der Extrasystole ist auf 0,15 verlängert, weil die Leitung zwischen Vorhof und Ventrikel noch nicht völlig erholt ist. (Kurve leicht verzittert).

Am EKG. ist die Vorhofsextrasystole leicht zu diagnostizieren«, indem man die *P*-Zacke bald nach der *T*-Zacke erkennt; erfolgt die Vorhofsextrasystole sehr frühzeitig, so fällt die *P*-Zacke in die *T'*-Zacke hinein, d. h. beide summieren sich; in solchen Fällen ist oft das *P-R*-Intervall der Extrasystole länger als dasjenige der normalen Systole, weil die, von der vorherigen Systole noch ermüdete Leitung den Reiz durch die Atrioventrikulargrenze langsamer als normal passieren läßt (Fig. 84).

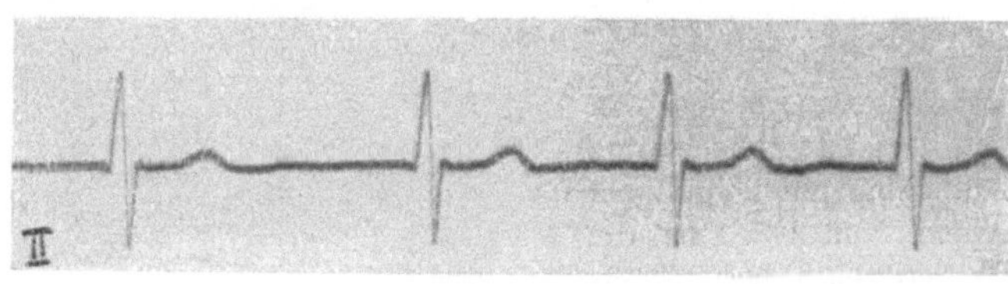

Fig. 85.
Gehäufte atrioventrikuläre Extrasystolen (*nodal Rhythm*). Die *P*-Zacke ist in der *R* Zacke aufgegangen.

Atrioventrikuläre Extrasystole. Der Reiz entsteht im Atrioventrikularknoten und verbreitet sich sowohl nach aufwärts, nach dem Vorhof, wie nach abwärts, nach dem Ventrikel. Vorhöfe und Ventrikel schlagen dann gleichzeitig (Nodal rhythm Mackenzies). Fig. 85 zeigt einen Fall von gehauften atrioventrikulären Extrasystolen. Entweder fallen *P*- und *R*-Zacke zusammen, so daß man von ersterer nichts sieht, oder man erkennt dicht vor der *R*-Zacke oder gar in ihrem aufsteigenden Ast die *P*-Zacke. Vereinzelte atrioventrikuläre Extrasystolen sind selten (Fig. 86). In seltenen Fällen drückt sich die retrograde Erregung des Vorhofes dadurch aus, daß die *P*-Zacke negativ

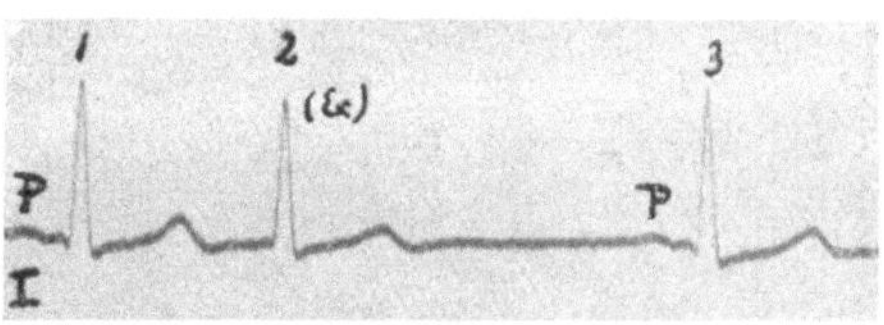

Fig. 86.
Vereinzelte atrioventrikuläre Extrasystolen Das *P* vor dem 2. Puls fehlt.

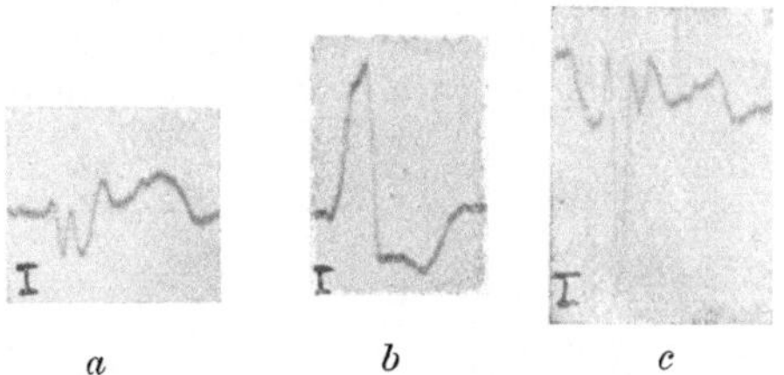

Fig. 87. Kammerextrasystolen in Abl. I. (*P*-Zacke fehlt immer). *a)* Vom Hisschen Bündel an seiner Teilungsstelle; *b)* Vom rechten Ast des Hisschen Bündels; *c)* Vom linken Ast des Hisschen Bündels.

wird (Fig. 136). Die atrioventrikuläre Extrasystole stört naturgemäß den Herzmechanismus dadurch beträchtlich, daß der Vorhof sich in den kontrahierten Ventrikel nicht entleeren kann und seinen Inhalt nach hinten wirft, ein Vorgang, den Wenckebach als Vorhofspfropfung bezeichnet.

Kammerextrasystole. Dieselbe entsteht entweder im noch ungeteilten Hisschen Bündel oder in seinem rechten oder linken Ast. Je nach dem Ort ihrer Entstehung sieht sie verschieden aus. Man unterscheidet bei Abl. I einen Typ von Extrasystole »von der Mitte«,

»von rechts« und »von links«, je nachdem sie im Hauptstamm des His schen Bündels, an der Teilungsstelle in der rechten oder in der linken Kammer entstehen (Fig. 87). Die sonderbaren Formen, die das Kammer-EKG. annimmt, erklaren sich dadurch, daß der Reiz auf ungewohnten Wegen von einer Herzkammer auf die andere übergeht. Praktisch ist

Fig. 88.

Kammerextrasystolen in Abl. 1 und 2; gleichzeitige Aufnahme mit 2 spuligem Apparat; in Abl. 1 hat die Extrasystole den Typus von links, in Abl. 2 denjenigen von rechts.

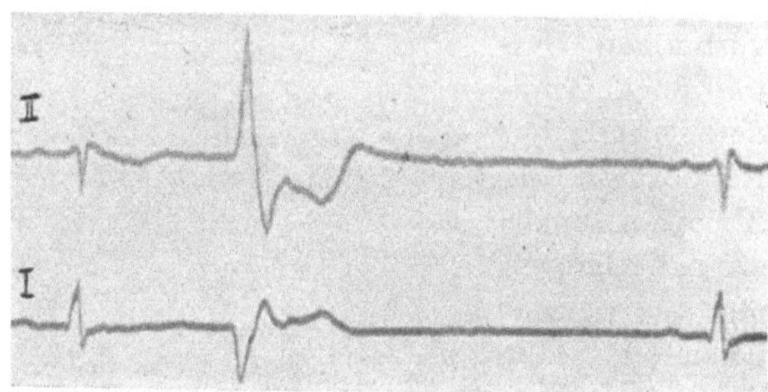

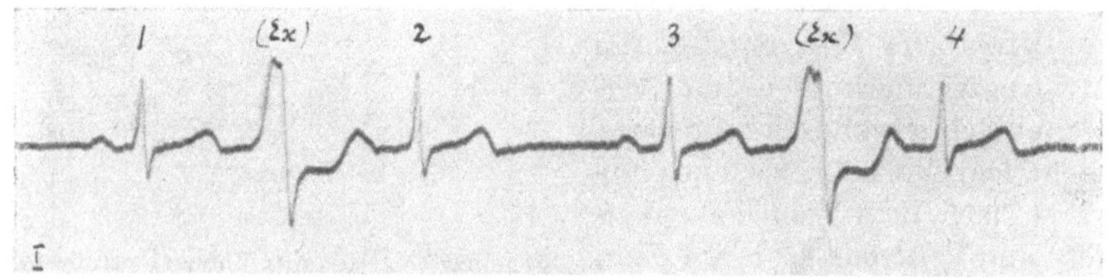

Fig. 89.

Interpolierte Kammerextrasystolen. ohne kompensatorische Pause und ohne Störung des Sinusrhythmus. Interpolierte Extrasystolen sind in ihrem Effekt meist so schwach, daß sie am Radialpuls nicht gefühlt werden.

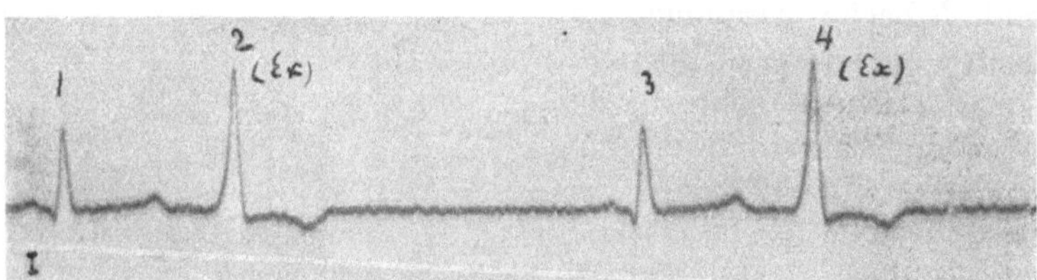

Fig. 91.

Kontinuierliche Kammerextrasystolen-Bigeminie. Die Zacke vor der Extrasystole ist das T der normalen Systole. (Zitterkurve).

Fig. 93.

Zwei Kammerextrasystolen nacheinander; atypisches Kammer-EKG. der regulären Systolen bei chronischer Myokarditis.

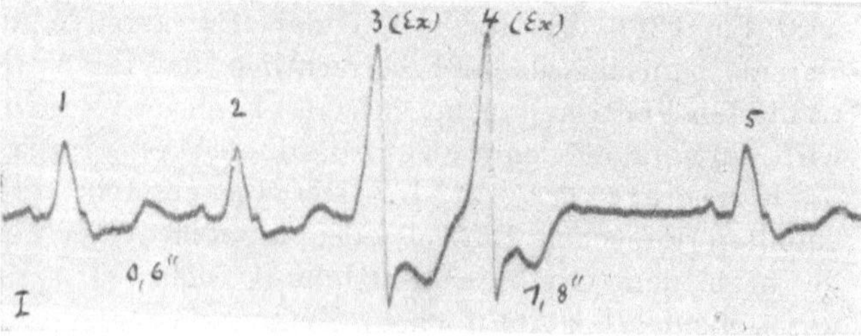

es gleichgültig, wo die Kammerextrasystole entsteht. Entstehen Extrasystolen dicht unterhalb des Atrioventrikularbündels, so haben sie noch
große Ähnlichkeit mit dem normalen Kammer-EKG. Vor der Kammerextrasystole fehlt die *P*-Zacke, die in der *R*-Zacke aufgeht. Die
Kammerextrasystolen sehen je nach der Art der Ab-
leitung verschieden aus (Fig. 88).

Die Kammerextrasystole ist »interpoliert«, wenn sie
genau in die Mitte zwischen zwei normalen Systolen
hineinfällt (Fig. 89).

Für gewöhnlich ist die Zeit zwischen normaler Systole
und Extrasystole + kompensatorischer Pause nach derselben genau so lang wie eine doppelte normale Pulsperiode.

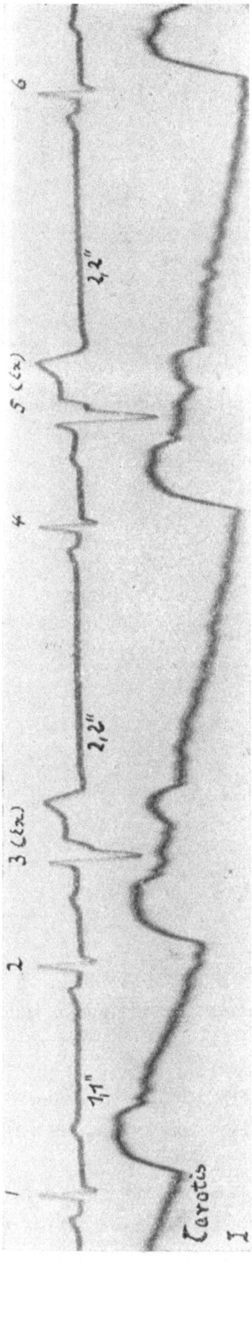

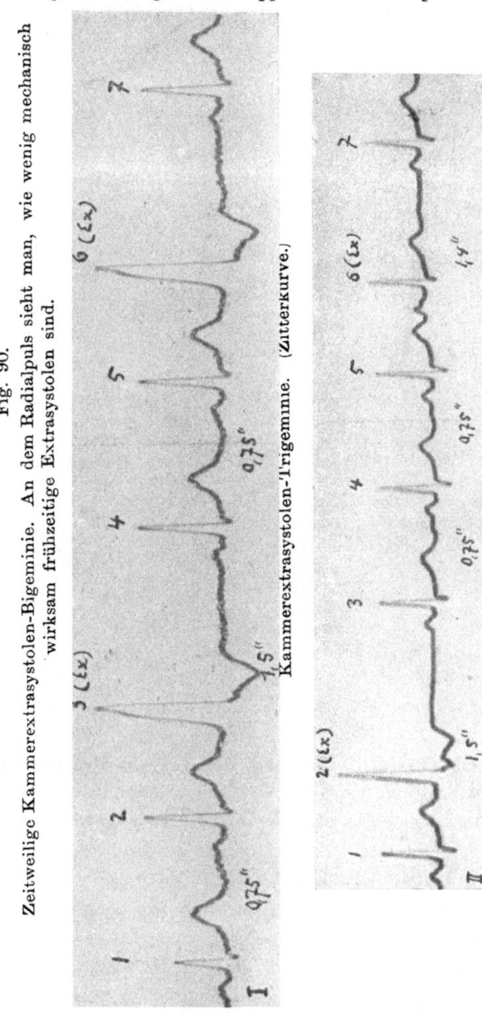

Fig. 90.

Zeitweilige Kammerextrasystolen-Bigeminie. An dem Radialpuls sieht man, wie wenig mechanisch wirksam frühzeitige Extrasystolen sind.

Kammerextrasystolen-Trigeminie. (Zitterkurve.)

Fig. 94.

Kammer- und Vorhofsextrasystolie bei demselben Patienten; der 2. Puls ist eine Kammer-, der 6. eine Vorkammerextrasystole.

Erfolgt nach jeder normalen Systole eine Extrasystole, so spricht man von Bigeminie (Fig. 90 u. 91), ist jede dritte Systole eine Extrasystole, von Trigeminie usw. (Fig. 92). Manchmal können auch zwei Extrasystolen hintereinander erfolgen (Fig. 93). Ebenso können verschiedene Typen von Extrasystolen beim selben Individuum abwechselnd vorkommen. Auch die Verbindung von Vorhof- und Kammerextrasystole beim selben Menschen ist nicht selten (Fig. 94).

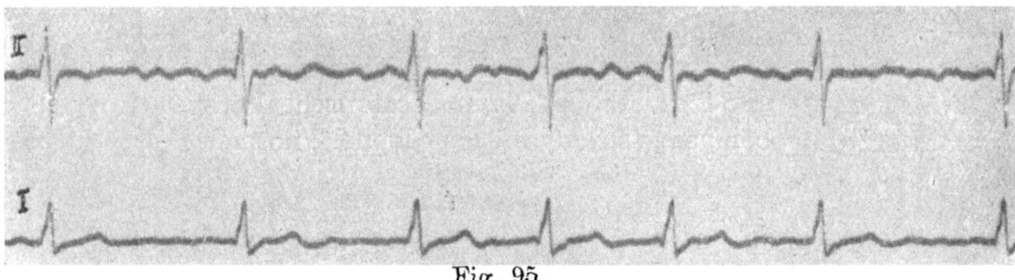

Fig. 95.

Vorhofflimmern; gleichzeitige Abnahme in Abl. I und II mit 2-spuligem Apparat. In Abl. II (obere Kurve) sind die Vorhofwellen deutlicher als in Abl. I.

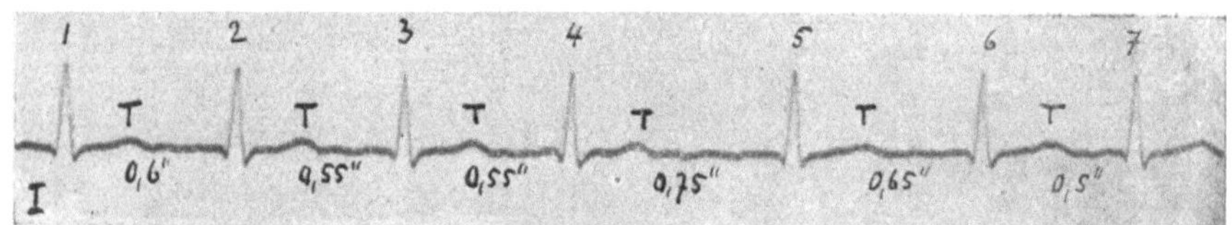

Fig. 96.

Vorhofflimmern. Vollkommene Unregelmäßigkeit des Pulses.

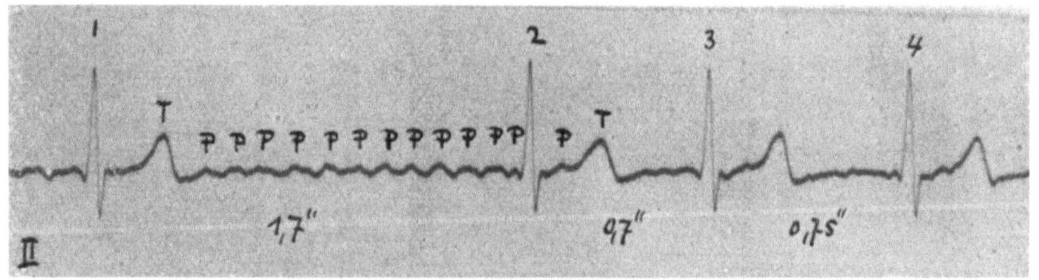

Fig. 97.

Zuerst Vorhofflattern, während der langen Pulsperiode, später Flimmern. Als Zeichen dafür, daß die Vorhöfe auch während der Kammersystole flimmern, sieht man *P*-Zacken zwischen *R* und *T*.

Mittels des EKG. ist die Diagnose der Extrasystolie überhaupt und speziell ihrer jeweiligen Form sehr einfach, viel einfacher als mittels der Sphygmographie.

Vorhofsflimmern und -flattern. Die normale Vorhoftätigkeit fehlt. Die Vorhöfe führen äußerst schnell hintereinander mehr oder weniger oberflächliche Kontraktionen aus, die sich im EKG. und ganz besonders

in Ableitungen II und III (Fig. 95) durch gehaufte kleine Wellen ausdrücken. Die Ventrikel schlagen völlig unregelmäßig, bald langsamer,
bald schneller (langsame und schnelle Form der A. totalis, des Pulsus
irregularis perpetuus).

Von Flimmern spricht man, wenn die Vorhöfe so oberflachlich
schlagen, daß sie praktisch gelähmt sind (Fig. 96); dann sieht man
im EKG. nur ganz leichte Schwankungen während der ganzen Diastole;

Fig. 98.
Grobschlägiges
Flattern der Vor-
höfe, zwischen
dem 3. und 4. Puls
in Flimmern
übergehend.

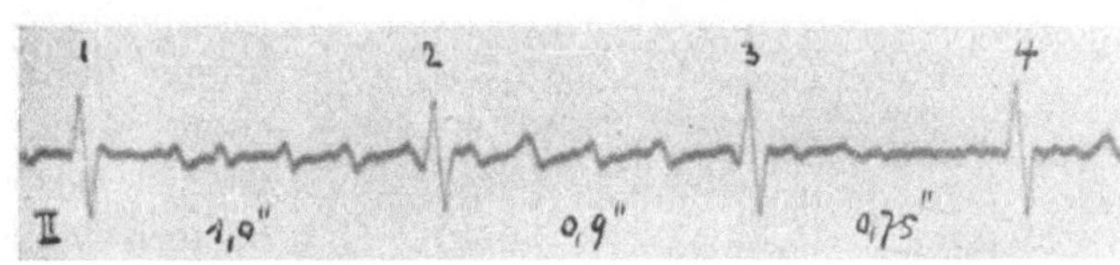

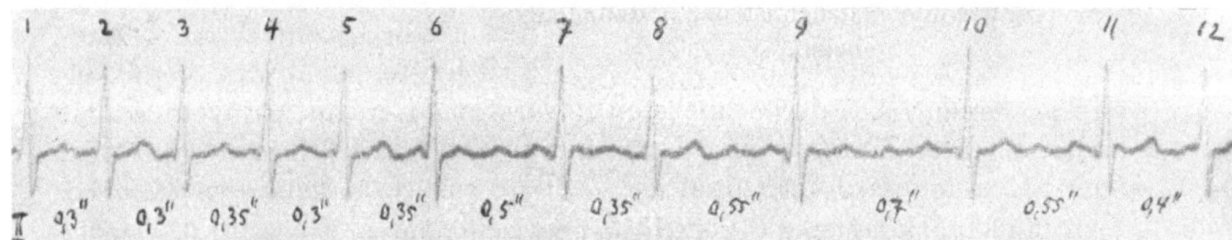

Fig. 99.
Zunächst Herzjagen, schnellste Form der A. totalis, mit atrioventrikulärer Auto-
matie (*P* vor *R* angedeutet); später, wenn der Puls langsamer wird, Flattern
Schwere Herzinsuffizienz.

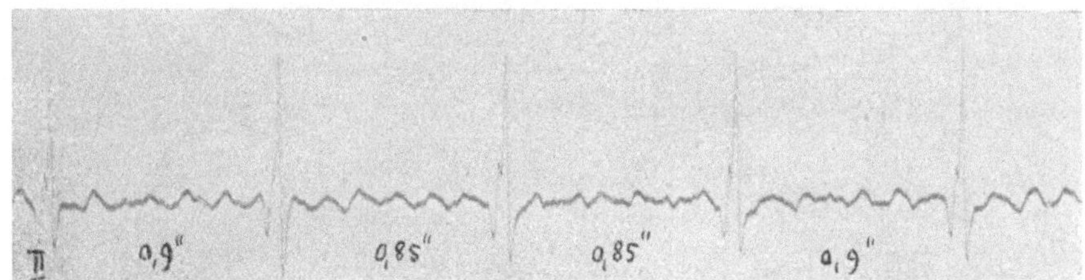

Fig. 100.
Sog. Vorhoftachysystolie, eine Form von Vorhofflattern, bei der der Ventrikelrhythmus deshalb regelmäßig ausfällt, weil die Ventrikelkontraktion immer nach
derselbon Zahl von Vorhofkontraktionen erfolgt. Vorhofflattern bei regelmäßigem
Puls ist ohne EKG. nicht zu diagnostizieren. Atypische *R*-Zacke.

schlagen die Vorhöfe kräftiger, so spricht man von Flattern und sieht
im EKG. eine Häufung von, oft recht ansehnlichen *P*-Wellen (Fig. 97, 98).
Oft wechseln Flimmern und Flattern nacheinander ab (Fig. 97, 98).
Schlagen die Ventrikel sehr schnell (Herzjagen), so ist die Diastole
so kurz, daß man die Vorhofswellen kaum oder gar nicht sieht (Fig. 99).
Erfolgt eine Ventrikelsystole immer nach einer bestimmten Zahl
von Flatter- oder Flimmerbewegungen des Vorhofs, so wird der Ven-

trikelpuls regelmäßig; man spricht dann von einer Vorhoftachysystolie, die dann nur durch das EKG. aufgedeckt werden kann (Fig. 100, 101).

Wo der Ventrikel den Reiz zu seiner Kontraktion herbekommt, ist in den einzelnen Fällen verschieden; fest steht, daß auch beim Vorhofflimmern die Tätigkeit des Sinusknotens weiter bestehen bleibt. Manchmal scheinen nun über die flimmernden Vorhöfe hinweg die Sinusreize, wenn auch im unregelmäßigen Rhythmus, doch immer die Ventrikel zu erreichen. Manchmal dagegen, und das ist besonders bei Vorhofflattern der Fall, empfängt der Ventrikel seinen Reiz immer von der gerade vorher erfolgten Vorhofkontraktion. Endlich entstehen die Ventrikelreize, besonders bei der schnellsten Form des I. p. im Atrioventrikularknoten. Diesen verschiedenen Ursprung der Ventrikelreize erkennt man im EKG. aus dem Verhältnis der R-Zacke zur vorhergehenden P-Zacke.

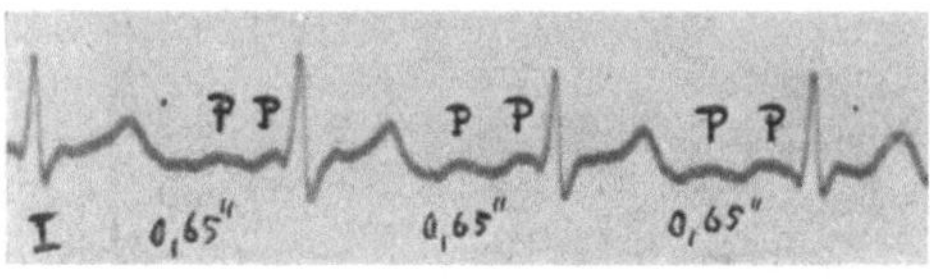

Fig. 101.

Nach 2 Kontraktionen des Vorhofs erfolgt die Ventrikelsystole; daher ist der Radialpuls regelmäßig.

Außerdem können die Ventrikel zwischendurch Extrasystolen jeder Art ausführen, was das EKG. deutlich zeigt (Fig. 102, 103).

Wir beschränken uns hier, von dem komplizierten Studium des Vorhofflimmerns durch das EKG. nur das Allerwichtigste anzuführen;

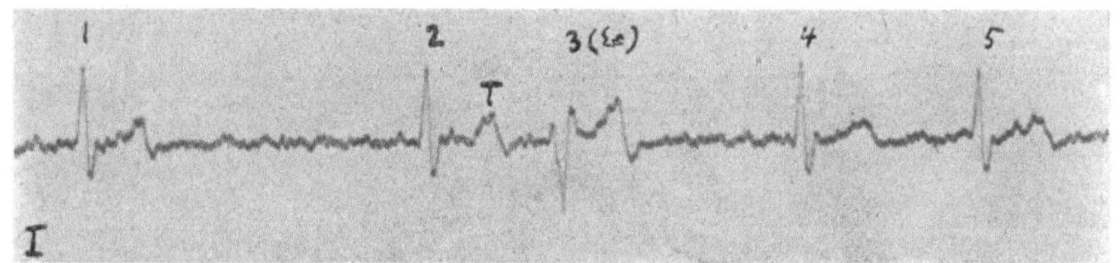

Fig. 102.

Vorhofflimmern + ventrikulärer Extrasystolie (3. Ventrikel EKG.). Die Kurve ist verzittert, trotzdem erkennt man die R-Zacken.

erhöht wird das Verständnis für diese wichtige Arrhythmieform durch die gleichzeitige Aufnahme des EKG. sowie des arteriellen und Venenpulses, die im nächsten Kapitel besprochen wird.

Paroxysmale Tachykardie. Unter paroxysmaler Tachykardie versteht man anfallsweise auftretende starke Beschleunigung des Herzschlages, für Augenblicke, Stunden, Tage oder Wochen, plötzlich entstehend, ebenso plötzlich wieder verschwindend. Sie kommen vor sowohl bei gesunden Menschen, wie auch bei allen möglichen Herzkrankheiten und werden wahrscheinlich reflektorisch ausgelöst.

Die paroxysmale Tachykardie entsteht entweder im Sinusknoten, (nomotope Formen), wobei das EKG. seine normale Form beibehält, oder an irgendeiner Stelle des Leitungssystems (heterotope Form), dann spricht man von einer aurikulären, atrioventrikularen oder ventrikulären Form, die auch bei demselben Patienten abwechseln können.

Fig. 104 bringt das EKG. eines Anfalles von Tachykardie, bei dem man sieht, wie aus einer Vorhofsextrasystolie eine aurikulare, dann atrioventrikulare und

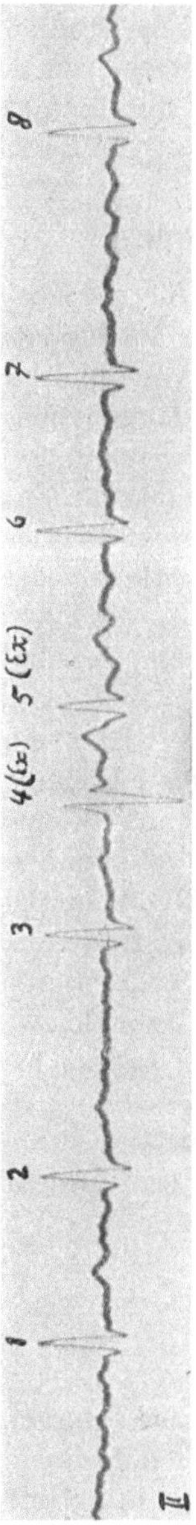

Fig. 103.

Abwechselnd Flimmern und Flattern. Nach dem 3. Puls hintereinander zwei Kammerextrasystolen von verschiedenem Typ.

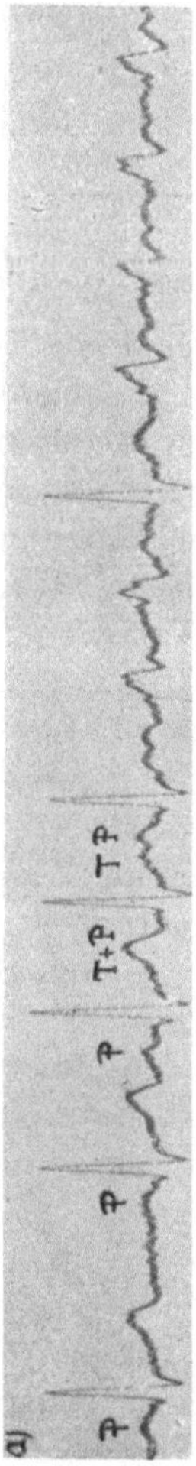

Fig. 104.

Ausschnitte aus dem EKG. eines 5-Minuten langen Anfalls von paroxysmaler Tachykardie. Kurve *a* zeigt die beiden letzten normalen Pulse, dann 3 Vorhofextrasystolen, dann Kammer-EKG. von der Mitte, zwischendurch eine atrioventrikuläre Form; Kurve *b*: allmähliger Übergang in atrioventrikuläre Tachykardie; Kurve *c*: Rückkehr zur Norm. — Es wanderte also der Ursprungsreiz allmählich vom Sinusknoten bis zum His schen Bündel. (Abl. I.)

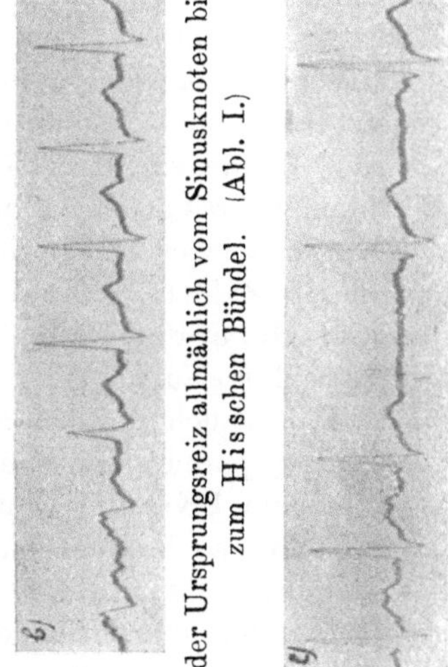

schließlich ventrikuläre Tachykardie entsteht und sich wieder zurückbildet.

Das Vorhofflattern ist als eine Art paroxysmaler Tachykardie der Vorhöfe allein zu betrachten; die schnellste Form der Ventrikelaktion bei der Arrhythmia totalis ist eine atrioventrikulare paroxysmale Tachykardie.

Wir haben uns mit Absicht damit begnügt, hier nur typische, in der Praxis häufiger vorkommende Formen der Störung der normalen Herzaktion in EKG. wiederzugeben[1]); seltene, komplizierte, oft schwer zu deutende Bilder können im beschränkten Rahmen dieses Buches nicht besprochen werden; sie lassen sich jedoch von den mitgeteilten einfachen Grundformen meist ableiten. Wer an einem großen Material elektrokardiographische Studien treibt, sieht bald, wie unendlich kompliziert manchmal der Mechanismus einer Herzstörung ist, wieviel noch auf diesem Gebiete unerforscht und unerklart bleibt.

Praktische Bedeutung der Elektrokardiographie.

Die Elektrokardiographie ist die »Methode der Wahl« für die Diagnose aller Arrhythmieformen und ist hierin bedeutend einfacher als die Sphygmographie, die Registrierung des Arterien- und Venenpulses. Ein Blick auf das EKG. gestattet die Diagnose; ein langwieriges Ausmessen der Kurve ist in den meisten Fällen nicht notwendig.

Ferner gestattet uns das EKG. bei regelmäßiger Herzaktion das Erkennen von leichten Leitungsstörungen; endlich gibt uns ein atypisches Aussehen des Kammer- EKG. wertvolle Winke über Störungen der Koordination der einzelnen Herzabschnitte.

Die Elektrokardiographie ist in der feineren modernen Herzdiagnostik nicht mehr zu entbehren.

Ein Ausmessen der Höhe der einzelnen Zacken des EKG., ein Bestimmen ihres gegenseitigen Größenverhältnisses, eine genaue Eichung der Kurve, wie es früher gemacht wurde in dem Glauben, man könne aus diesen Zahlen Schlüsse auf die Herzkraft ziehen, ist vollkommen unnötige Mühe, denn, wie bereits betont, gestattet das EKG. keinerlei sichere Schlüsse auf die mechanische Arbeitsleistung des Herzens zu ziehen.

U. E. ist auch der früher viel umstrittene Punkt, ob Kondensator oder Gegenspannungsaufnahme vorzuziehen ist, praktisch belanglos.

Wird ein EKG. gut instand gehalten, so daß er stets gebrauchsfähig bleibt, so braucht man zu einer Aufnahme, vorausgesetzt, daß der Patient nicht zittert, 2—3 Minuten. Das Entwickeln des Filmstreifens kann sofort danach vorgenommen werden und beansprucht ebenfalls nur wenige Minuten.

IV. Sphygmographie.

Die Sphygmographie, die Registrierung der Pulsationen der Arterien, der Venen und der Herzspitze, ist in den letzten Jahren mit einem gewissen Unrecht durch die Elektrokardiographie in den Hintergrund gedrängt worden; zu Unrecht, weil sie im Gegensatz zum EKG. uns

---

[1] Siehe auch im folgenden Kapitel des EKG. in den angeführten polygraphischen Kurven.

Aufschluß nicht allein über den Reizablauf, sondern auch über mechanische Momente im Innern des Herzens und der Gefäße erteilt. Ferner ist nicht zu vergessen, daß der weitaus größte Teil der Lehre der Arrhythmien durch Mackenzie, Wenckebach, Hering usw. auf dem Studium des Arterien- und Venenpulses aufgebaut worden ist und daß auch noch heute der Arzt, der keinen Elektrokardiographen besitzt, auf die Sphygmographie angewiesen ist.

Instrumentarium. Die gebräuchlichsten Sphygmographen sind diejenigen von Dudgeon-Mackenzie, Jaquet und Franck-Petter, die alle auf demselben Prinzip beruhen; mittels eines Hebels wird der Radialpuls am Handgelenk auf einen berußten Papierstreifen übertragen; durch Zusatz von 1—2 Mareyschen Trommeln wird gestattet, neben dem Radialpuls noch Venenpuls, Karotispuls oder Spitzenstoß durch Luftübertragung zu registrieren.

Alle Hebelapparate haben den Nachteil, daß sie durch Schleudern des Hebels das Bild mehr oder weniger verzerren und daß sie relativ so wenig empfindlich sind, daß sie Details der betreffenden Bewegungsvorgänge nur selten genau zu registrieren imstande sind. Jedoch geben sie für die praktische Diagnose der Arrhythmien hinlänglich exakte Resultate; besonders handlich ist der Jaquetsche Polygraph, der wegen seiner Kleinheit für Untersuchungen am Krankenbett sich eignet.

Um die Nachteile der Trägheit des den genannten Sphygmographen gemeinsamen Schreibhebels zu vermeiden, konstruierte 1903 O. Frank seinen physikalisch glänzend durchdachten und technisch ausgezeichnet konstruierten Spiegelsphygmographen, bei welchem die bewegten Massen dadurch auf ein Minimum reduziert sind, daß als Hebelvorrichtung ein Lichtstrahl mit photographischer Registrierung benutzt wird, welcher durch einen, mit der Aufnahmekapsel durch Lufttransmission verbundenen Spiegel bewegt wird.

1863 hatte v. Czermak, und nach ihm 1890 Bernstein auf die Weise Pulsationen registriert, daß ein Spiegelchen direkt auf die Haut über dem pulsierenden Gefäß aufgeklebt und der zurückgeworfene Lichtstrahl photographiert wurde. Diese Methode hat neuerdings Ohm zur Aufnahme des Venenpulses an einem allerdings recht kompendiösen Apparat verbessert und auf die Weise sehr gute Kurven erzielt. Nach ihm hat die Methode den Vorteil, die Lufttransmission und die Verwendung von, die Vene belastenden und abklemmenden Rezipienten zu vermeiden. Doch spielt letzteres nicht die nachteilige Rolle, die Ohm annimmt.

Wir benutzen einen, mit dem Siemensschen Spulengalvanometer verbundenen Spiegelsphygmographen nach Frankschem Prinzip, der den Vorteil bietet, daß gleichzeitig das EKG. in einer oder zwei Ableitungen und ein Arterienpuls und ein Venenpuls, event. auch eine Herztonkurve registriert werden können. Der Apparat ist äußerst genau und relativ leicht zu handhaben.

Der Arterienpuls.

Die graphisch registrierte Form des Arterienpulses hängt nicht allein von der Arbeit des Herzens, sondern auch von derjenigen der Gefäßwand, d. h. von unberechenbaren und einem ständigen Wechsel unterworfenen vasomotorischen Momenten ab. Je weiter vom Herzen entfernt eine Arterienpulskurve aufgenommen wird, desto mehr kann ihre Form durch die vasomotorische Komponente beeinflußt werden, während in, nahe am Herzen registrierten Kurven die Herzkomponente den Ausschlag gibt.

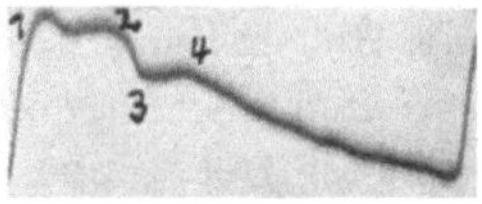

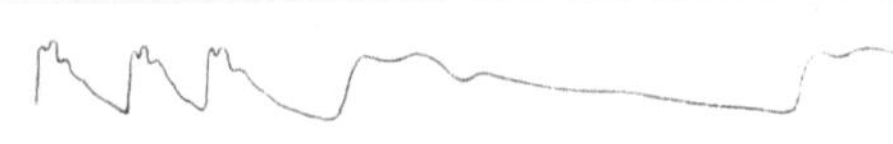

Fig. 105.
Carotispuls (Franck-scher Spiegelsphygmo-graph).
1 = systolische Welle,
2 = systolische Neben-welle,
3 = Aortenklappen-schlußknick,
4 = dikrotische Welle.

An einer Subclavia- oder Karotiskurve (Fig. 105) erkennt man folgende charakteristische Bestandteile:

Der Arterienpuls beginnt, entsprechend der Austreibungszeit des Ventrikels, mit einem steilen Anstieg, der in eine kleine Welle (1), die eigentliche systolische Welle, übergeht; auf dieselbe folgt eine zweite flachere Welle, die systolische Nebenwelle (2), die noch zur Systole gehört; mit kurzem steilen Abfall bildet dieselbe einen Knick (3), der dem Schluß der Aortenklappe entspricht; danach folgt eine kleine, sog. Klappenschlußzacke = dikrotische Welle (4), nach der die Kurve seicht während der ganzen Diastole weiter abfällt.

An den peripheren Arterien ist meist durch vasomotorische Einflüsse die Arterienkurve derart modifiziert, daß die erste systolische Welle starker hervortritt (Fig. 106), die systolische Nebenwelle nur schwach ausgebildet ist oder fehlt und daß die dikrotische Welle stärker als im Karotispuls ausgeprägt ist.

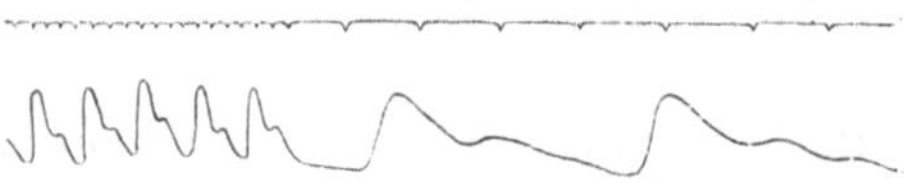

Fig 106
Normale Radialispulskurve (Kurve 106—110 sind mit Hebelapparat aufgenommen, nach Seifert-Müller).

Die systolische Nebenwelle fehlt in Fällen, wo der Abfluß des Blutes infolge von Vasodilatation erleichtert ist, so bei Fieber. Sind dagegen die peripheren Gefäße verengt (Vasokonstriktion oder Angiosklerose), so ist sie besonders stark und sogar größer als die erste systolische Welle; dann spricht man von einer anakroten Pulskurve (Fig. 107).

Fig 107.
Anakroter Puls bei starker Hypertonie bei Nephritis.

Ist der Puls sehr weich, so bei Fieber, so kann die dikrotische

Welle so groß werden, daß man den Puls als doppelschlägig fühlt; dann ist er **dikrot** (Fig. 108). Bei sehr hohem Fieber kann sogar die dikrote Welle das Pulsbild beherrschen; dann ist der Puls **überdikrot** (Fig. 109).

Bei Aorteninsuffizienz ist die erste systolische Welle besonders ausgesprochen, der Puls zeichnet sich durch raschen An- und Abstieg aus (Fig. 110).

Die diagnostische Verwertbarkeit der Arterienpulskurve ist eine sehr unsichere und zweifelhafte; wir nehmen neben EKG. und Venenpuls für gewöhnlich eine Karotiskurve gewissermaßen nur zur

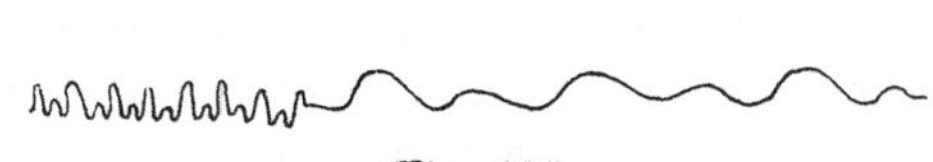

Fig. 108

Dikroter Puls bei septischem Fieber.

Orientierung bzw. als Zeitmarkierung auf, ferner um uns bei Arrhythmien über den mechanischen Effekt einer atypischen Systole, z. B. einer Extrasystole klar zu werden.

Sicheren Aufschluß über die Qualität des peripheren Arterienpulses geben uns nur die pulsdynamischen Untersuchungsmethoden und speziell die **Christen**sche Energometrie.

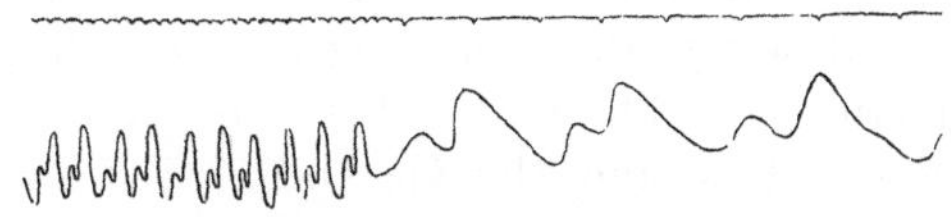

Fig 109.

Überdikroter Puls bei hohem Fieber.

Die **Diagnose einer Arhythmieform** läßt sich an einer Arterienpulskurve durch genaues Ausmessen derselben in vielen Fällen stellen, so bei der gewöhnlichen **respiratorischen Sinusarhythmie** (Fig. 80), ferner bei **Extrasystolie** (Fig. 90, 132—135), mit Ausnahme der interpolierten Form (Fig. 131), wobei die ventrikuläre Extrasystolie sich daran erkennen

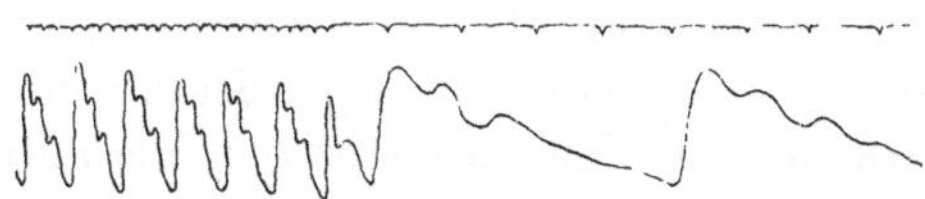

Fig. 110.

Hüpfender Puls bei Aorteninsuffizienz.

läßt, daß die Summe der extrasystolischen Pulsperiode und der kompensatorischen Pause doppelt so lang als die doppelte normale Pulsperiode ist; bei der Vorhofsextrasystolie dagegen ist diese Summe kürzer als die doppelte normale Pulsperiode. Auch bei **Vorhofsflimmern** und **-Flattern** mit **Arhythmia totalis** ist der Arterienpuls charakteristisch durch seine absolute Unregelmäßigkeit (Fig. 123, 125, 127); dagegen ist dies bei der **Vorhofstachysystolie** nicht möglich, da in diesen Fällen der Arterienpuls regelmaßig ist. — Ein regelmaßiger Arterienpuls von unter 35 Schlagen in der Minute spricht stark für partiellen **Block 1:2** oder **kompletten Block** (Fig. 136, 137);

doch läßt sich die Diagnose sicherstellen nur mit Zuhilfenahme des EKG oder des Venenpulses, da auch ohne Block starke Bradykardien vorkommen. Beim partiellen Block mit seltenerem Ventrikelsystolenausfall (Fig. 71) zeigt die Arterienpulskurve hie und da Intermissionen, nach denen die erstfolgende Pulsperiode gewöhnlich etwas länger ist als die folgenden; doch ist eine Verwechselung mit der Form von Sinusarhythmie leicht möglich, bei der ein Sinusreiz ganz ausfällt (Fig. 81) und dadurch die Intermission entsteht, oder mit der Reizleitungsstörung, wo eine Blockierung des Reizes bereits zwischen Sinus und Vorhof anzunehmen ist. Beim richtigen P. alternans endlich wechseln im Arterienpulsbild regelmäßig hohe und niedrigere Wellen miteinander ab.

Der Venenpuls.

Der Venenpuls muß in Atemstillstand aufgenommen werden, am besten im Liegen, was bei dyspnoischen Patienten nicht immer leicht ist. Bei Apparaten mit Lufttransmission[1]) darf der flachrandige Aufnahmetrichter nur ganz lose auf die eingefettete Haut aufgelegt werde, so daß weder die Vene abgequetscht noch sie auf die darunter liegende Arterie gepreßt wird. Die geeignetsten Stellen zur Aufnahme des Venenpulses sind die Gegend des Bulbus venae jugularis, die Supraclaviculargrube und die Incisura sterni. In Fällen, wo die Halsarterien stark pulsieren, so bei Aorteninsuffizienz und Aneurysma, läßt sich überhaupt kein reiner Venenpuls aufnehmen, weil die Arterienpulsationen die Venenpulsationen verunreinigen.

Der Venenpuls sieht innerhalb gewisser Grenzen verschieden aus je nach den Stellen am Halse, wo er aufgenommen wird, d. h. ob näher oder weiter vom Herzen entfernt. Das Zustandekommen eines sichtbaren Venenpulses und seine Stärke und somit Registrierbarkeit hängt stark ab von den anatomischen Verhältnissen am Halse, von der mehr oder weniger oberflächlichen Lage der Halsvenen. Zirka ein Drittel der normalen Menschen haben keinen registrierbaren Venenpuls, weil deren Venen so liegen, daß ihre Pulsationen an der Halsoberfläche nicht zum Ausdruck kommen. Bei vielen Menschen ist der Venenpuls im Stehen unsichtbar und zeigt sich erst beim flachen Liegen.

Die Venenpulskurve ist nicht als Ausdruck der Veränderungen des Druckes in der Vene aufzufassen, sondern als Ausdruck von Veränderungen ihrer Füllung. Es ist also das Phlebogramm keine Druckkurve, sondern eine Volumkurve. Jede Hemmung des Abflusses verursacht in der Vene eine vermehrte Füllung, gewissermaßen ein Ansteigen ihres Spiegels, der sofort wieder sinkt, sobald ein ungestörter

---

1) Auf die Länge der Luftschläuche kommt es nicht an, da die Wellen im Luftsystem sich mit der Geschwindigkeit des Schalles fortpflanzen.

und vermehrter Abfluß wieder möglich ist; diese Volumschwankungen drücken sich in der Kurve durch Wellen und Täler aus.

Der rechte Vorhof wird gegen die obere Hohlvene durch den sog. Keithschen Ringmuskel während seiner Systole verschlossen, wodurch normalerweise ein Zurückfließen von Vorhofsblut in die Vene verhindert wird. Doch ist dieser Verschluß kein sehr kräftiger, und es genügt die leichteste Stauung im rechten Herzen, die leichteste funktionelle Schwäche dieses Ringmuskels, um seine Funktion aufzuheben und ein Reurgitieren des Blutes während der Vorhofsystole zu ermöglichen.

Der normale Venenpuls. Der normale Venenpuls besteht aus drei Hauptwellen, welche Fig. 111[1]) in absoluter Klarheit aufweist:

1. Die Vorhofwelle a, hervorgerufen durch die, durch die Vorhofkontraktion bedingte Abflußhemmung in der Vene.

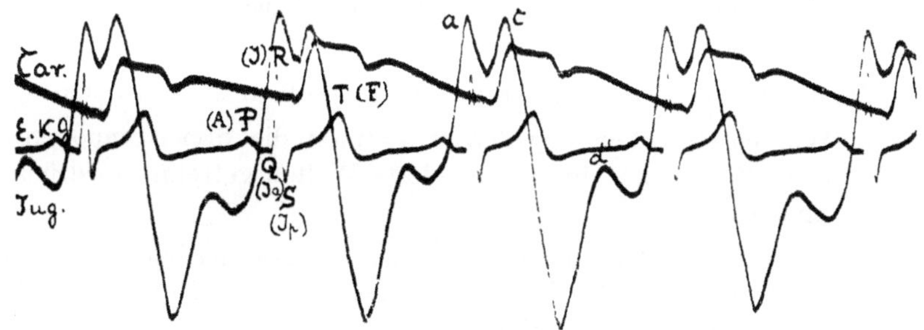

Fig. 111.

Normaler Venenpuls, an dem nur die Hauptwellen markiert sind, EKG. und Carotispuls.

2. Die ventrikelsystolische Welle c, die ihre Entstehung drei zusammenwirkenden Momenten verdankt, nämlich zunächst dem Schluß der Tricuspidalklappe während der Anspannungszeit des Ventrikels, ferner dem Stoß, den die Wand des Anfangsteiles der Aorta zu Beginn der Austreibungszeit auf die ihr eng anliegenden Vorhöfe erteilt, und endlich dem Stoß, den die Karotis der über ihr liegenden Vene mitteilt. Oft sind diese drei Komponenten vereinigt zu einer einzigen Welle (Fig. 111), manchmal drücken sie sich, wie wir weiter unten zeigen werden, durch drei getrennte Wellen aus. Die ausschlaggebende und mächtigste Komponente ist die zweite.

3. Die ventrikeldiastolische Welle d'; dieselbe liegt ganz in der Diastole; ihr Gipfelpunkt fällt zusammen mit der Öffnung der Tricuspidalklappe.

---

[1]) An den meisten folgenden Kurven sind neben dem Venenpuls ein Karotispuls und ein EKG. aufgenommen.

Doch nicht immer ist der normale Venenpuls so einfach; denn meistens enthält er neben den Hauptwellen Nebenwellen, die wir jetzt, da sie für die Beurteilung des Phlebogramms bei der Arrhythmia totalis von größter Wichtigkeit sind und Anlaß zu vielfachen Verwechslungen und irrigen Deutungen geben können und gegeben haben, der Reihe nach besprechen müssen.

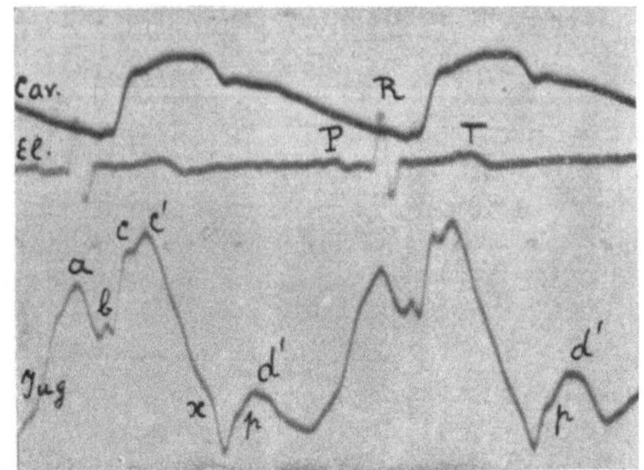

Fig. 112.

Normaler Venenpuls.

1. Nebenwellen des ventrikelsystolischen Bestandteils:

a) Wie bereits oben angedeutet, können die drei Komponenten der c-Welle sich durch gesonderte Wellen getrennt ausdrücken und zwar:

α) die erste Komponente (Anspannungswelle, bzw. Ventrikelklappenschlußwelle) durch eine kleine Welle b, die im Tal zwischen der a-Welle und der eigentlichen c-Welle liegt, in der Zeit, die die französischen Autoren intersystole bezeichnen; sie scheint uns besonders dann stärker ausgesprochen zu sein, wenn die Anspannungszeit verlängert ist, kann sich aber auch normalerweise ausdrücken (Fig. 112, 119, 139).

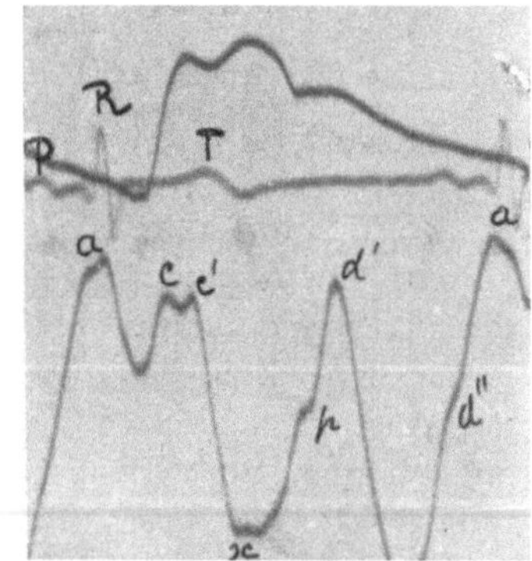

Fig. 113.

Normaler Venenpuls.

β) Die zweite Komponente, die der Aorta, drückt sich dann durch die größere, eigentliche c-Welle aus (Fig. 112, 119, 139).

γ) Die dritte Komponente (eigentliche Karotiszacke) kann als kleine Zacke c' meist auf dem oberen Teil des absteigenden Astes der eigentlichen c-Welle erscheinen (Fig. 112, 113). Ihre Größe hängt von den topographischen Verhältnissen der Halsgefäße ab.

b) Die x-Welle. Dieselbe befindet sich im Tal zwischen der c- und der d'-Welle, entweder noch auf dem unteren Teil des

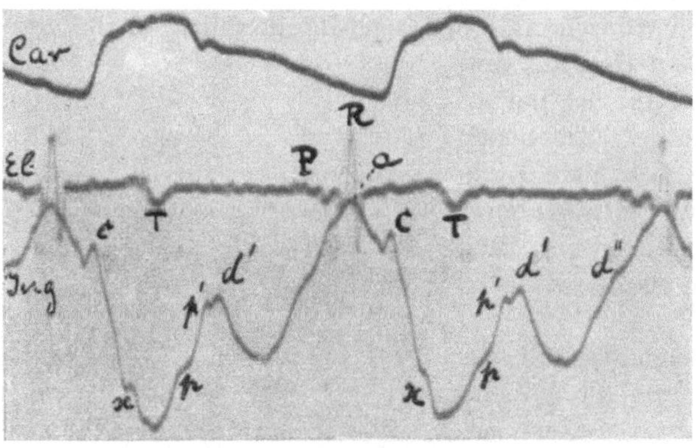

Fig. 114.

Mitralstenose. Verdoppelung des 2. Tones; entsprechend 2 p-Zacken. Im EKG. negative T-Zacke.

absteigenden Astes von c (Fig. 114), oder genau in der Tiefe des Tals (Fig. 117), oder es hilft ihr absteigender Ast den aufsteigenden Ast von d' mitbilden (Fig. 115); in diesen Fällen liegt scheinbar ein Teil der d''-Welle noch in der Zeit der Systole. So wurde früher die x-Welle als systolischer Anteil der d'-Welle angesehen (vs), dem der diastolische Teil (vd) folgte. Ist die x-Welle gut ausgebildet, so bedeutet ihr Ende genau den Beginn der d'-Welle.

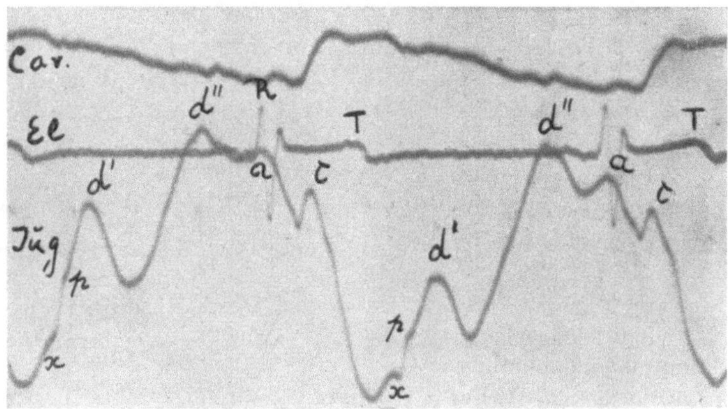

Fig. 115.

Normaler Venenpuls

Die x-Welle ist als eine bei normalem Herzen sehr kleine passive Stauungswelle anzusehen, unabhängig von aktiven Bewegungen im Herzinnern; sie wird verstärkt durch Stauung innerhalb des rechten Ventrikels (i-Welle Wenckebachs).

2. **Nebenwellen des ventrikeldiastolischen Bestandteils:**

a) Die p-Zacke; dieselbe liegt im aufsteigenden Ast der d'-Welle (Fig. 112, 113, 115, 117, 119) und wird hervorgerufen durch die Anspannung der arteriellen Klappen nach ihrem Schluß, entspricht also dem zweiten Herzton, und fällt zusammen mit der Inzisur der Karotiskurve. Schließen beide Klappen nicht gleichzeitig (z. B. bei der Mitralstenose), so ist die p-Zacke gespalten oder deutlich verdoppelt (Fig. 114, 116).

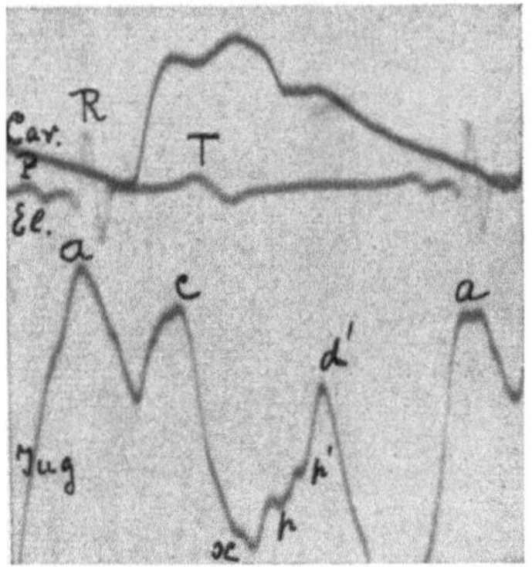

Fig. 116.
Doppelte p-Zacke bei Mitralstenose mit Verdoppelung des II. Tones.

Der aufsteigende Teil der d'-Welle, in dem die p-Zacke liegt, entspricht der Zeit zwischen dem Ende der Systole und der Öffnung der Tricuspidalklappe (Gipfel der d'-Welle); er ist um so steiler und zeitlich kürzer, je schneller die Ventrikelklappe sich öffnet.

Die p-Zacke kann manchmal mit der x-Welle, wenn dieselbe sehr spät in die Systole hineinfällt, verwechselt werden, bzw. offenbar auch mit ihr zusammenfallen.

b) Die y-Welle; dieselbe liegt entsprechend der x-Welle am Fußpunkt des absteigenden Astes der d'-Welle (Fig. 117) und ist wie die x-Welle eine passive Rückstauungswelle. Sie tritt selten auf.

c) Die weiteren d-Wellen. Bei genügend langer Diastole drückt sich im normalen Venenpuls nach der d'-Welle eine d''-Welle aus, die um so ausgesprochener ist, je langer die Diastole andauert (Fig. 115 und 117; vergl. erste und zweite Pulsperiode).

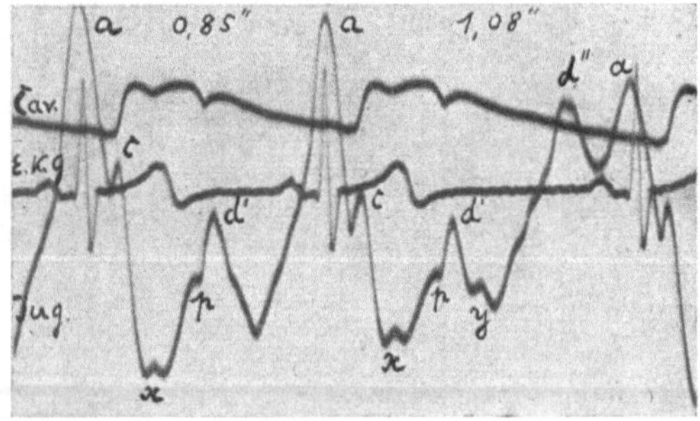

Fig. 117.
Ausgesprochen aurikulärer Venenpuls bei Mitralinsuffizienz mit lautem II. Pulmonalton; p-Zacke besonders stark ausgebildet. In der kürzeren ersten Pulsperiode eine, in der längeren zweiten 2 d-Wellen.

Bei mittellanger Diastole ist sie nur eine seichte Erhebung im Anstieg vor der a-Welle (Fig. 113, 114).

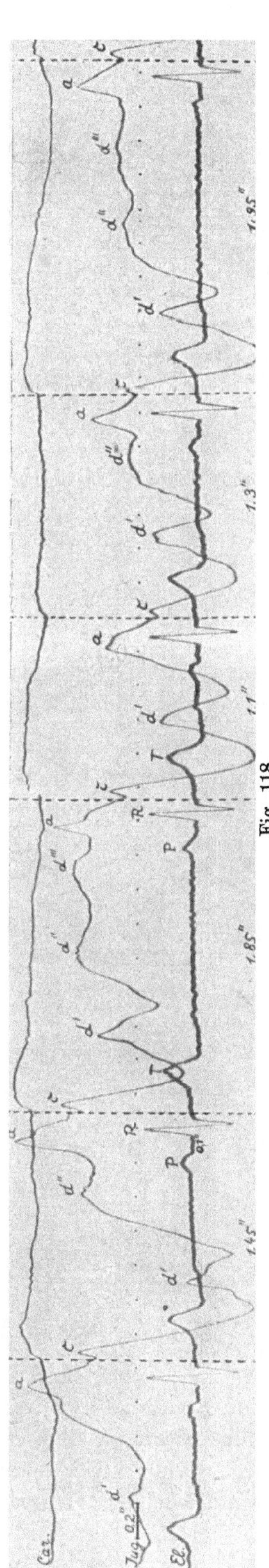

Fig. 118. Je nach der Länge der Diastole sieht man ein, zwei oder drei d'-Wellen entstehen. Hochgradige Sinusarrhythmie, eine A. totalis vortäuschend.

Der Venenpuls.

Diese zweite diastolische Welle spielt in der Analyse des Venenpulses bei der A. t., wo die eigentliche normale a-Welle fehlt, eine wichtige Rolle. Ohm nennt sie D, Gibson b, Thayer h, Belski $v^?$, Ascoli bezeichnet sie als diastolische Stauungswelle, auch die Bezeichnung mit S findet sich in der Literatur. Wird die Diastole ungewöhnlich lang, so kann sogar eine [dritte diastolische Welle d''' entstehen. Aus Fig. 118 ist ersichtlich, wie in einem Falle von extremer Sinusarrhythmie bei normal langer Diastole eine, bei längerer Diastole zwei, bei ganz langer Diastole drei d-Wellen sich bilden, unseres Erachtens als Ausdruck des Gefalles der drei hintereinander liegenden, in ihrem Volumen der Reihe nach zunehmenden Reservoire, welche die Vene, der Vorhof und der Ventrikel bilden.

Diese für die Analyse des Venenpulses der A. t. sehr wichtigen Nebenwellen des normalen Venenpulses sind für gewöhnlich nur in technisch guten Kurven deutlich ausgeprägt; die falsche Deutung von durch technische Fehler bei der Aufnahme (Unruhe und Atembewegungen des Patienten usw.) entstandenen Zacken und Wellen wird dadurch vermieden, daß man als integrierenden Bestandteil des Venenpulses nur die Wellen desselben annimmt, die sich an derselben Stelle in verschiedenen Pulsperioden wiederholen; ferner indem man E.K.G., Venen- und Karotispuls bzw. Herztonkurven miteinander vergleicht.

Der pathologische Venenpuls bei regelmäßiger Herzaktion. Die Frage, inwiefern der Venenpuls sich bei Störungen der Herzaktion ohne Arrhythmie ändert, ist noch nicht abgeschlossen und muß noch weiter bearbeitet werden. Folgende Umstände erschweren sehr ihre Beantwortung:

Das Sichtbarwerden und somit die Registrierbarkeit des Venenpulses hangt in jedem Falle von den topographischen Verhältnissen am Halse, seine Form, d. h. das Größenverhaltnis seiner verschiedenen Wellen und Taler zueinander von der Entfernung der Stelle der Aufnahme am Halse von dem Herzen sowie von der Mitwirkung einer arteriellen Komponente von Aorta und Karotis ausgehend, ab. Es sieht daher, innerhalb gewisser Grenzen, an ein und demselben Individuum der Venenpuls verschieden aus, je nach der Stelle am Halse und der Halsseite, wo er registriert wird. Gleich bleibt nur an allen diesen Kurven das zeitliche Verhältnis der einzelnen Bestandteile des Venenpulses zueinander. Aus obigen Gründen lassen sich auch, entgegen dem arteriellen Puls, Venenpulse verschiedener Individuen in bezug auf ihre Form nicht ohne weiteres miteinander vergleichen.

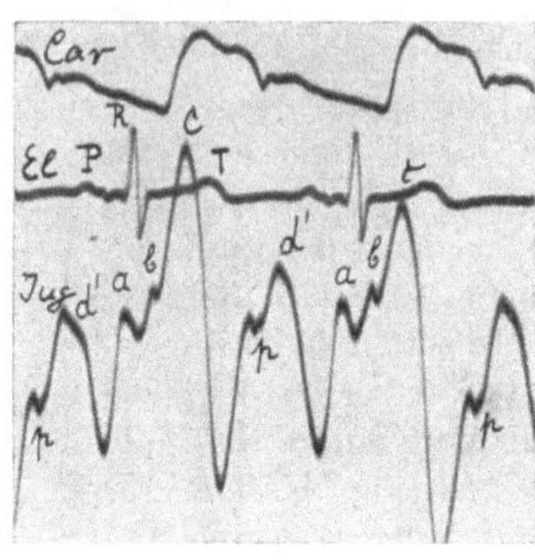

Fig. 119.

Früh in die Systole hineinfallender systolischer Kollaps (Abstieg nach *c*) bei subdekompensiertem Mitralfehler; große *p*-Zacke, deutliche *b*-Welle.

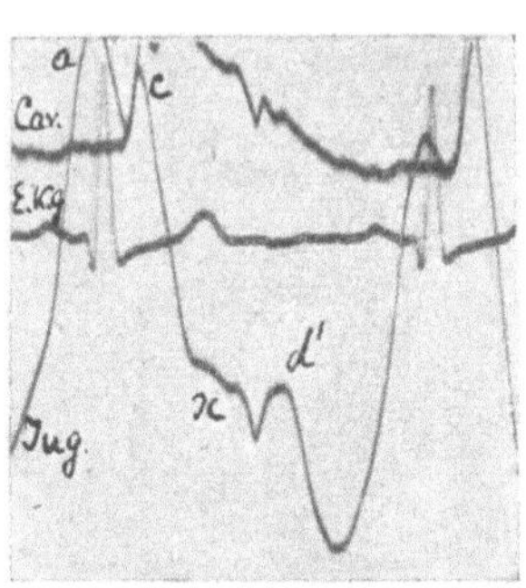

Fig. 120.

Große *x*-Welle; muskuläre Insuffizienz des linken Ventrikels.

Es ist also a priori sehr problematisch, ob es überhaupt möglich ist, geringfügige Änderungen des Venenpulses zur Diagnose von Störungen der Zirkulation im Herzinnern heranzuziehen, zumal wir ja denselben nur in Atemstillstand, d. h. unter, für die Zirkulation nicht normalen Verhältnissen, registrieren können. Es erscheint uns daher mit Edens die Auffassung Ohms, man könne aus der Höhe der Wellen und der Tiefe der Täler des Venenpulses und aus ihrem Verhältnis zueinander absolut sichere Schlüsse auf die »mechanische Arbeitsleistung des Herzens« ziehen, zum mindesten sehr gewagt und unsicher. Die weitere Behauptung Ohms, ein Venenpuls

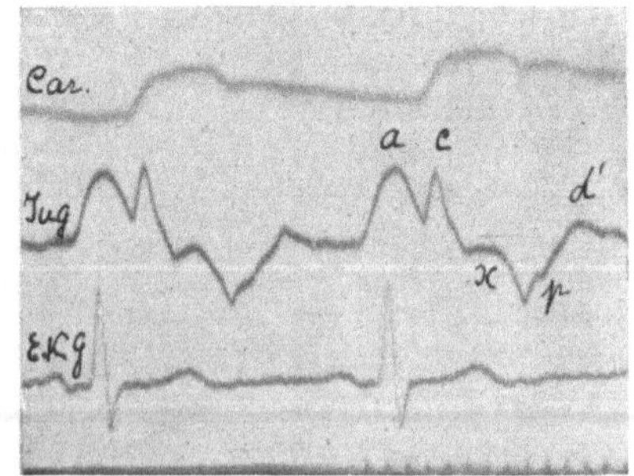

Fig. 121.

Große *x*-Welle; schwere Insuffizienz des linken Ventrikels.

könne nur nach seiner Methode (Modifikation der direkten Czermak-Bernstein-O. Frankschen Methode) korrekt registriert werden, ist durch nichts bewiesen. Der Franksche Apparat liefert, wie unsere Kurven beweisen, mindestens ebenso gute Aufnahmen wie der Ohmsche

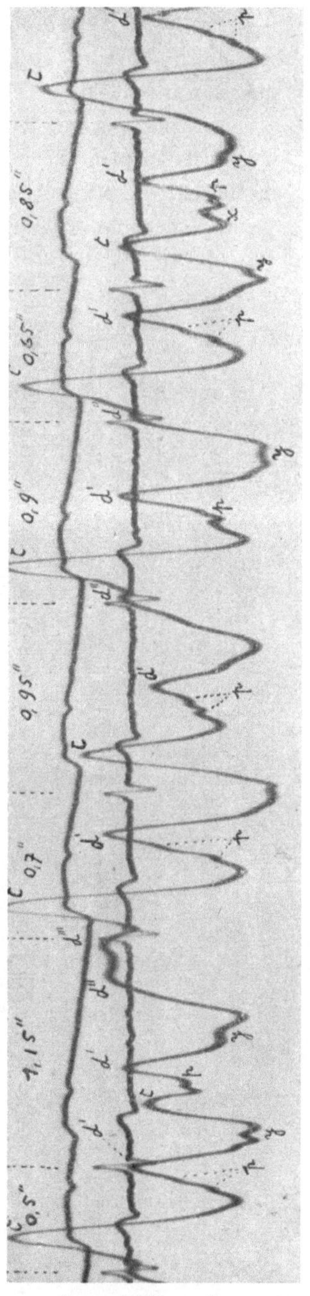

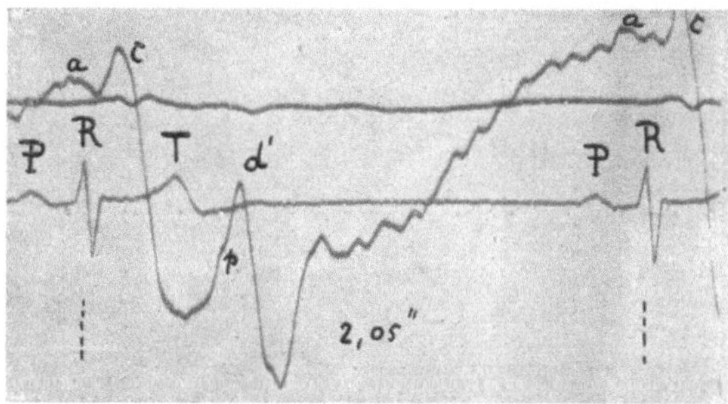

Fig. 122

Pseudoflimmerbewegungen im Venenpuls bei langer
Diastole Normaler EKG.

Fig. 123. Mitralvitium; Vorhofflimmern; A. totalis Keine a-Wellen im Venenpuls; p-Zacke oft gespalten resp. verdoppelt Positiver Venenpuls; keine Trikuspidalinsuffizienz!

und gerade die Trichtermethode mit Luftübertragung gestattet die Registrierung von jeder beliebigen Stelle des Halses auch, was mit dem Ohmschen Apparat nicht möglich ist.

Ohne hier auf die Einzelheiten der Ohmschen Resultate eingehen zu können, wollen wir hier kurz diejenigen Veränderungen am Venenpulse des rhythmisch schlagenden Herzen, die sicher diagnostisch verwertbar sind, kurz anführen.

1. Eine deutlich ausgeprägte b-Welle (Fig. 119 und 138) spricht für die Verlängerung der Ventrikelanspannungszeit.

2. Eine starke Ausbildung der x-Welle, entweder im Grunde des systolischen Kollapses, oder in Form einer Buckelbildung im absteigenden Ast der c-Welle (Fig. 120, 121) spricht für muskuläre Insuffizienz des Herzens, für mangelhafte Entleerung desselben (i-Welle Wenckebachs). Diese Buckelbildung ist nicht zu verwechseln mit einer tief liegenden c'-Welle.

3. Ein Aufhören des systolischen Kollapses noch früh in der Systole, also innerhalb der Austreibungszeit, ist von A. Weber ebenfalls als Zeichen einer Ventrikelschwäche beschrieben worden. Auch wir haben das Phänomen in manchen Fallen bestätigen können (Fig. 119).

Das Größenverhältnis der a und c-Welle zueinander als Ausdruck der respektiven Kraft des rechten Vorhofs und Ventrikels ist entgegen

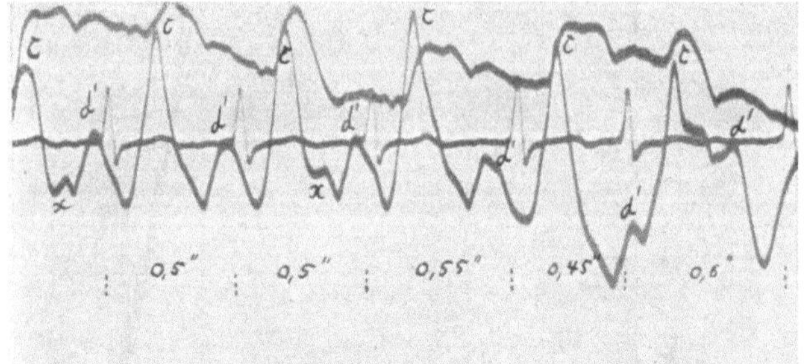

Fig. 124.

A. totalis: Vorhof-
flimmern; schnelle
Ventrikelaktion;
keine Trikuspidal-
insuffizienz; positi-
ver Venenpuls.

der Ansicht Ohms diagnostisch von be-
schränktem Werte; dasselbe gilt für die Ohm
besonders wichtig erscheinende Tiefe des Ab-
falles nach der d'-Welle. Denn diese Größenverhältnisse wechseln bei demselben Individuum im höchsten Maße je nach der Stelle
des Halses, wo der Venenpuls registriert wird.
Die Größe der Vorhofswelle ist nur dann
diagnostisch im Sinne einer Schwache des
Vorhofs zu verwerten, wenn bei starken, rein
venösen Pulsationen in der Supraclaviculargrube die a-Welle im Verhaltnis zur c-Welle
abnorm klein ist oder gar fehlt. Dasselbe
Verhalten höher oben am Halse ist von geringer Bedeutung und spricht nicht, wie das
gleichzeitig aufgenommene EKG. es beweist,
für Schwäche oder gar Lähmung des Vorhofs. Auf diese Verhältnisse werden wir
weiter unten bei der Besprechung des »positiven Venenpulses« zurückkommen.

Pseudoflimmerbewegung im Venenpuls.
Bei sehr langer Diastole sieht man oft im
Venenpuls zwischen d'- und folgender a-Welle
feine Wellenbewegungen der Kurve, die leicht
für den Ausdruck von Flimmern oder Flattern
der Vorhöfe gehalten werden können. Daß
dem nicht so ist, beweist z. B. Fig. 122, wo
die gut ausgebildete P-Zacke des EKG. ein
Vorhofflimmern als sicher nicht vorhanden
erweist. Die Kurve stammt von demselben
Fall, wie Fig. 118, wo bei genügend langer
Diastole zwei und sogar drei d-Wellen zu-
stande kommen. Die Pseudoflimmerbewegungen im Venenpuls sind dadurch zu erklären, daß bei überlanger Diastole die Vorhofswand über-

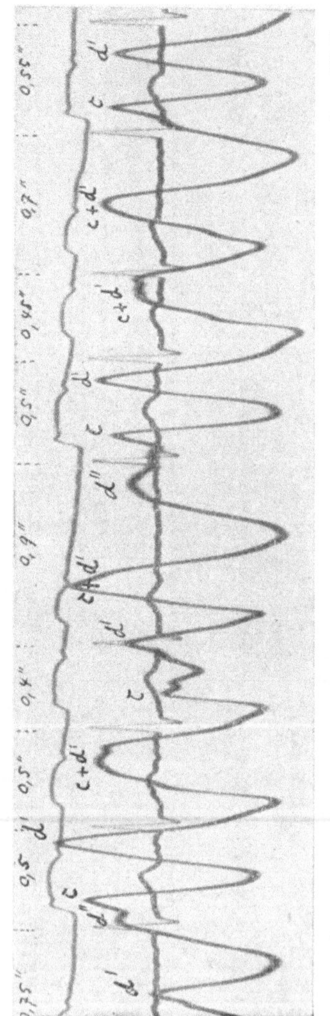

Fig. 125. A. totalis; Vorhofflimmern; c- und d'-Welle verschmelzen oft zu einer großen Welle. Trikuspidalinsuffizienz: positiver Venenpuls.

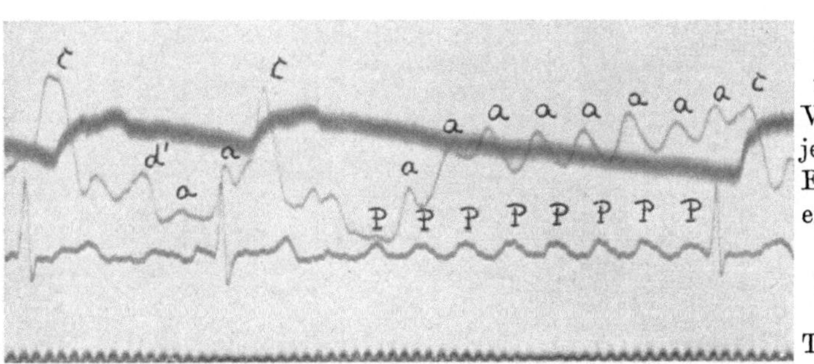

Fig. 126. Vorhofflattern mit langsamer Ventrikelaktion; jeder P-Zacke des EKG. entspricht eine a-Welle des Venenpulses (Flattervenenpuls). Keine Trikuspidalinsuffizienz.

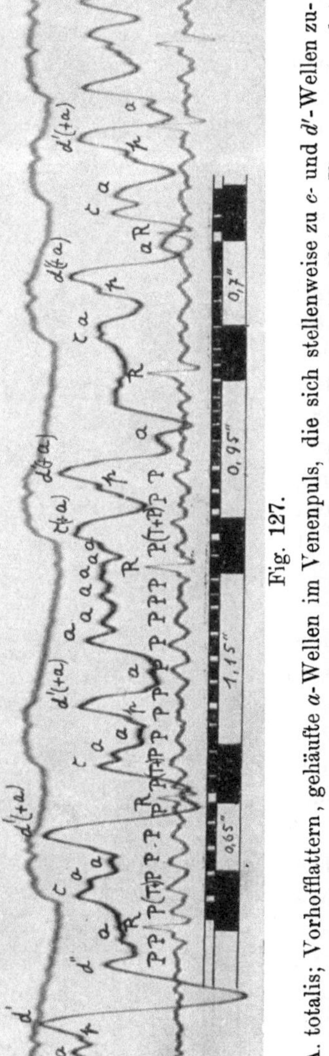

Fig. 127. A. totalis; Vorhofflattern, gehäufte a-Wellen im Venenpuls, die sich stellenweise zu c- und d'-Wellen addieren; p-Zacken deutlich markiert. Keine Trikuspidalinsuffizienz; Herz rel. suffizient. (Flattervenenpuls.)

dehnt wird, ihren Tonus verliert und dann durch das weitere Einlaufen, bzw. Durchfließen des Blutes bedingte passive Schwingungen ausführt, die sich im Venenpuls als feinschlägige Wellen markieren.

Der Venenpuls bei Vorhofflimmern und -flattern. Bei feinschlägigem Vorhofflimmern mit relativ langsamer Ventrikelaktion (Fig. 123) ist im Venenpuls die c-Welle stark ausgebildet, ebenso auch die d'-Welle; bei genügend langen Pulsperioden kommt auch eine d''- und d'''-Welle zustande. Vorhofswellen, bzw. irgend ein Ausdruck der Vorhofstätigkeit fehlen.

Bei Vorhofflimmern mit schneller Ventrikeltätigkeit (Fig. 124) ist das Bild ein ähnliches, nur, daß bloß eine d-Welle zustande kommt; auch hier keine a-Wellen.

In gewissen Fällen von Vorhofflimmern kommt es bei kurzen Pulsperioden vor, daß sich die c- und die d'-Welle zu einer gemeinsamen großen Welle vereinigen (Fig. 125). In solchen Fällen liegt immer eine Tricuspidalinsuffizienz vor.

Bei grobschlägigem Vorhofflattern markiert sich dasselbe deutlich im Venenpuls, derart, daß jeder P-Zacke des EKG. eine a-Welle des Venenpulses entspricht (Fig. 126).

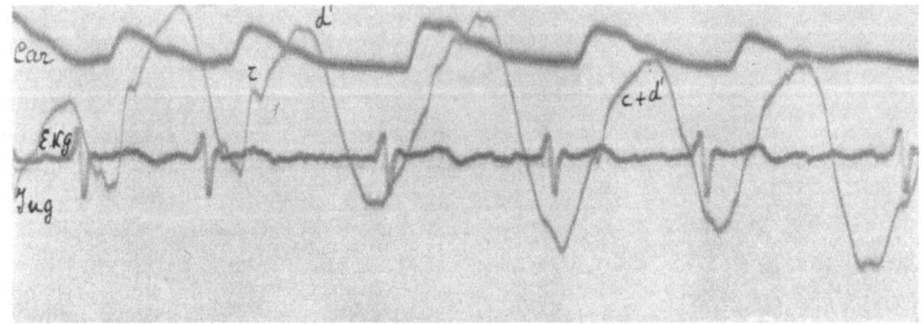

Fig 128

A totalis; Vorhofflimmern, Trikuspidalinsuffizienz; große $c + d'$-Wellen; positiver Venenpuls.

Wechseln Flatter- und Flimmerbewegungen miteinander ab, so drücken sich nur die ersteren im Venenpulse aus; sie summieren sich bisweilen zu den c- oder d-Wellen, die dann höher erscheinen; solche komplizierten Venenpulsbilder sind nur mit Hilfe des gleichzeitig aufgenommenen EKG. zu analysieren (Fig. 127).

Bei Vorhofflimmern oder -flattern und ausgesprochener schwerer Tricuspidalinsuffizienz summieren sich c- und d-Welle regelmäßig mehr oder weniger deutlich zu einer großen gemeinsamen c- + d-Welle (Fig. 128); ein Ausdruck der Vorhoftätigkeit fehlt dann im Venenpuls, wie überhaupt in jedem Fall, wo die Tricuspidalklappe stärker insuffizient ist. Als Summation von c- + d-Welle ist auch in solchen Fallen die große Welle des Leberpulses aufzufassen (Fig. 129).

Bei Vorhofflattern oder -flimmern mit annähernd oder ganz regelmäßiger Ventrikelaktion (Vorhoftachysystolie), wo die Ventrikelkontraktion immer nach derselben Zahl von Vorhofskontraktionen erfolgt, sieht der Venenpuls fast genau so aus wie ein Karotispuls (Fig. 130).

Der Venenpuls bei Extrasystolie. Die das Verhalten des Arterien- und Venenpulses bei Extrasystolie zeigenden Kurven entnehmen wir zum Teil We'nckebach, um zu beweisen, wie gute Sphygmogramme auch mit einfachen Hebelapparaten registriert werden können.

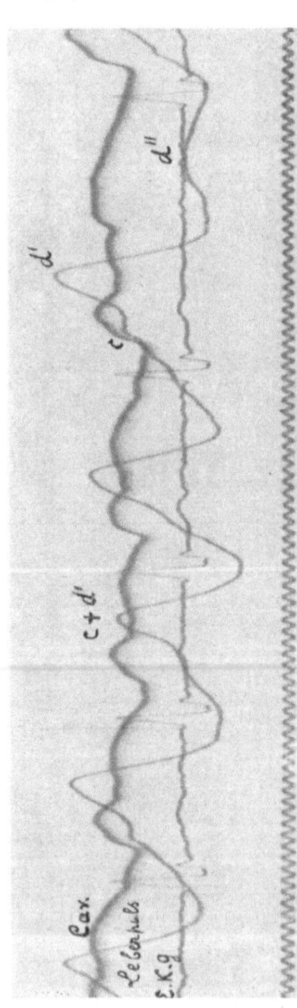

Fig. 129. Systolische Lebervenenpuls bei Trikuspidalinsuffizienz; A. totalis; Vorhofflimmern. Große $c + d'$-Wellen.

Eine Extrasystole hat, wie aus den Arterienkurven ersichtlich, einen um so schwächeren mechanischen Effekt, je früher nach der vorausgegangenen normalen Systole sie erfolgt; interpolierte Extrasystolen (Fig. 131) können sich im Karotispuls überhaupt nicht erkennen lassen, trotzdem sie im EKG. große Ausschläge geben. Daran sieht man u. a., wie wenig der Ausschlag im EKG. für die mechanische Leistung der betreffenden Kontraktionen zu besagen hat.

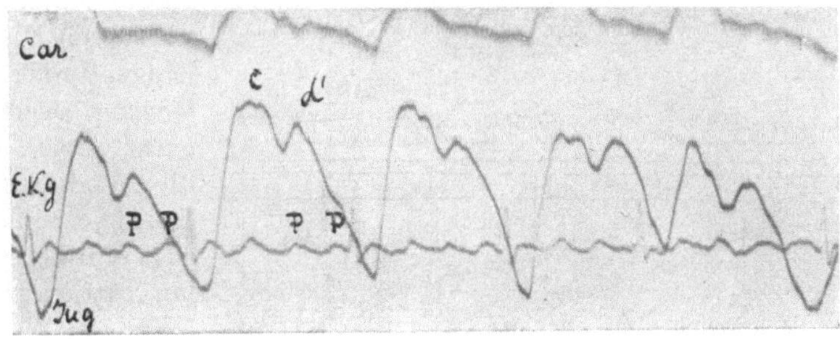

Fig 130

Vorhofflattern mit regelmäßiger Ventrikelaktion (Vorhoftachysystolie). Systolischer Venenpuls, der, wenn auch rein venös, große Ähnlichkeit mit einem Arterienpuls besitzt. Keine Trikuspidalinsuffizienz

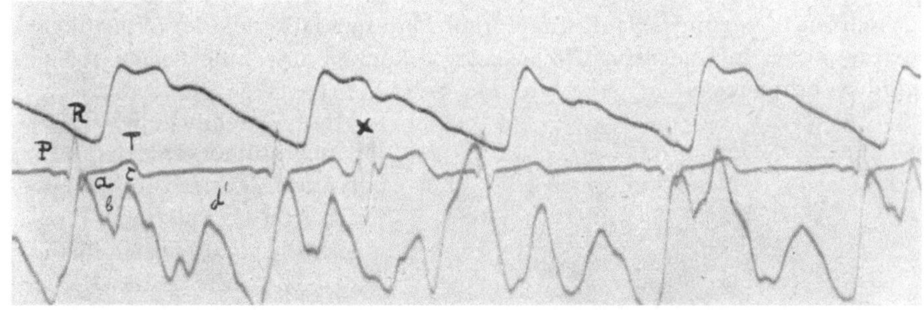

Fig 131.

Interpolierte Extrasystole, ohne Effekt auf Carotis- und Jugularispuls

Kammerextrasystolie. Sie unterbricht vorzeitig die Diastole und trifft meist mit der nächsten Vorhofsystole zusammen; da die Vorhöfe sich nicht in die kontrahierten Ventrikel entleeren können, werfen sie ihr Blut in die Vene zurück. Daher sieht man während der Ventrikelextrasystole eine sehr große Vorhofswelle im Jugularvenenpuls; den Vorgang bezeichnet man als Vorhofspfropfung (Fig. 132).

Die interpolierte Kammerextrasystole ist oft nur im EKG., nicht im Arterien- oder Venenpuls sichtbar. Sie bleibt meist ohne jeden mechanischen Effekt. (Fig. 131.)

Vorhofsextrasystole. Dieselbe läßt sich im Venenpuls daran erkennen, daß im Gegensatz zur Kammerextrasystole eine verfrühte Vorhofsystole der Ventrikelextrasystole vorangeht (Fig. 133).

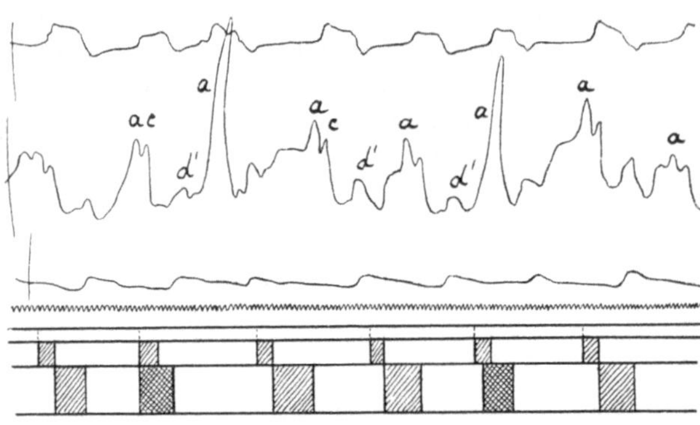

Fig. 132.

Kammerextrasystolen. Im Venenpuls große a-Wellen durch Zusammenfallen von Vorhof- und Ventrikelsystole. Vollständig kompensierende Pausen durch ungestörten Sinus-Vorhof-Rhythmus. (Nach Wenckebach, mit Hebelapparat aufgenommen).

Atrioventrikuläre Extrasystole. Das Venenpulsbild dieser Extrasystole gleicht vollständig demjenigen einer einfachen Kammerextrasystole, d. h. die Vorhofsystole, die, gleichzeitig mit derVentrikelsystole vom Atrioventrikularknoten aus, hier retrograd hervorgerufen wird, fällt mit derselben zusammen (Fig. 134).

Nur in seltenen Fällen sieht man im EKG. den rückläufigen, umgekehrten Erregungsablauf im Vorhof daran, daß vor der Ventrikelextrasystole eine negative P-Zacke zu erkennen ist; eine solche retrograde Vorhoferregung gehört zu den Seltenheiten (Fig. 135).

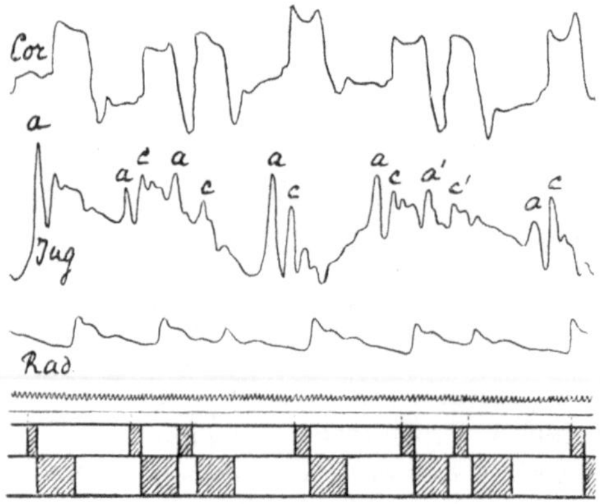

Der Venenpuls bei Reizleitungsstörungen. Aus einer polygraphischen Kurve eines Falles von komplettem Herzblock (Fig. 136) ersieht man, daß jeder P-Zacke des EKG. eine a-Welle des Venenpulses entspricht; fällt die Vorhofsystole zufällig in die Ventrikelsystole hinein, so summieren sich a- und c- bzw. a- und d'-Welle zu einer großen Welle. Bei partiellem Block ist im Venenpuls, entsprechend dem vereinzelten P ohne nachfolgendenVentrikelkomplex des EKG. eine vereinzelte a-Welle ohne folgende c- und d-Welle im Venenpuls zu erkennen, während der Arterienpuls natürlich sich nur nach der Tätigkeit

Fig. 133.

Vorhofextrasystolen, denen immer eine a-Welle im Venenpuls vorangeht (Nach Wenckebach.)

der Ventrikel richtet. Fig. 137 zeigt einen partiellen Block 1 zu 2. Die einfache Verlangsamung der Leitung, die man im EKG. an einer Verlängerung des P-R-Intervalls bemerkt, erkennt man im Venenpuls an einer Verlängerung des a-c- bzw. a-b-Intervalls. Eine solche Verlängerung weist Fig. 138 auf; bei diesem schweren Mitralfehler haben wir auch die Eigentümlichkeit, daß beide Vorhöfe zweimal hintereinander schlagen; dies muß daher angenommen werden, weil den zwei P-Zacken des EKG. deutlichst zwei a-Wellen im Venenpuls entsprechen.

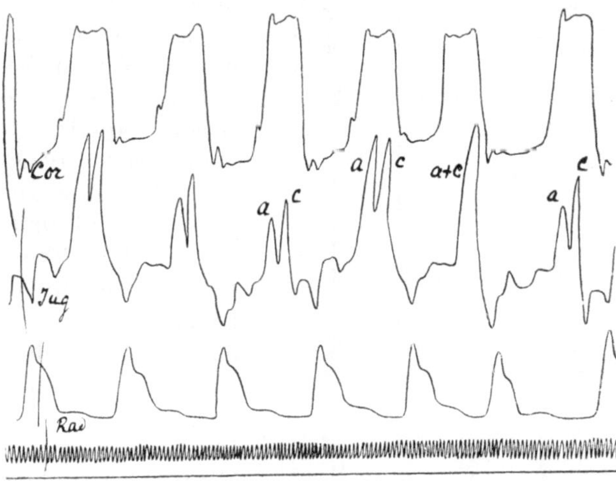

Fig 134.

Atrioventrikuläre Extrasystolie. a- und c-Wellen summieren sich. (Nach Wenckebach)

Nomenklatur des Venenpulses. Man kann noch so viele Venenpulse registrieren, selten findet man zwei derselben, die ganz genau gleich aussehen. Die frühere Trennung zwischen aurikulärem und

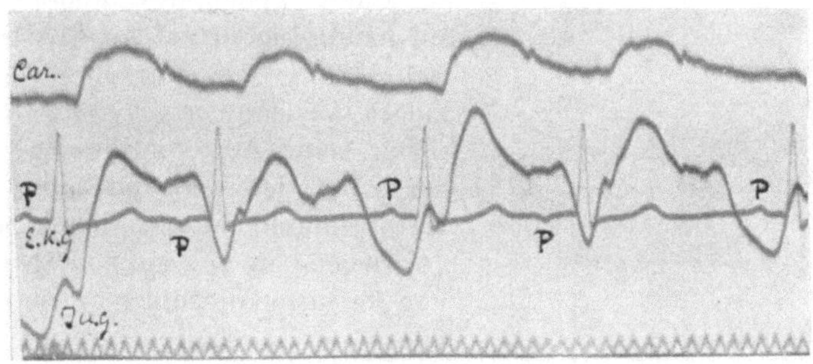

Fig. 135

Bigeminie durch atrioventrikuläre Extrasystolie mit retrograder Erregung des Vorhofs (negative P-Zacken im 3. und 5. Puls, keine a-Welle). Pulsus pseudoalternans, durch spät in die Diastole fallende bigeminische Extrasystolen. (Der richtige P. alternans ist im EKG. nicht zu erkennen.)

ventrikulärem, negativem und positivem, normalem und pathologischem Venenpuls stammt aus einer Zeit, wo die Registrierungs-

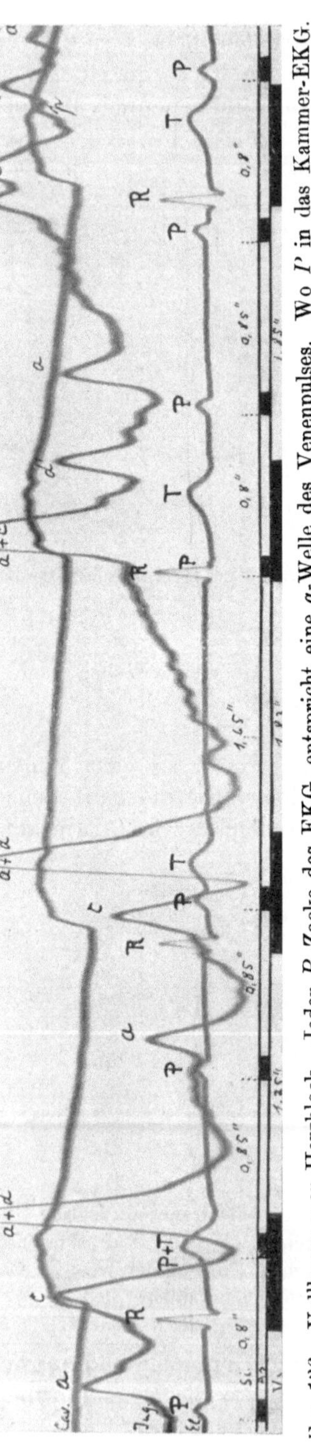

Fig. 136. Vollkommener Herzblock. Jeder P-Zacke des EKG. entspricht eine a-Welle des Venenpulses. Wo P in das Kammer-EKG. hineinfällt, summieren sich a und c, resp. d'.

apparate noch so grob waren, daß mit denselben die Aufnahme von detaillierten und naturgetreuen Kurven gar nicht möglich war.

Man muß zunächst zwei Hauptgruppen von Venenpulsformen unterscheiden, zwischen denen jedoch keine scharfe Grenze besteht, sondern ein ganz allmahlicher Übergang, nämlich die Gruppe der Venenpulse aurikulären Charakters (Fig. 117) und diejenige ventrikulären Charakters (Fig. 139). Beide Gruppen enthalten je eine Vorhofs-, Ventrikel- und, falls die Diastole lang genug dauert, diastolische Welle; nur beherrscht beim aurikulären Venenpuls die stark ausgebildete a-Welle das Bild, während im ventrikulären Venenpulstyp die starke Ventrikelwelle dominiert. Der normale Venenpuls besitzt nun meistens eine Form, die zwischen derjenigen dieser beiden Extreme sich bewegt; ob er mehr aurikular oder ventrikulär aussieht, hängt mehr von den anatomischen Gefäßverhältnissen am Hals als von der eigentlichen Herzfunktion ab. Ausgesprochene aurikuläre Venenpulse kommen jedoch am häufigsten in gut kompensierten Mitralfehlern vor. Ausgesprochen ventrikuläre Venenpulse, vorausgesetzt, daß sicher keine Aorteninsuffizienz und daher keine, den Venenpuls überdeckende Karotiskomponente vorliegt, trifft man vorwiegend in den ganz seltenen Fallen von Tricuspidalinsuffizienz ohne Vorhofflimmern mit erhaltener normaler Vorhofkontraktion an. Hierbei muß betont werden, daß das Fehlen einer P-Welle im EKG., ohne Vorhofflimmern, an sich nicht für das Fehlen einer Vorhofkontraktion spricht, entgegen der allgemein verbreiteten Ansicht; es ist dies ersichtlich aus Fig. 140 (schwere Myokardschwache bei regelmaßiger Herzaktion) und Fig. 141 (atrioventrikuläre Automatie, bei der im EKG. die *P*-Zacke in die *R*-Zacke aufgeht). Ein Beweis mehr dafür, daß aus der Größe des Ausschlages des EKG. kein sicherer Schluß auf die mechanische Arbeitsleistung des betreffenden Herzabschnittes zu ziehen ist.

Eine dritte Gruppe von Venenpulsen charakterisiert sich dadurch, daß sie keine Vorhofswelle aufweist. Dieser Venenpuls allein ist als »positiver Venenpuls« zu bezeichnen; er ist entweder zweizipflig (*c*- und *d'*-Welle) oder einzipflig, indem bei sehr kurzer Diastole entweder gar keine *d'*-Welle zustande kommt, oder indem bei längerer Diastole *c* und *d'*-Welle zu einer großen Welle verschmelzen. Dieser positive Venenpuls kommt vor am häufigsten bei feinschlägigem Vorhofflimmern, wo die Vor-

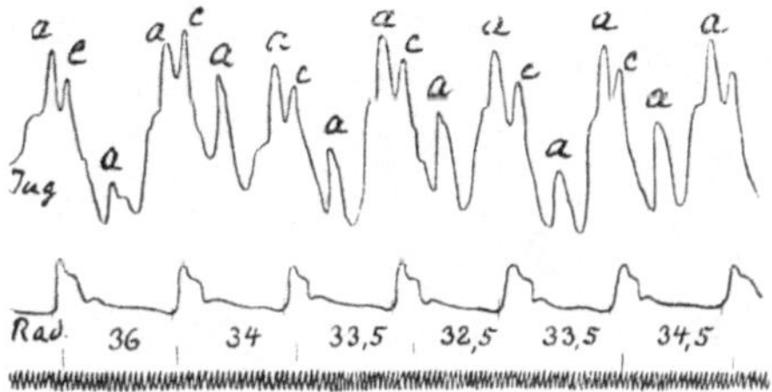

Fig 137.

Partieller Herzblock 1:2; zwei *a*-Wellen auf eine *c*-Welle (nach Wenckebach).

höfe praktisch als gelähmt anzusehen sind. Ob vollkommene Lähmung der Vorhöfe, außer vielleicht agonal, vorkommt, möchten wir bezweifeln.

Zum Zustandekommen des positiven Venenpulses bei Vorhofflimmern ist keine Schlußunfähigkeit der Tricuspidalklappe notwendig; es ist

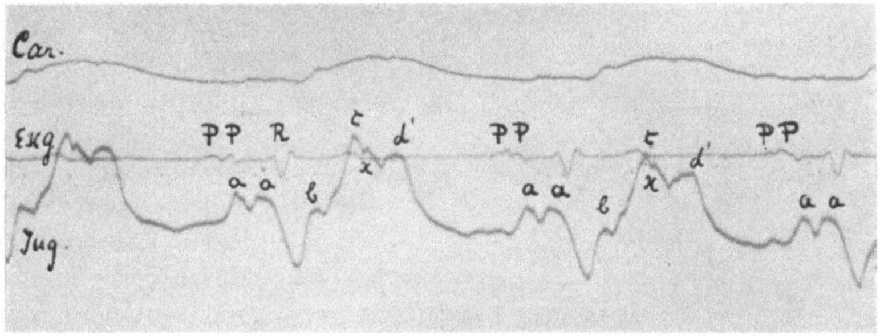

Fig. 138

Verdoppelnng der *a*-Wellen auf *P*-Zacken durch Doppelkontraktion der Vorhöfe bei schwerem Mitralfehler (Übergangsform zum Vorhofflattern!). Verlängerung des *P-R* resp. *a-b*-Intervalls. Die große *b*-Welle deutet auf beträchtliche Verlängerung der Ventrikelanspannungszeit. (Ausgesprochener Galopprhythmus).

also ein positiver Venenpuls, entgegen der hergebrachten Auffassung an sich kein Beweis für Tricuspidalinsuffizienz, denn weitaus die Mehrzahl der Fälle von Vorhofflimmern geht ohne Tricuspidalinsuffizienz einher.

Leichtere Tricuspidalinsuffizienzen, ob mit regelmäßigem Puls bei erhaltener normaler Vorhofsaktion oder bei Vorhofsflimmern mit absoluter Arrhythmie, drücken sich offenbar deswegen nicht besonders im Venenpuls aus, weil sie gar keine rückläufige systolische Welle hervorrufen. Nur bei schweren Fällen von Tricuspidalinsuffizienz, und dieselben sind meistens mit Vorhofflimmern verbunden, kommt eine hohe, registrierbare, sichtbare und besonders fühlbare positive Venenpulswelle zustande. Dieselbe ist im Phlebogramm an der Verschmelzung

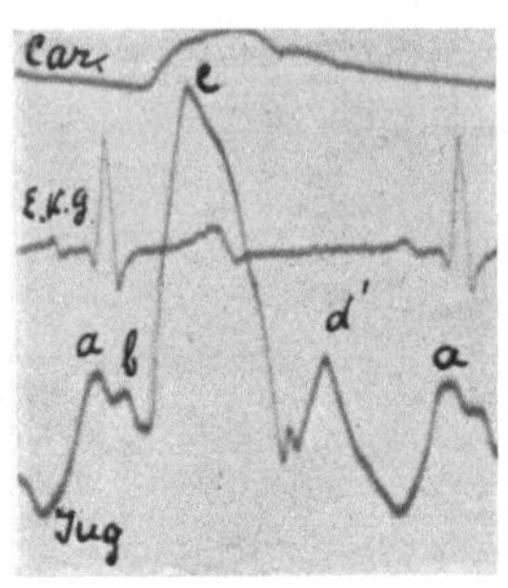

Fig. 139.

Ventrikulär. Venenpuls bei endokarditischer Trikuspidalinsuffizienz mit regelmäßiger Ventrikelaktion u. erhalt. Vorhofkontraktion.

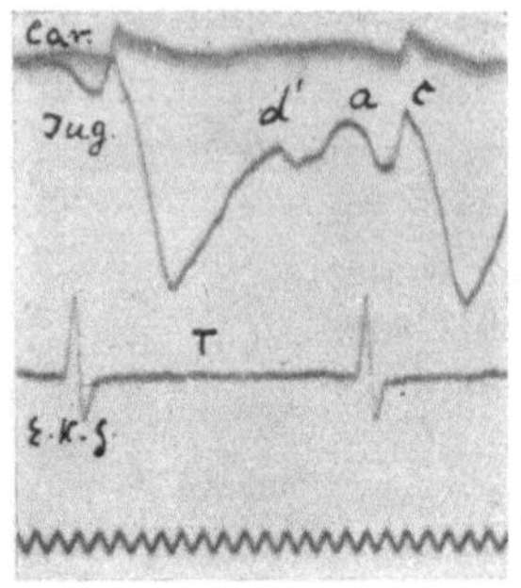

Fig. 140.

Schwere Myokarditis. Im EKG. keine P-Zacke (Ableitung II), im Venenpuls schwache a-Welle, daher keine ›Vorhoflähmung‹.

der c- und d-Welle auch bei längerer Diastole erkenntlich. In solchen Fällen ist meist auch ein Lebervenenpuls festzustellen.

Es kann also bei Tricuspidalinsuffizienz der Venenpuls sowohl aurikulär, wie ventrikulär, wie positiv sein, und die meisten positiven Venenpulse, die wir antreffen, sind die Folge einer Störung der Vorhofsaktion durch Vorhofflimmern, nicht einer Tricuspidalinsuffizienz.

Die Venenpulsbilder bei Vorhofflattern, wo die Flatterbewegung durch gehäufte a-Wellen sich ausdrückt, gehören in eine gesonderte vierte Gruppe, diejenige der

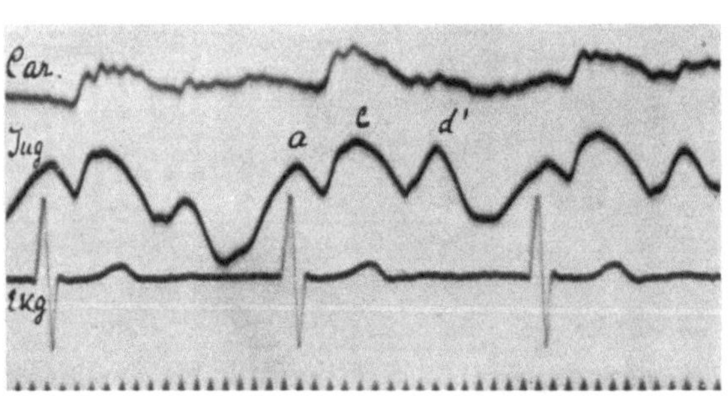

Fig. 141.

Atrioventrikuläre Automatie; im EKG. keine P-Zacke (Abl. III), dagegen im Venenpuls eine deutliche a-Welle.

»Flattervenenpulse«; somit ist entgegen der üblichen Ansicht, in vielen Fällen von Arrhythmia totalis der Venenpuls nicht positiv.

Das Kardiogramm.

Kardiogramme nennt man nach Wenckebach die Kurven der Bewegungen der Herzspitze und der verschiedenen anderen Stellen des Herzens, soweit sie Pulsationen in der Herzgegend hervorrufen. Am leichtesten wird die Spitzenstoßkurve in linker Seitenlage aufgenommen mittels flachen, mit dünnem Gummi überspannten Trichters. Die Technik ist dieselbe wie bei der Registrierung des Venenpulses.

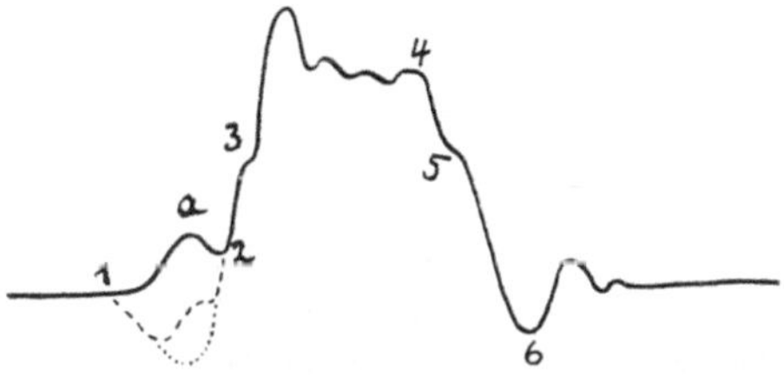

Der Vorhof im Kardiogramm. Die Vorhofsaktion drückt sich in der Spitzenstoß kurve durch die, meist positive, manchmal, und dies auch bei normalem Herzen, auch negative, d. h. nach unten gerichtete Welle a (Fig. 142 1—2) aus. Negativ ist die Vorhofswelle, wenn durch die Vorhofsystole der noch nicht kontrahierte Ventrikel stärker in die Richtung der Basis heraufgezogen wird. Manchmal beginnt auch die Vorhofswelle negativ und endigt positiv.

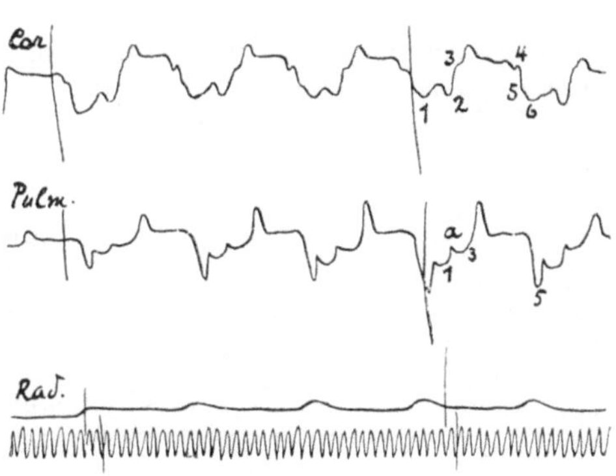

Fig. 142.

Halbschematische Darstellung der Spitzenstoßkurve (nach Wenckebach).

Besonders groß ist die Vorhofswelle des Kardiogramms bei Schrumpfniere mit hohem Blutdruck.

Die Ventrikelsystole im Kardiogramm. Nach Anfang der Ventrikelsystole dauert es eine kurze Zeit (Anspannungszeit), bevor der intraventrikuläre Druck hoch genug wird, um nach Überwindung des Aortendrucks bzw. Pulmonalisdrucks die Semilunarklappen zu öffnen; erst dann stürzt sich das Blut in die Aorta, bzw. Pulmonalis, d. h. beginnt die Austreibungszeit. Im Kardiogramm entspricht die Strecke 2—3 der Anspannungszeit, 3—4 der

Fig 143.

Oben Spitzenstoß, in der Mitte Pulmonalpuls (II. Interkostalraum links), unten Radialis (nach Wenckebach).

Austreibungszeit; der Punkt 3 entspricht der Öffnung der Semilunarklappen. Bei Punkt 4 endigt die Austreibungszeit, und die Kurve fällt steil ab, entsprechend dem »Zurückfallen« des Herzens in seine Ruhelage. Sobald der Aortendruck wieder höher ist als der Ventrikel-

druck, schließen sich die Semilunarklappen, was sich manchmal durch
einen kleinen Knick am Punkt 5 des Abstieges nach Punkt 4 aus-
drückt. Am tiefsten Punkt des Abstieges (Punkt 6) beginnt die diastolische Füllung der Ventrikel, auf welche die kleinen Wellen, die dann noch sichtbar werden, zurückzuführen sind.

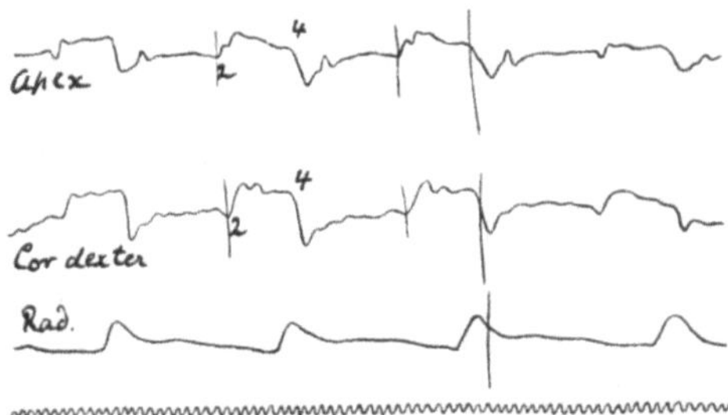

Fig. 144.

Oben Spitzenstoß, in der Mitte r. Ventrikel,
unten Radialis (nach Wenckebach).

In manchen Fällen, besonders bei Mitralfehlern, lassen sich auch die Pulsationen über der Pulmonalis im zweiten linken I. R. (Fig. 143), in andern diejenigen des hypertrophischen rechten Ventrikels,
phischen rechten Ventrikels, wenn er unter dem Proc. xiphoides hervorkommt (Fig. 144), registrieren.

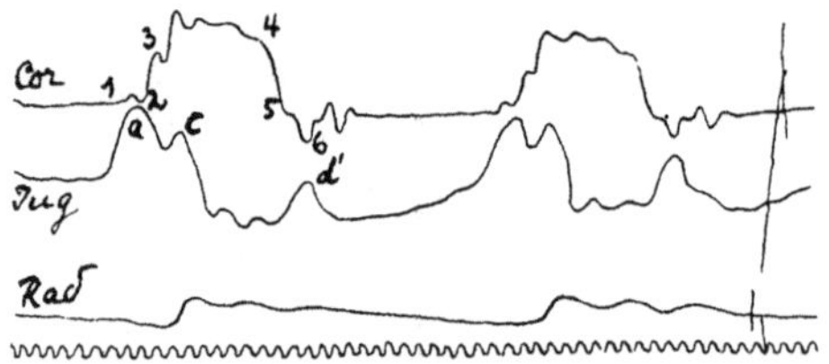

Fig. 145.
Oben Spitzenstoß, in der Mitte Jugularis,
unten Radialis. Die d'-Welle ist rein diastolisch! (Nach Wenckebach)

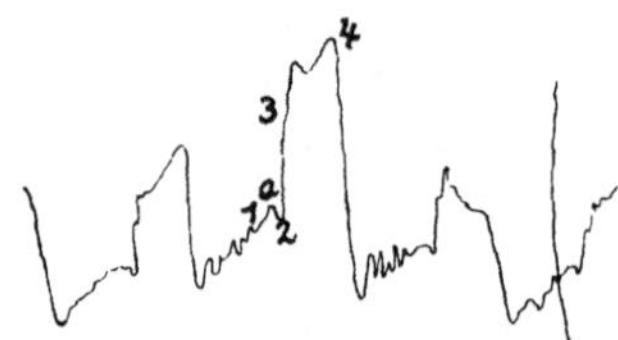

Fig 146
Diastolisch-präsystolisch. Schwirren
in der Spitzenstoßkurve bei Mitralstenose. (Nach Wenckebach.)

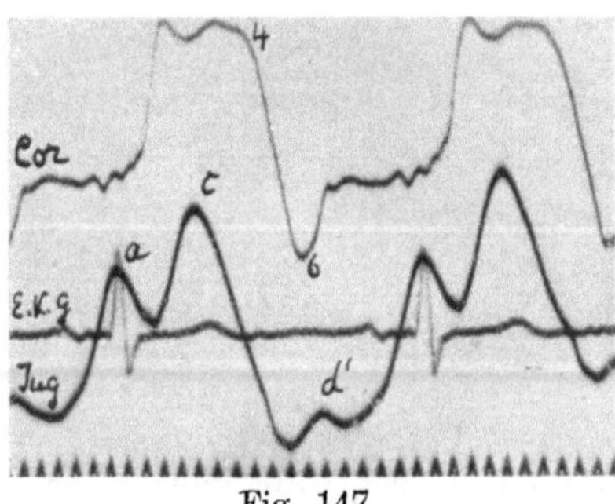

Fig. 147.

Oben Spitzenstoß, in der Mitte EKG.,
unten Venenpuls. (Mitralstenose.)

Fig. 145 zeigt die gleichzeitige Aufnahme von Spitzenstoß, Jugularis und Radialis, woraus die rein diastolische Natur der d'-Welle hervorgeht.

Schwirren an der Herzspitze, besonders bei Mitralstenose, drückt sich im Kardiogramm ebenfalls aus, so z. B. diastolisch und präsystolisch in Fig. 146. Rein präsystolisches Schwirren erfüllt die ganze Phase 1—2 des Kardiogramms und verhindert das Zustandekommen der Vorhofswelle (Fig. 147).

Man darf nun nicht vergessen, daß die Form des Kardiogramms,
oder vielmehr die mehr oder weniger vollständige Registrierbarkeit der
Herzbewegung in starkem Maße abhängig sind von der Konfiguration

des Thorax, von der Lage des Herzens und speziell der Spitze zu demselben, von der Weite der Interkostalräume, und daß daher bei der Deutung und diagnostischen Verwertbarkeit des Kardiogramms Vorsicht geboten ist. Weitz hat sehr schöne, mit dem Frankschen Spiegelsphygmographen aufgenommene Spitzenstoßkurven neuerdings veröffentlicht, aus denen er weitgehende Schlüsse auf die Funktion des Herzens zieht; jedoch sind wir der Ansicht, daß vorläufig noch keine genügende Klarheit in diesem Punkte herrscht.

Die Beziehungen des EKG. zum Arterienpuls, Venenpuls und Kardiogramm.

Bei den polygraphischen Aufnahmen mit Hebelapparaten liegen die Anfangspunkte der verschiedenen Kurven meistens nicht zeitlich genau übereinander. Daher müssen einzelne Punkte der verschiedenen Kurven mittels Zirkels vom Anfangspunkt ab erst markiert werden, um die synchronen Phasen vergleichen zu können.

Bei gleichzeitiger Aufnahme von EKG., Venenpuls usw. mit dem verwandten Siemens & Halskeschen Polygraphen dagegen können vor der Aufnahme die verschiedenen Lichtpunkte des Systems ganz genau übereinander eingestellt werden, so daß die einzelnen Kurven aufs genaueste zeitlich miteinander verglichen werden können. Hierbei ergibt sich, daß das EKG. dem Kardiogramm im allgemeinen um $0,03 - 0,05$ Sek. vorausgeht. Beim Karotis- und Venenpuls ist die Verzögerung noch eine größere. Der Karotispulsanstieg fällt etwa in die Mitte zwischen dem Ende von R und dem Beginn von T. Das Ende der T-Zacke fällt meist kurz vor die, dem Aortenklappenschluß entsprechende Inzisur der Karotiswelle, bzw. der entsprechenden p-Zacke des Venenpulses, sehr oft aber fallen letztere ziemlich viel später in das EKG., so daß aus der T-Welle kein sicherer Schluß auf das Ende der Ventrikelsystole sich ziehen läßt.

V. Röntgenuntersuchung des Herzens.

Die übliche Durchleuchtung des Thorax aus der Nähe, wobei die Röhre $50 - 70$ cm vom Brustbein entfernt ist, gibt uns zwar allgemeine Aufschlüsse über die Brustorgane, über ihre gegenseitigen Beziehungen zueinander, sie liefert uns aber keine genauen Werte der wahren Größe des Herzens und der großen Gefäße, noch weniger des Umfanges der sichtbaren Pulsationsausschläge. Denn die von der Röhre ausgehenden Strahlen divergieren und hieraus entsteht eine mehr oder weniger starke Verzerrung in den Umrissen der projizierten Bilder. **Es eignet** sich daher die Durchleuchtung aus der Nähe, sowie aus denselben Gründen die Momentaufnahme aus der Nähe·nicht zur Feststellung der wahren Größe des Herzens. Es können vielmehr dazu nur folgende Methoden der Röntgenuntersuchung verwandt werden:

Orthodiagraphie. Unter »Normalstrahl« versteht man denjenigen Strahl des von der Röntgenröhre entsandten Strahlenbündels, der, weil zentral gelegen, die Schirmebene senkrecht trifft. Die Orthodiagraphie basiert nun auf dem Prinzip, bei der Durchleuchtung des Thorax lediglich den Normalstrahl zu benutzen, indem man durch Bewegung der Röhre denselben über die ganze Schirmoberfläche führt. Die übrigen Strahlen sind abgeblendet. Man führt den Normalstrahl von außen bis an den Rand des Herzschattens und markiert mit einem, mit der Röhre zwangläufig mitgehenden Stift den Punkt, wo der Normalstrahl den Herzrand tangential trifft. Auf diese Weise werden die Umrisse des Herzens nach und nach bestimmt.

Die Orthodiagraphie wurde von Moritz erdacht; die ersten Orthodiagraphen sind von ihm konstruiert worden; neuerdings werden vorwiegend die Apparate von Levi-Dorn, Grunmach, Grödel, Destot benutzt. Die Orthodiagraphie kann im Liegen und im Stehen vorgenommen werden; sie erfordert eine ziemlich große Übung. Ihre Resultate sind sehr genau.

Teleradioskopie. Um die durch die keilförmige Projektion der Röntgenstrahlen verursachten Verzerrungen zu vermeiden, kam A. Köhler auf den Gedanken, das Herz in größerer Entfernung zu durchleuchten, damit die von der Antikathode ausgehenden Strahlen annähernd parallel verliefen, als ob sie aus der Unendlichkeit kamen. Entfernt man die Röhre auf 2, noch besser 2,5 m von dem Objekt, so treffen die Strahlen, welche tangential zum Herzschatten verlaufen, unter fast gleichem Winkel auf, so daß die Projektionsfehler so unbedeutend sind, daß sie praktisch unberücksichtigt bleiben können. Dazu ist natürlich eine kräftige und widerstandsfähige Röhre notwendig.

Die Technik ist äußerst einfach. Die Umrisse des Herzschattens werden auf einer, auf dem Schirm befestigten Glasplatte nachgezeichnet, am besten in mittlerer Atemstellung.

Wichtig ist die richtige Zentrierung der Röhre.

Teleradiographie. Wie bei der Teleradioskopie steht oder sitzt der Patient, mit dem Rücken nach der Röhre zu, in 2 m Entfernung von derselben. Er drückt seine Brust gegen die in richtiger Höhe an einem besonderen Gestell befestigte photographische Platte an. Es wird in Atemstillstand und Exspirationsstellung eine Momentaufnahme gemacht.

Auch mit dieser Methode findet keine Verzerrung des Herzschattens statt.

Vergleichung der Methoden. Die einfachste, bequemste und schnellste Methode der röntgenologischen Bestimmung der Herzgröße ist die der teleradioskopischen Aufzeichnung der Herzgrenzen; mit einiger Übung liefert sie in weniger als einer Minute eine exakte Herzsilhouette. Sie hat ferner den großen Vorteil, daß man mit ihr hintereinander das Herz in verschiedenen Durchmessern durchleuchten, sowie seine Pulsationen und respiratorischen Verschiebungen beobachten kann. Darin ist die Teleradioskopie entschieden der Teleradiographie überlegen, die uns lediglich ein starres Bild des Herzschattens im dorsoventralen Durchmesser liefert. Es ist daher zu empfehlen, wenn irgend möglich die Röntgenuntersuchung des Herzens selbst vorzunehmen und sich nicht mit einer in einem Röntgenlaboratorium angefertigten Platte zu begnügen.

Die Orthodiagraphie gibt, in geübten Händen, die genauesten Resultate über die Herzgröße; jedoch ist mit ihr die Durchleuchtung in verschiedenen Durchmessern schwierig; außerdem erfordert sie die kostspielige spezielle Apparatur, die bei der Teleradioskopie unnötig ist; letztere ist also für die Praxis vorzuziehen.

Die Technik der Röntgenuntersuchung des Herzens kann nur durch die Praxis erlernt werden; sie soll daher hier nicht näher beschrieben werden. Wir wollen uns vielmehr damit begnügen, eine Reihe von typischen, durch Teleradioskopie gewonnenen Herzsilhouetten hier mitzuteilen und zu erläutern; sie stammen teils aus unserer eigenen Sammlung, teils aus Arbeiten von Dietlen und Vaquez[1]). Dieselben Herzsilhouetten können durch den in der Perkussion des Herzens Geübten meist auch mittels letzterer erzielt werden, doch ist die Röntgenmethode schneller und meist auch exakter. Sie ist ferner äußerst wichtig für denjenigen, der sich im Perkutieren üben will, da sie gestattet, die Richtigkeit der Perkussionsresultate zu kontrollieren und etwa gemachte Fehler zu erkennen.

Der normale Herzschatten (Fig. 6, 148). Durch welche Teile des Herzens die Herzsilhouette, der »Herzschatten«, begrenzt und auf welche Weise dasselbe ausgemessen wird, ist bereits im ersten Teile dieses Buches bei der Besprechung der Perkussion erörtert worden. Wir wollen uns daher jetzt darauf beschranken, hier zunächst anzugeben, welche besonderen, durch die Perkussion nicht zu ermittelnden Aufschlüsse die Radioskopie uns gibt.

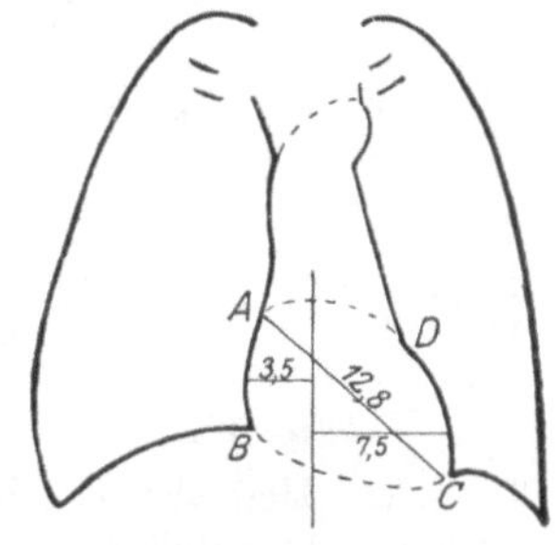

Fig. 148.
Normaler Herzschatten.

---

[1]) Für den Praktiker ist das ausgezeichnete Buch von Vaquez und Bordet »Herz und Aorta« ganz besonders zu empfehlen.

1. Bei normalem Herzen hebt sich die Herzspitze bei tiefer Inspiration in ihrem ganzen Umfange von der linken Zwerchfellkuppe ab (Fig. 149); ist dies nicht der Fall, so liegt eine Hypertrophie der Ventrikel und speziell des linken Ventrikels vor.

2. Am normalen Herzen läßt sich perkutorisch die Grenze zwischen linkem Vorhof und linkem Ventrikel deshalb schwer bestimmen

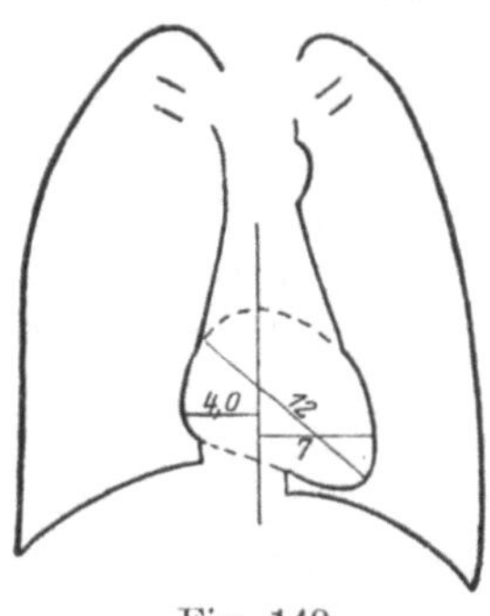

Fig. 149.

Normaler Herzschatten; Freiwerden der Spitze bei tiefer Inspiration.

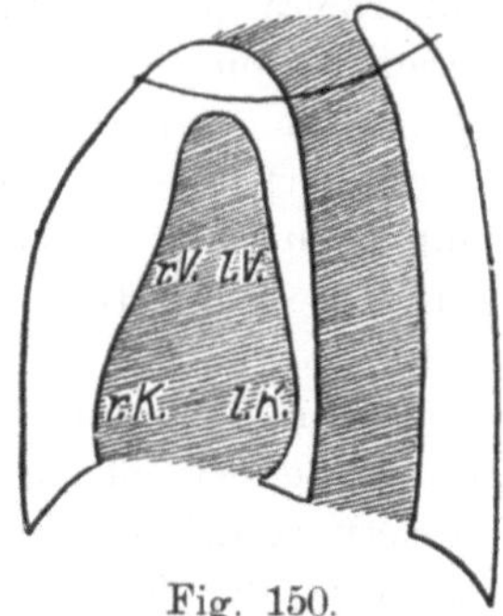

Fig. 150.

Normaler Herzschatten in linker vorderer Schrägstellung.

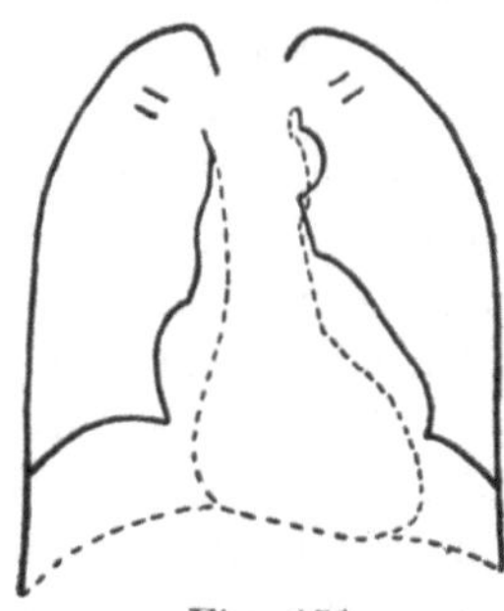

Fig. 151.

Normaler Herzschatten im Liegen (—) und im Stehen (- - - -).

(Punkt *D*), weil sie eine fast fortlaufende Linie bildet; bei der Durchleuchtung kann man dagegen bei genauerer Betrachtung diese Grenze deshalb erkennen, weil der Vorhof ein Zeitteilchen vor dem Ventrikel sich kontrahiert. Im vollen Umfang wird nun der linke Vorhof sichtbar, wenn man den Patienten in linker vorderer Schrägstellung durchleuchtet

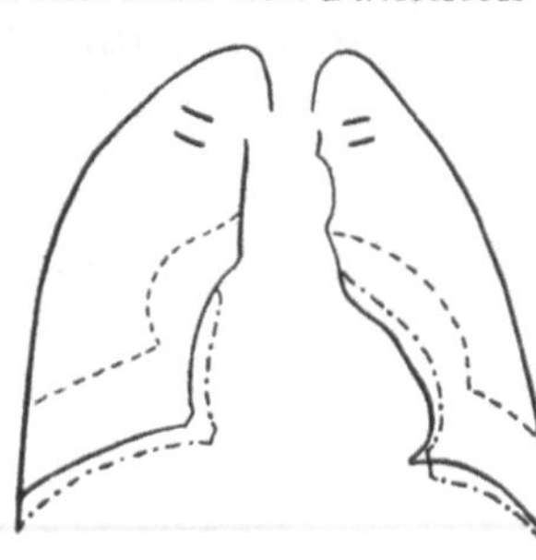

Fig. 152.

Normaler Herzschatten bei mittlerer Atemstellung (—), bei forcierter Inspiration (· - · -) und bei forcierter Exspiration.

(Fig. 150); dann erkennt man deutlich die Pulsationen des Vorhofs. Normalerweise, d. h. wenn der Vorhof nicht dilatiert ist, bleibt zwischen ihm und dem Wirbelsäulenschatten ein freier Raum von 4—5 cm.

3. Wie groß die Beweglichkeit des Herzens im Brustraume ist, sieht man, wenn man nacheinander die Umrisse des Herzens im Stehen und im Liegen orthodiagraphiert (Fig. 151); man sieht daraus, wie groß auch der Unterschied der Resultate der Perkussion sind, je nachdem sie im Liegen oder im Stehen vorgenommen wird.

In Fig. 152 erkennt man, wie sehr die Form des Herzschattens sich verändert, je nachdem sie bei forcierter Inspiration, Exspiration oder bei mittlerer Atemstellung bestimmt wird. Daraus sieht man auch, welchen Einfluß auf die Lage des Herzens ein durch Meteorismus bedingter Zwerchfellhochstand ausübt.

4. In gewissen Fällen sieht man bei tiefer Inspiration, während die Herzspitze sich über dem Zwerchfell erhebt, zwischen letzterem und ersterer das Perikard bandartig sich straffen; letzterer Schatten darf nicht als dem Herzschatten angehörend betrachtet werden (Fig. 153).

5. Wichtig ist die Beobachtung der Pulsationen der einzelnen Herz- und Gefäßabschnitte vor dem Röntgenschirm; die quantitativen und qualitativen Abweichungen derselben von der Norm geben uns manchen Aufschluß über die Art, wie das Herz arbeitet.

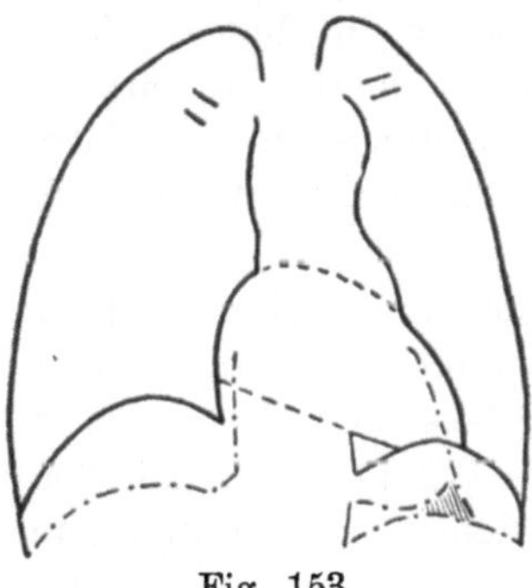

Fig. 153.

Bei starker Inspiration spannt sich der Herzbeutel zwischen Herzspitze und Zwerchfell.

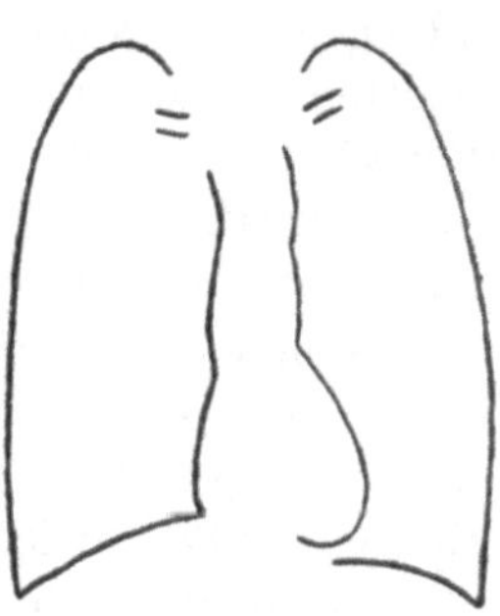

Fig. 154.

Tropfenherz bei Asthenikern.

6. Betrachtet man die Aorta in den schrägen und queren Durchmessern, so erkennt man, daß normalerweise zwischen ihr und der Wirbelsäule ein Raum von 3—4 cm, der sog. Holzknechtsche Raum, frei bleibt.

Daß die Normalgröße des Herzens in Zusammenhang steht mit Körpergröße, Körperbau und Gewicht, ist bereits oben erwähnt. Es

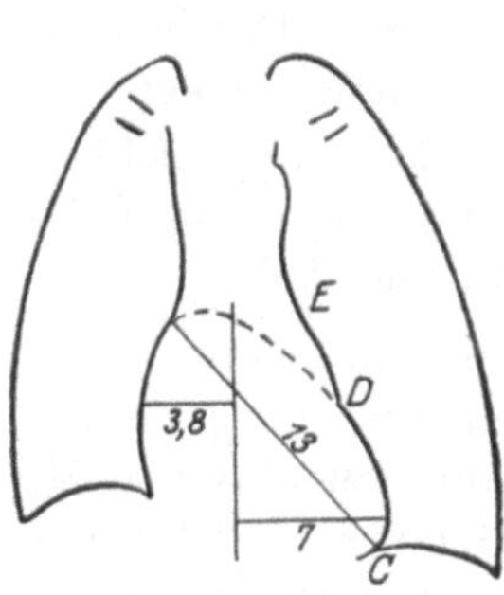

Fig. 155.

Reine Mitralstenose (vorspringender linker Vorhofsbogen.

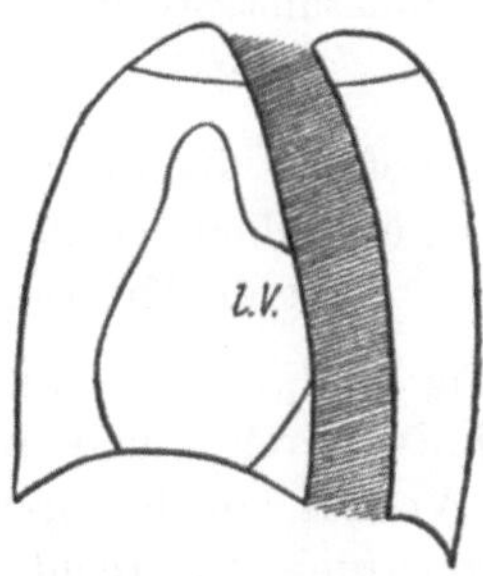

Fig. 156.

Starke Dilatation des l. Vorhofs bei Mitralstenose, nur sichtbar in linker vorderer Schrägstellung.

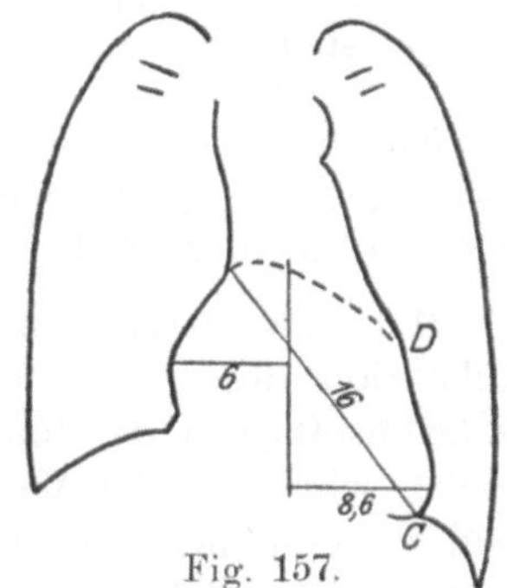

Fig. 157.

Schwere Mitralstenose; Atrophie des linken Ventrikels; Dilatation und Hypertrophie des rechten Herzens.

ist also auch darauf zu achten, ob ein Herz im Verhältnis zur Größe des Individuums nicht zu klein ist; solche zu kleinen Herzen, sog. Tropfenherzen (Fig. 154), finden sich meist bei allgemein asthenischen Menschen.

Mitralstenose (Fig. 155 — 157). Bei leichteren Mitralstenosen genügt oft der linke Vorhof zur Kompensation des Klappenfehlers; derselbe ist dann bisweilen recht beträchtlich dilatiert und hypertrophiert und tritt, entgegen der Norm, als stark pulsierender Bogen im linken Herzschatten hervor; in diesen Fallen ist der Punkt D deutlichst markiert (Fig. 156); der linke Ventrikel, der bei der Mitralstenose meist relativ zu wenig Blut erhält, ist oft atrophisch, was sich durch eine Delle in der Linie $C D$ markieren kann (Fig. 157).

Besonders deutlich zeigt sich die Dilatation des linken Vorhofs, wenn man in linker vorderer Schrägstellung durchleuchtet; dann sieht man den pulsierenden weiten Vorhof die Wirbelsäule, oft in breiter Fläche, berühren (Fig. 156). Es kommt nun vor, daß in gewissen Fällen von Mitralstenose der linke Vorhof im wesentlichen nach hinten und nicht nach der linken Seite hin dilatiert; dann ist er bei frontaler Durchleuchtung nicht sichtbar und seine Vergrößerung ist, als überaus wichtiges diagnostisches Merkmal, nur bei schräger Durchleuchtung zu erkennen.

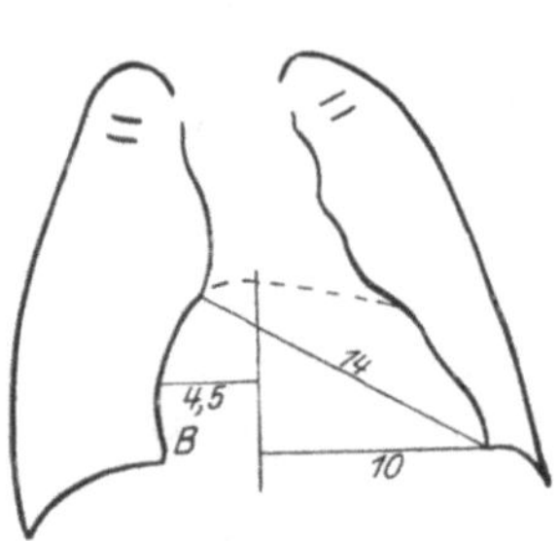

Fig. 158

Mitralinsuffizienz, kompensiert.

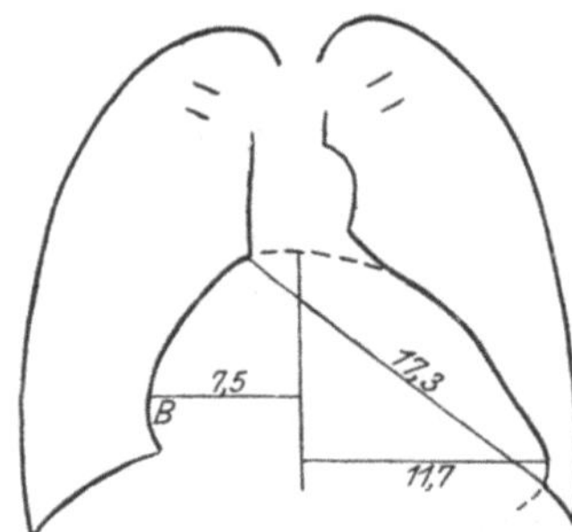

Fig. 159.

Mitralinsuffizienz, dekompensiert.

Nur wenn der linke Vorhof zur Kompensation des Klappenfehlers nicht genügt, hypertrophiert und dilatiert das rechte Herz (Fig. 157). Dies ist in allen Fällen von schwerer Mitralstenose der Fall.

Mitralinsuffizienz (Fig. 158, 159). Auch hier drückt sich die Dilatation des linken Vorhofs durch einen Bogen aus, doch da bei Mitralinsuffizienz der linke Vorhof zur Kompensation zu schwach ist, so ist sehr bald die Vergrößerung des rechten Herzens im Röntgenbild zu erkennen (Fig. 158). Letzteres ist um so ausgesprochener, je schwerer die Klappeninsuffizienz ist; die Hypertrophie des rechten Ventrikels bedingt eine Verschiebung der Herzspitze nach links, so daß das Mitralinsuffizienzherz nach beiden Seiten vergrößert erscheint. Tritt Dekompensation ein, so drückt sich die Dilatation des rechten Herzens durch zunehmende Verbreiterung des Herzschattens nach rechts aus (Fig. 159).

Hypertrophiert der rechte Ventrikel, so wird bei tiefer Inspiration die Grenze zwischen ihm und dem rechten Vorhof oberhalb der Zwerchfellkuppe deutlich sichtbar (Fig. 148, Punkt B; Fig. 161).

Kombinierte Mitralfehler (Fig. 160, 161). Dieselben sind im Röntgenbild erkenntlich an dem ausgesprochenen linken Vorhofbogen, ohne Atrophie des linken Ventrikels, und der Verbreiterung des Herz-schattens nach bei-den Seiten. Bei gut kompensierten kombinierten Mitralfehlern ist die Herzsilhouette ausgesprochen kugelig (Fig. 160). Die schwere Dekompensation erkennt man an der mächtigen Dilatation des rechten Herzens; bei relativer Tricuspidalinsuffizienz, die oft mit Vorhofflimmern einhergeht, ist die Dilatation des rechten Vorhofs besonders ausgesprochen (Fig. 161). Bei kombinierten, dekompensierten Mitralfehlern kann das Herz eine enorme Größe erreichen.

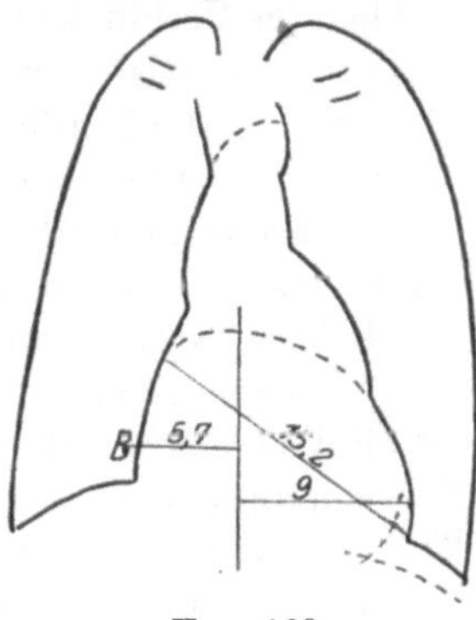

Fig. 160.

Mitralinsuffizienz + Stenose, kompensiert.

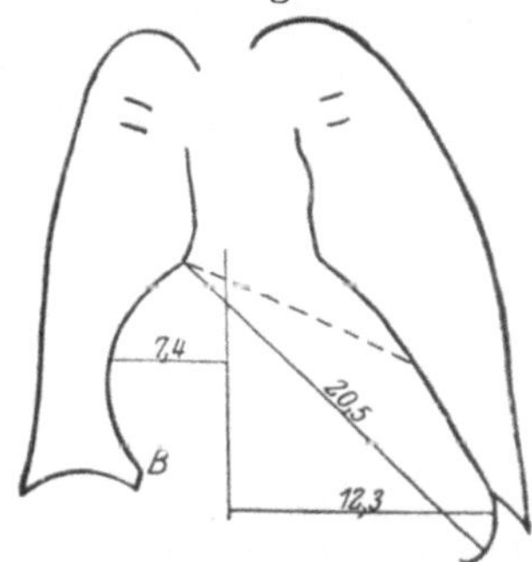

Fig. 161.

Mitralinsuffizienz + Stenose, dekompensiert; relative Trikuspidalinsuffizienz, mit starker Dilatation und Hypertrophie des rechten Herzens. Vorhofflimmern.

Aorteninsuffizienz. Je starker dieselbe ist, desto größer ist die Verbreiterung des Herzens nach links; mäßige Grade der Hypertrophie des linken Ventrikels erkennt man daran, daß die Herzspitze bei Inspiration sich nicht mehr vom Zwerchfell abhebt (Fig. 162). Erst wenn der hypertrophische und dilatierte linke Ventrikel versagt, verbreitert sich der Herzschatten auch nach rechts (Fig. 163).

Bei Aorteninsuffizienz sieht man ein starkes Pulsieren der aufsteigenden Aorta; der Aortenschatten ist meistens verbreitert. Letzteres ist ganz besonders der Fall bei der, durch primären, meist syphilitischen Prozeß der Aortenwand entstehenden Aorteninsuffizienz. In diesen Fällen ist der Aortenschatten immer deutlich verbreitert (Fig. 164 und 165).

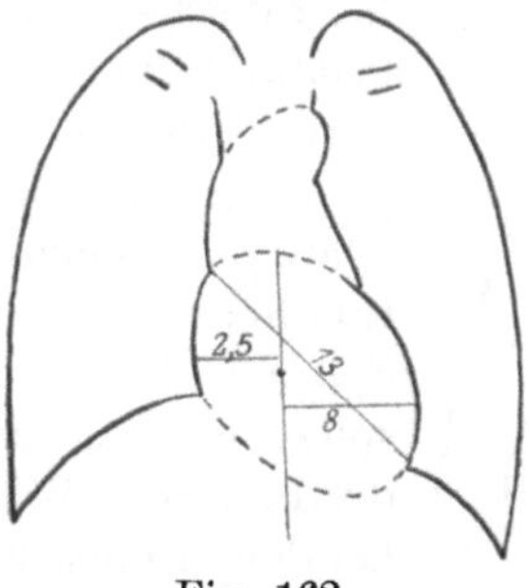

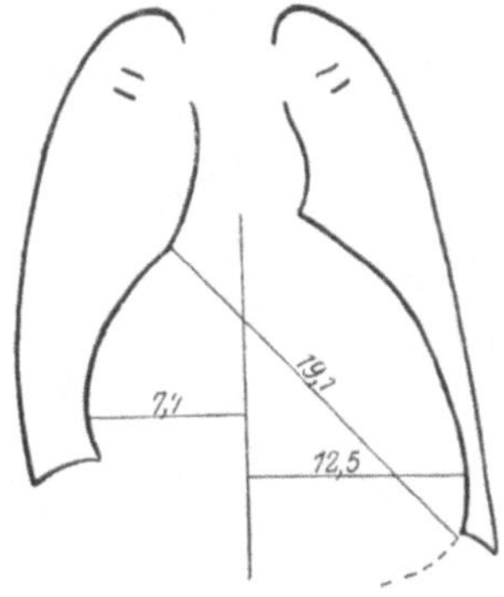

Fig. 162.

Endokarditische Aorteninsuffizienz, kompensiert.

Fig. 163

Schwere endokarditische Aorteninsuffizienz, dekompensiert

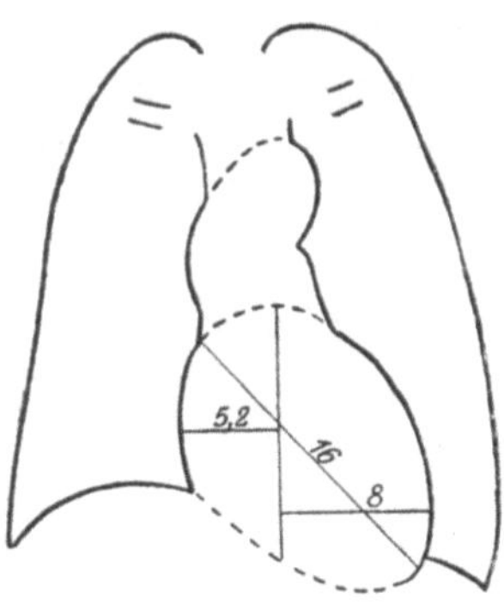

Fig. 164.

Luetische Aorteninsuffizienz
(primärer Aortenprozeß).

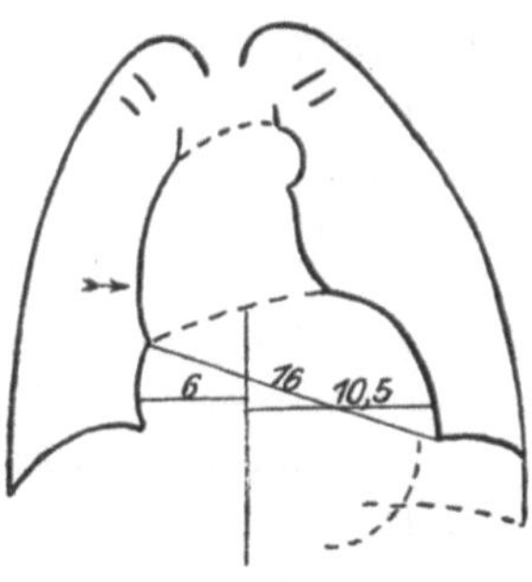

Fig. 165.

Luetische Aorteninsuffizienz,
beginnende Dekompensation;
starkes Pulsieren der erweiterten Aorta ascendens (»→).

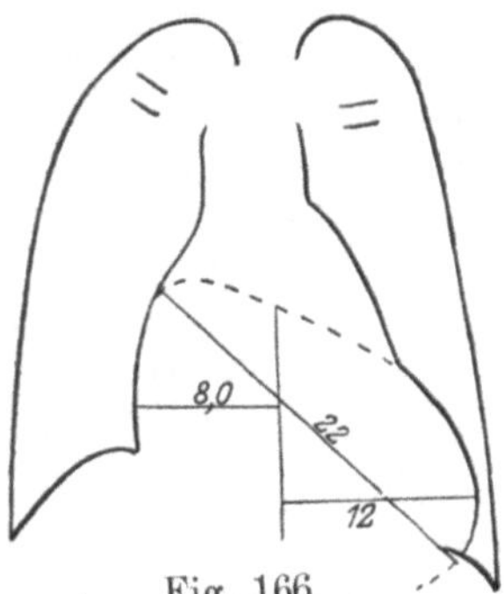

Fig. 166.

Aorteninsuffizienz + Mitralstenose.

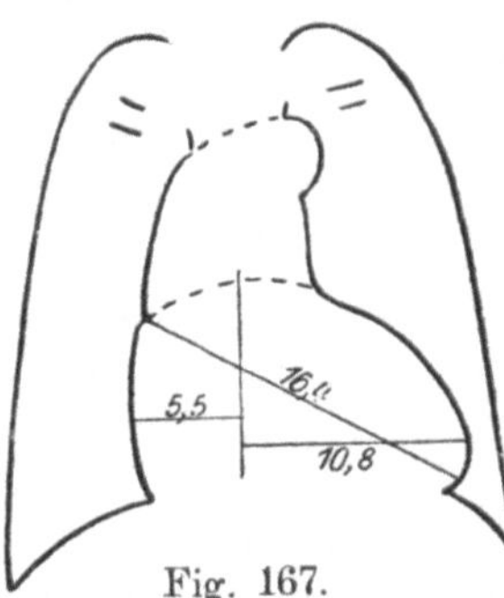

Fig. 167.

Aortenstenose.

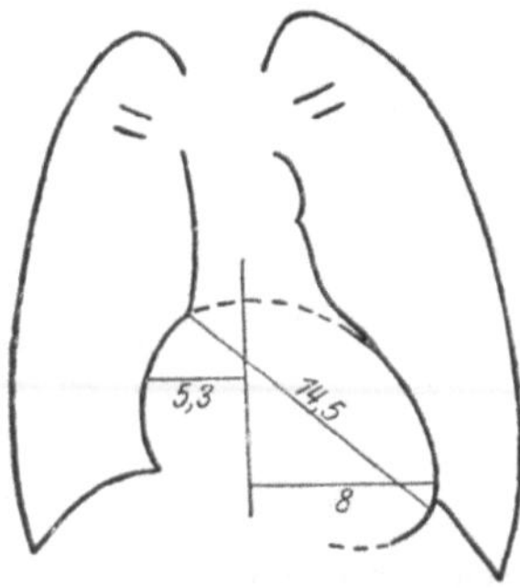

Fig. 168.
Chronische Myokarditis;
relative Mitralinsuffizienz;
Kugelherz.

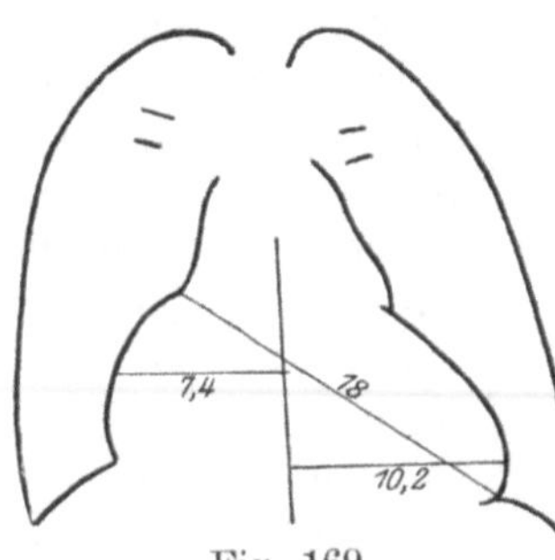

Fig. 169.

Schwere chronische Myokarditis; relative Mitral- und Trikuspidalinsuffizienz; Vorhofflimmern.

Kombinierte Mitral- und Aortenfehler. Die häufge Verbindung von Mitralstenose und Aorteninsuffizienz bedingt die Verbreiterung des Herzschattens nach beiden Seiten, mit vorspringendem linken Vorhofsbogen (Fig. 166).

Aortenstenose. Der linke Ventrikel ist weniger hypertrophisch als bei der Aorteninsuffizienz; die Aorta ascendens ist meist dilatiert und pulsiert stärker als normal (Fig. 167).

Chronische Myokarditis. Meist sind beide Ventrikel mehr oder weniger gleichmäßig zunächst hypertrophiert, dann dilatiert. Der Herzschatten hat eine ausgesprochen rundliche Form. Speziell die Herzspitze ist abgerundet (Fig. 168). Wird bei der chronischen Myokarditis das Herz insuffizient, so wird zuletzt durch Dilatation des rechten Herzens der

Herzschatten vorwiegend nach rechts verbreitert (Fig. 169).

Die Herzform bei hohem Blutdruck. Bei chronischer Nephritis und starker Hypertonie sieht man die stärksten Grade der Hypertrophie des linken Ventrikels. Der Herzschatten erhält dann eine mehr ovale, querliegende Form. Die Aorta pulsiert stark und ist bei chronischen Fällen dilatiert. Bei Herzinsuffizienz dilatiert das rechte Herz sekundär (Fig. 170).

Bei Arteriosklerose und Aortensklerose mit hohem Blutdruck hypertrophiert auch vorwiegend der linke Ventrikel, doch nicht in dem Maße wie bei der Schrumpfniere (Fig. 171).

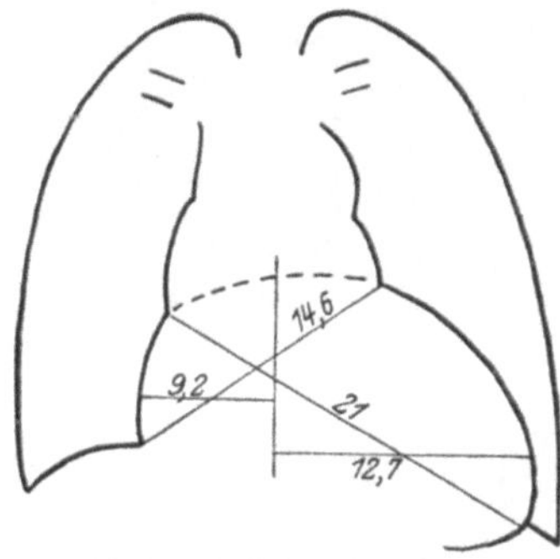

Fig. 170.

Großes Nephritikerherz bei
Schrumpfniere. Diffuse Dilatation
der Aorta (hoher Blutdruck

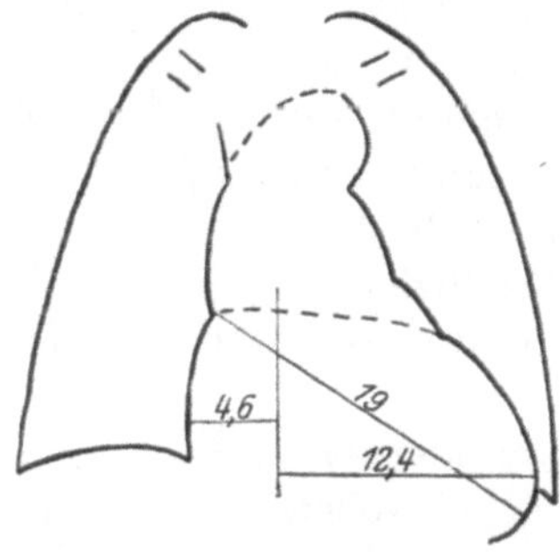

Fig 171.

Aortensklerose mit diffuser Dilatation der Aorta; Hypertonie;
starke Hypertrophie des linken
Ventrikels.

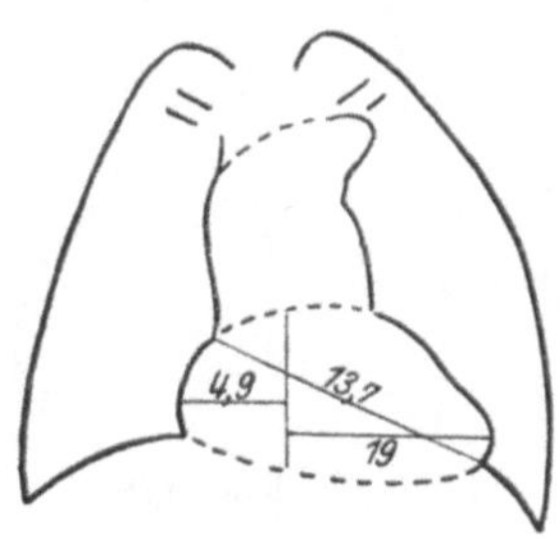

Fig. 172.
Greisenherz.

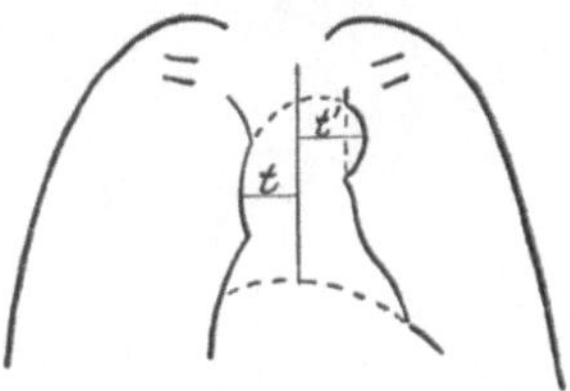

Fig. 173.

Normale Aorta; leicht über den Sternalrand vorspringender pulsierender
linker Aortenbogen. t und $t' = r$
und l. transversaler Halbmesser.

Seniles Herz. Bei Greisen hat der Herzschatten meist eine flach ovale querliegende Form mit relativ breitem und auch verlängertem Aortenschatten. Der linke Ventrikel ist oft mäßig hypertrophisch (Fig. 172).

Veränderungen der Aorta. In der Beurteilung der Größenverhältnisse der Brustaorta liefert die Röntgenuntersuchung unschätzbare Resulte, denen diejenigen der Perkussion nicht immer gleich kommen. Denn die Dilatation der Aorta ist in gewissen Fällen auf die hintere Seite derselben beschränkt oder betrifft vorwiegend dieselbe. Dann erscheint die Aorta perkutorisch nicht verbreitert, obwohl sie nach hinten aneurysmatisch dilatiert ist. Somit genügt es auch nicht, die Aorta im dorso-ventralen Durchmesser zu durchleuchten, sondern ihre Betrachtung in den schrägen und queren Durchmessern ist in jedem Fall unerläßlich. Hierfür kommt ausschließlich in Betracht die Radioskopie in mindestens 2 m Abstand, denn bei der Durchleuchtung aus der Nähe ist die Verzerrung des Projektionsbildes der Aorta noch ausgesprochener als diejenige des eigentlichen Herzschattens.

Eine diffuse Dilatation der Aorta kommt, wie bereits mitgeteilt, bei arterieller Aorteninsuffizienz, Aortenstenose, Schrumpfniere, Aortensklerose und bisweilen beim Greisenherz vor (Fig. 165, 166, 167, 170, 171, 172).

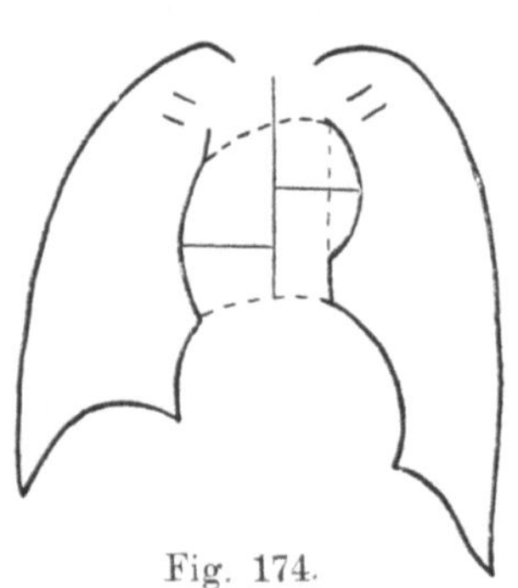

Fig. 174.

Diffuses Aneurysma der Brustaorta.

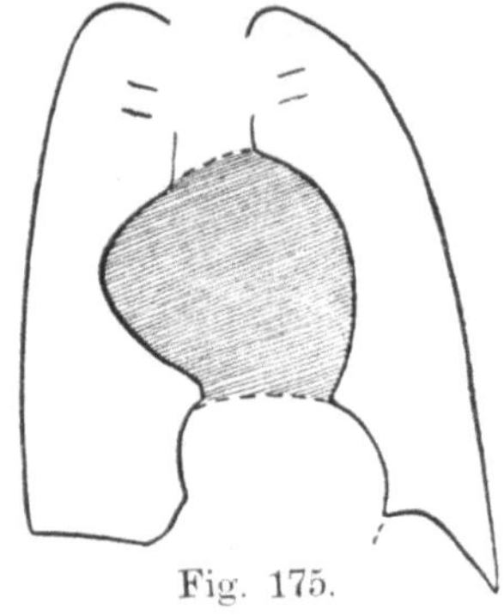

Fig. 175.

Aneurysma der Aorta ascendens.

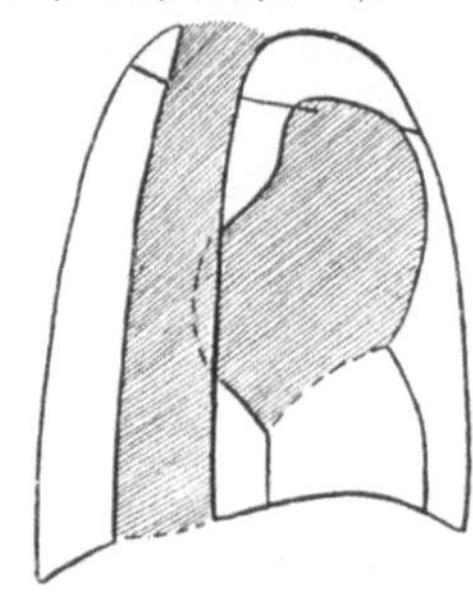

Fig. 176

Aneurysma der Aorta ascendens bei rechter vorderer Schrägstellung.

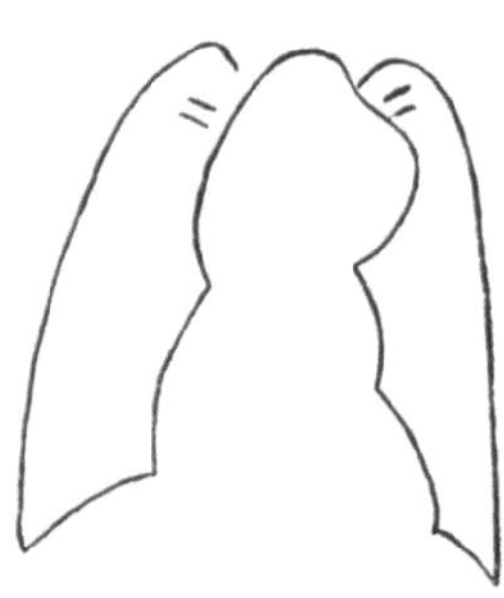

Fig. 177.

Aneurysma des Arcus aortae und der Aorta descendens.

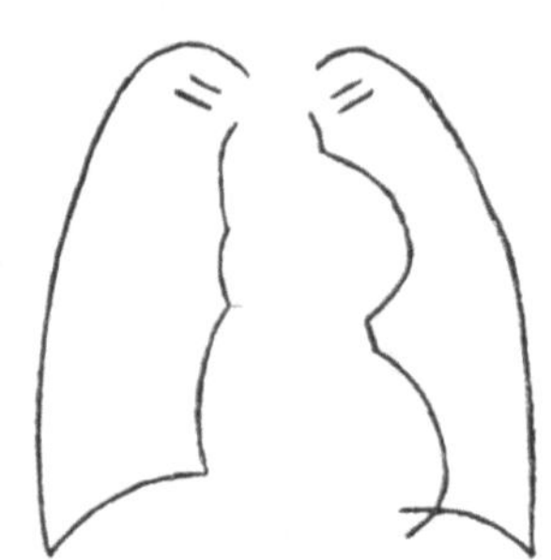

Fig. 178.

Aneurysma der Aorta descendens.

Mäßige Grade derselben sind von der Norm oft schwer zu unterscheiden; normalerweise reicht bei frontaler Durchleuchtung die Aorta rechts bis zum Sternalrand, links überragt der, auch bei gesunden und besonders bei nervösen Menschen deutlich pulsierende Aortenbogen den Sternalrand um 1—2 cm (Fig. 173). Die vom äußersten Punkt der auf- und absteigenden Aorta auf die Sternalmitte gefällten Senkrechten bezeichnet man als rechten und linken transversalen Halbmesser der Aorta. (t und t'.)

Fig. 174 zeigt nun eine diffuse aneurysmatische Erweiterung der Brustaorta. In Fig. 175 ist vorwiegend die aufsteigende Aorta erweitert; bei rechter vorderer Schrägdurchleuchtung (Fig. 176) sieht man, wie die Aorta nach hinten in breiter Fläche die Wirbelsäule berührt und den Holzknechtschen Raum ausfüllt. Ist vorwiegend der Arcus aortae erweitert, so rückt derselbe nach oben (Fig. 177), es sind dies die Falle, wo die Aorta im Jugulum fühlbar wird. Fig. 178 endlich zeigt ein Aneurysma, welches vorwiegend die absteigende Aorta betrifft.

Wichtig ist bei der Röntgenuntersuchung der Aorta die Beurteilung der Pulsationen ihrer einzelnen Abschnitte; hauptsächlich im Beginn einer Aneurysmabildung pulsiert die nachgiebig gewordene Stelle der Aortenwand besonders stark.

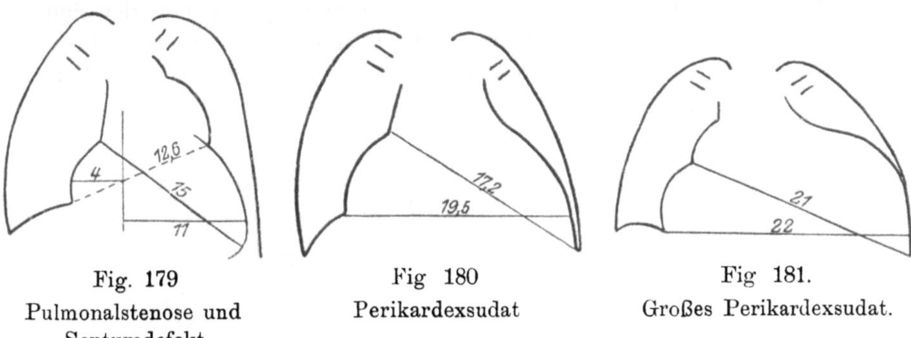

Fig. 179
Pulmonalstenose und
Septumdefekt.

Fig 180
Perikardexsudat

Fig 181.
Großes Perikardexsudat.

Der Schatten der erweiterten Aorta ist um so heller, je dünner und je weniger sklerotisch sie ist. Sehr dünne Aorten sieht man oft nur bei starker Blendung und genauester Einstellung ihrer Pulsation. In zweifelhaften Fällen macht man am besten eine Teleaufnahme zur Vervollstandigung der Diagnose. Letzteres ist auch zu empfehlen bei der oft nicht leichten Differentialdiagnose zwischen Mediastinaltumor und Aneurysma.

Angeborene Herzfehler. Charakteristisch ist nur der Herzschatten bei Pulmonalstenose und Septumdefekt wegen des dann stark vortretenden Pulmonalbogens (Fig. 179).

Perikardergüsse sind erkenntlich an einer Gesamtvergrößerung des Herzschattens, der eine Dreiecksform annimmt und besonders nach links verbreitert ist, und endlich an einer Abnahme und oft einem Verschwinden der Herzpulsationen (Fig. 180 und 181). Die röntgenologische Diagnose der Symphyse des Perikards ist sehr schwierig und zu kompliziert, um im knappen Rahmen dieses Kapitels besprochen zu werden.

Es würde dem Zweck dieses Buches nicht entsprechen, wenn wir uns nicht mit dieser knappen Beschreibung der Bedeutung der Röntgenuntersuchung für die Herzdiagnostik begnügen wollten. Sie enthält jedoch das wesentlich und praktisch Wichtige in bezug auf diese Untersuchungsmethode, und soll hauptsächlich als Erganzung zum Kapitel der Perkussion der Herzgrenze dienen. Wer sich rasch über die Größe des Herzens und der großen Gefaße, über ihr Verhaltnis zu den übrigen Brustorganen, orientieren will, kann heute die Röntgendiagnostik nicht mehr entbehren. Wie wir bereits betont haben, wird der in der Herzperkussion Geübte zwar in sehr vielen Fällen auch ohne Röntgenapparat auskommen können, doch wesentlich schneller und in manchen Fallen doch sicherer ist die Röntgenuntersuchung. Von derselben sich nach Möglichkeit freizumachen, muß das Streben eines jeden, der sich eingehender mit Herzdiagnostik beschäftigt, sein und dies erreicht er, wie schon gesagt, am schnellsten und sichersten, indem er seine Perkussionsresultate durch die Röntgenuntersuchung kontrolliert.

Es würde dem Zweck dieses Buches nicht entsprechen, wenn wir uns nicht mit dieser knappen Beschreibung der Bedeutung der Röntgenuntersuchung für die Herzdiagnostik begnügen wollten. Sie enthält jedoch das wesentlich und praktisch Wichtige in bezug auf diese Untersuchungsmethode, und soll hauptsächlich als Ergänzung zum Kapitel der Perkussion der Herzgrenze dienen. Wer sich rasch über die Größe des Herzens und der großen Gefäße, über ihr Verhältnis zu den übrigen Brustorganen, orientieren will, kann heute die Röntgendiagnostik nicht mehr entbehren. Wie wir bereits betont haben, wird der in der Herzperkussion Geübte zwar in sehr vielen Fällen auch ohne Röntgenapparat auskommen können, doch wesentlich schneller und in manchen Fällen doch sicherer ist die Röntgenuntersuchung. Von derselben sich nach Möglichkeit freizumachen, muß das Streben eines jeden, der sich eingehender mit Herzdiagnostik beschäftigt, sein und dies erreicht er, wie schon gesagt, am schnellsten und sichersten, indem er seine Perkussionsresultate durch die Röntgenuntersuchung kontrolliert.

die Blutmenge der peripheren Arterien nicht zu-, sondern abnimmt,
was sich in der Kurve durch ein Sinken anstatt eines Anstieges ausdrückt; diese, nach körperlicher Anstrengung sich einstellende und
normalerweise nach spätestens 2 Stunden wieder verschwindende
umgekehrte Gefäßreaktion erklärt Weber durch die schädigende Einwirkung der Ermüdungstoxine auf die Gefäßzentren. Ebendieselbe

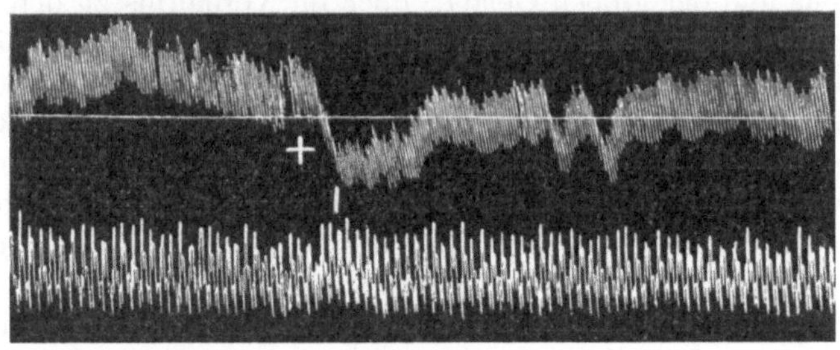

Fig. 183.

Umgekehrte Gefäßreaktion, schwere Herzinsuffizienz. (Nach
Schirokauer.)

umgekehrte Gefäßreaktion fand nun Weber, auch ohne vorherige körperliche Anstrengung, bei Patienten mit schwer insuffizientem Herzen und
erklärt sie in dem Falle nicht aus einer Schädigung der Gehirnzentren,
sondern aus einer durch die Schwäche des Herzmuskels bedingten Abnahme des Schlagvolumens infolge der Fußarbeit. Es spricht also nach
Weber eine umgekehrte Gefäßreaktion, wie sie in Abb. 183 dargestellt wird, für eine schwere organische Läsion des Herzmuskels.

Als Übergangsformen zwischen der normalen und umgekehrten
Gefäßreaktionskurve be-
schreibt nun Weber zwei
weitere, von der Norm
abweichende, nach Fuß-
arbeit sich einstellende
Kurvenformen, nämlich
die »träge« und die
»nachträglich anstei-
gende«.

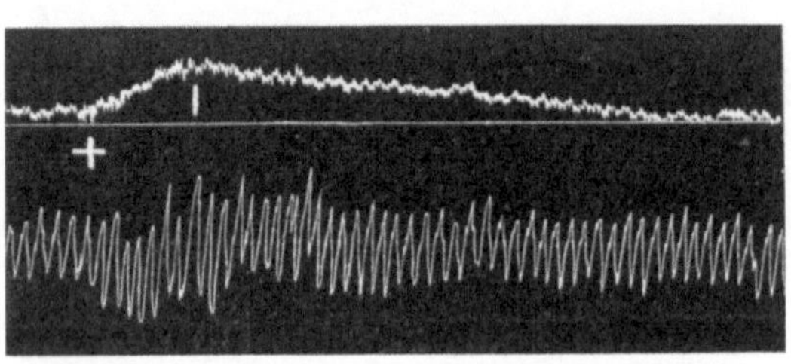

Fig. 184. Träge Kurve. (Nach Schirokauer.)

Die träge Kurve
(Abb. 184) steigt nach der Muskelarbeit langsam an und besonders
noch langsamer ab. In solchen Fällen handelt es sich nach Weber
meistens um eine vorwiegende Schwäche des rechten Herzens.

Die nachträglich ansteigende Kurvenform (Abb. 185) charakterisiert sich dadurch, daß sie nach Aufhören der Probefußarbeit nicht
zur Horizontalen wieder abfällt, sondern erst einen mehr oder weniger
langen weiteren Anstieg zeigt, um dann erst schneller oder langsamer

zur Abgangslinie zurückzukehren. Diese Kurvenform soll für Hypertrophie des linken Ventrikels sprechen.

Praktisch spricht nach Weber also die umgekehrte Kurve für eine sehr schlechte Herzfunktion; die nachträglich ansteigende Kurve ist weniger ominös, und noch weniger schwerwiegend ist die träge Kurve.

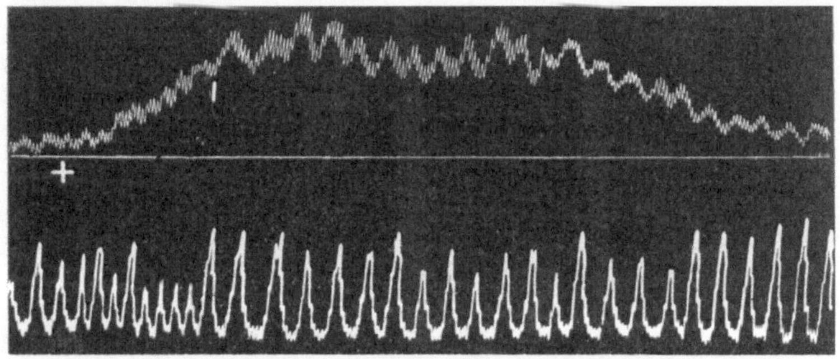

Fig. 185. Nachträglich ansteigende Kurve. (Nach Schirokauer.)

Wir selbst besitzen keine persönliche Erfahrung über die Webersche Methode; die Zahl derjenigen, die dieselbe bisher haben erproben können, ist überhaupt sehr beschrankt, da infolge Gummimangels die Anschaffung eines Plethysmographens für die meisten bisher unmöglich war. Soweit wir uns aber über die Methode haben unterrichten können, können wir uns ihr gegenüber eines gewissen Mißtrauens nicht erwehren. Denn sie ist zunächst technisch sehr schwierig, bringt also die Möglichkeit vieler technischer Fehlerquellen mit sich, die wohl ein so erfahrener experimenteller Physiologe wie E. Weber zu vermeiden imstande ist, nicht aber der Durchschnitt der Kliniker. Ferner erfordert die Methode sehr viel Zeit; sie ist eine Laboratoriumsmethode, keine praktisch-klinische Methode. Endlich erfahren wir, von berufenster klinischer Seite, daß keineswegs immer Herzkranke die nach ihrem klinischen Befund nach Weber zu erwartende Gefäßreaktion zeigen, daß also jedenfalls die Methode noch gründlicher Nachprüfung durch erfahrene Herzpraktiker bedarf, ehe es möglich sein wird, von ihr mit Weber zu behaupten, daß sie fahig sei, »Herzneurosen von organischen Herzkrankheiten sicher zu trennen«.

Alle Methoden, die rein instrumentell ein Herz beurteilen wollen, sind a priori mit großer Vorsicht aufzufassen, ganz besonders, wenn sie auf der Feststellung unberechenbarer, schnell wechselnder vasomotorischer Vorgange basieren. Für die Beurteilung des Zustandes eines Herzens ist und bleibt immer die persönliche klinische Erfahrung des Praktikers ausschlaggebend, die durch keinen Apparat bisher ersetzt werden konnte.

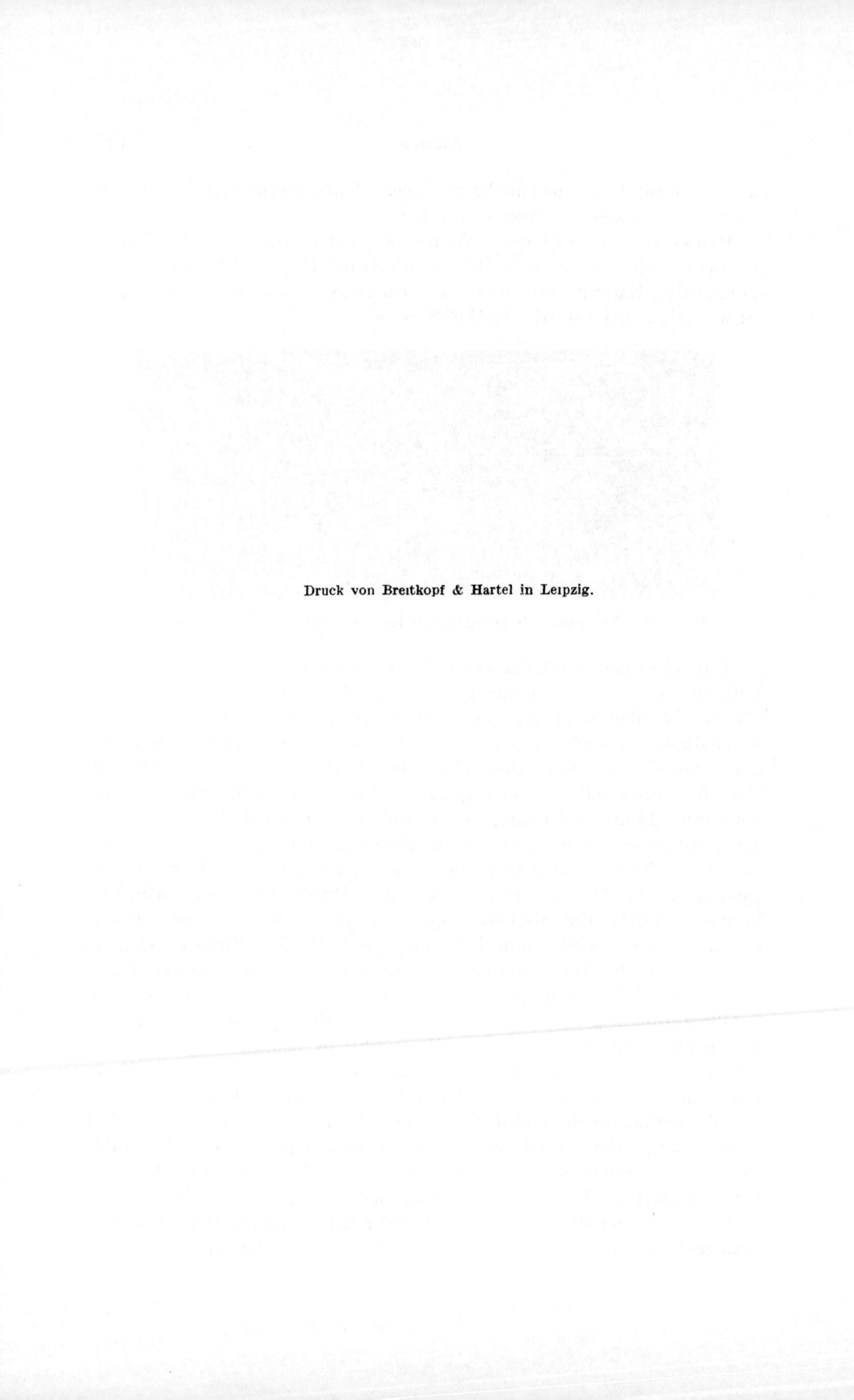

Druck von Breitkopf & Hartel in Leipzig.